血液净化与临床护理

第 2 版

主 编 李运梅 李家莲 梁小燕

科学出版社

北 京

内 容 简 介

本书分 8 章,详细阐述血液净化血管通路及护理、血液净化抗凝技术及护理、常用血液净化操作护理及应用、透析患者常见并发症、紧急情况及处理、血液净化护理质量管理、特殊患者的血液透析技术及护理、腹膜透析及护理等血液净化护理核心内容。本书以国家《血液净化标准操作规程(2021 版)》为蓝本,密切结合血液净化的临床护理实践,内容的层次性、实用性、指导性均强,通俗易懂,便于掌握。

本书适宜从事透析的专科护士、护理院校的学生、透析患者及家属阅读。

图书在版编目(CIP)数据

血液净化与临床护理 / 李运梅,李家莲,梁小燕主编. —2 版. —北京:科学出版社,2023.8
ISBN 978-7-03-076178-1

Ⅰ. ①血… Ⅱ. ①李… ②李… ③梁… Ⅲ. ①血液透析 Ⅳ. ①R459.5

中国国家版本馆 CIP 数据核字(2023)第 152444 号

责任编辑:丁慧颖 / 责任校对:张小霞
责任印制:肖 兴 / 封面设计:吴朝洪

科学出版社出版
北京东黄城根北街 16 号
邮政编码:100717
http://www.sciencep.com
天津市新科印刷有限公司 印刷
科学出版社发行 各地新华书店经销

*

2023 年 8 月第 二 版 开本:787×1092 1/16
2023 年 8 月第二次印刷 印张:12
字数:270 000
定价:54.00 元
(如有印装质量问题,我社负责调换)

《血液净化与临床护理》（第2版）
编写人员

主　编　李运梅　李家莲　梁小燕

副主编　李小芒　易凤珍　杨　洁　韦丽玲

编　者　（以姓氏笔画为序）

王美莲　韦丽玲　文玉先　全丽霞

李小芒　李运梅　李素芬　李家莲

杨　洁　张　静　易凤珍　易柏林

经　维　侯艳明　秦　云　董明月

雷　丽　廖数一　黎映月

前　言

随着社会经济的发展、国家医保的广泛覆盖及透析技术与治疗能力的提升，血液净化治疗患者的生存期及治疗人次也逐年递增。为了满足治疗需求，血液净化护理人数也随之不断增加。尿毒症患者病程长、并发症多、病情复杂且长期依赖透析生存，如何提高血液净化医疗护理质量、保障患者安全、延长患者生存期是每个血透中心不变的话题。

近年来，血液净化技术飞速发展，血液净化护理技术也逐渐成为一门专业性较强的护理学科。随着血液净化护理人员不断增加，很多医学院校逐渐开设了血液净化护理学科，各层级血液净化医疗机构也越来越重视血液净化护理人员的培养。为使学生及护理人员能系统地掌握血液净化技术的理论知识和操作技能，为临床输送实用型的专科护理人才，缩短血液净化临床护理人才的培养时间，我们组织编写了《血液净化与临床护理》（第 2 版）。本书以国家《血液净化标准操作规程（2021 版）》为蓝本，以实用性、指导性为目的，以血液净化技术的临床护理实践为主线，从临床实际出发，对多年的血液净化技术工作经验进行系统总结、归纳；结合国内外最新的经验及成果，对血液净化的原理、概念、工作方法及临床护理思维方式等进行了阐述。本书分 8 章，在第 1 版的基础上进行修订，章节编排更合理，内容更详尽。

本书的编者都是血液净化临床一线的护理工作者，在编写过程中，特别邀请了有着丰富肾脏疾病治疗经验的欧俊主任进行指导、把关，在此表示衷心感谢！由于编者的水平有限，尽管力求完善，书中难免存在疏漏和不足，恳请广大读者予以指正。

编　者

2023 年 7 月

目　录

第一章　血液净化概论

　　血液净化技术是利用天然或人工半透膜及吸附材料，通过体外循环技术清除机体血液内代谢产物、内源性抗体、过量的药物或毒物等，以维持体液、电解质或酸碱平衡的一种治疗技术，广泛应用于终末期肾脏病的治疗。近年来随着血液净化技术的发展和工程技术的进步，血液净化日趋成为现代医学不可缺少的一种治疗手段。血液净化包含了血液透析、血液滤过、血液透析滤过、血液灌流、血浆置换、血浆分离、免疫吸附、连续性肾脏替代治疗等多种治疗方式。

第一节　肾脏病基础知识

一、肾脏功能

　　人体有两个肾脏，左、右各一个，成年人正常肾脏大小约 12cm×6cm×3cm，男性一个肾脏重量为 100～140g，女性略轻。每个肾约有 100 万个肾单位。肾单位是肾脏最基本的结构，肾单位包括肾小球和肾小管，肾小球由肾小球毛细血管丛和周围包绕的肾小囊组成。肾小球毛细血管壁由毛细血管内皮层、基膜层和系膜组成。基膜是滤过膜的主要组成部分，小分子物质可通过该层。肾小管分为近曲小管、髓袢、远曲小管、集合管，集合管汇集于肾乳头，尿液经肾盏最终至输尿管。肾小球主要功能是滤过血浆中的水和溶质，使之形成超滤液，即原尿。肾小管主要功能是重吸收，将肾小球滤出液中的水、电解质、葡萄糖等吸收入血液，经过重吸收，每天排出约 2.0L 尿液。

　　肾脏的主要功能如下。

　　1. 排泄功能　尿素、氨基酸、尿酸、肌酐、肌酸和氨是体内蛋白质代谢后的主要产物，其中尿素占大部分，其经肾脏每天排出约 30g。排出物中有相对分子质量较小的小分子物质（尿素 60，肌酐 113，尿酸 168），还有相对分子质量为 350～5000 的中分子物质。正常肾脏很少滤过大分子物质。

　　2. 调节体液平衡　肾小球 24 小时滤出约 180L 原尿，80% 在近曲小管被重吸收，近曲小管尿液渗透压直接影响其重吸收率。在远曲小管尿液的重吸收则受到抗利尿激素影响，重吸收率会根据机体的需要进行调节，从而保持机体体液平衡。

　　3. 调节电解质平衡　大量电解质被滤过后进入原尿，其在通过肾小管时，钠、钾、钙、镁、氯离子和无机盐等大部分会在肾小管被重吸收，机体会根据内环境需要，通过神经、内分泌和体液调节来调整电解质吸收率。

　　4. 调节酸碱平衡　肾脏通过离子的转运和酸碱的排泄使人体血液保持 pH 在 7.35～7.45。

5. 内分泌功能 肾脏是体内重要的内分泌器官，球旁细胞通过分泌肾素，来调节机体血压。肾脏生成红细胞生成素（erythropoietin，EPO），通过刺激骨髓加速红细胞的生成。维生素 D_3 在肝脏内羟化为 25-(OH)D_3 后，再通过肾脏羟化成 1, 25-(OH)$_2D_3$，具有调节体内钙磷代谢的作用。肾脏分泌的前列腺素可以扩张血管，从而增加肾脏血流量。

二、慢性肾脏病分期

慢性肾脏病（chronic kidney disease，CKD）有多种定义的方式，多个国家的指南将其定义为肾功能的减退，估算肾小球滤过率（estimated glomerular filtration rate，eGFR）<60ml/（min·1.73m²），或者肾脏持续损害超过 3 个月。

慢性肾脏病分期依据肾脏病预后质量倡议（K/DOQI）制定的指南将慢性肾脏病分为 1～5 期，详见表 1-1。

表 1-1　慢性肾脏病分期

分期	特征	eGRF[ml/（min·1.73m²）]
1	eGRF 正常或升高	≥90
2	eGRF 轻度降低	60～89
3a	eGRF 轻到中度降低	45～59
3b	eGRF 中度到重度降低	30～44
4	eGRF 重度降低	15～29
5	终末期肾病（ESRD）	<15（或透析）

肾脏的代偿功能强大，在临床治疗中，应以积极保护肾脏功能、延缓肾功能进一步恶化为主，当 eGFR<15ml/（min·1.73m²），肾脏的残余肾功能往往不能满足身体的排泄、酸碱平衡、内分泌功能等需求。当发生重症急性肾损伤（AKI）或慢性肾脏病肾损伤发展至终末期肾病阶段，则必须依靠肾脏替代治疗方法来维持内环境的稳定。血液净化技术是目前应用最为广泛的终末期肾病治疗方式。

第二节　血液净化发展历史

1854 年，苏格兰化学家 Thoma Graham 首次提出了"透析"（dialysis）的概念，"dia-"具有通向双面的意思，"-lysis"即分离的意思。其第一次提出晶体物质通过半透膜弥散并开创了渗透学说，被称为现代透析之父。1912 年，美国约翰斯·霍普金斯医学院的 John Abel 及其同事用火棉胶制成管状透析器，并命名为人工肾脏（artificial kidney）。在抗凝治疗中使用了水蛭素，对兔子进行了 2 小时的血液透析，从而开创了血液透析事业。1926 年德国的 Georg Haas 首次对一位年轻的尿毒症患者进行了血液透析，虽然没有取得治疗效果，但为今后透析研究的发展打下了良好的基础。20 世纪 30 年代后期，荷兰著名学者 Willem Kolff 研制完成了第一台转鼓式人工肾脏，其具有划时代的意义。1944 年，Kolff 首次成功地将透析应用于肾衰竭患者的抢救治疗。1960 年美国学者 Scribner 和 Sinbner 发明了用于反复透析的血管通路，提出了动静脉外分流，用两根聚四氟乙烯管分别插入桡动脉和头静脉，这是血液透析史上的突破性进展。1962 年，Cimino 和 Brescia 用手术方法建立了更为永久的血管通路——动静脉内瘘，这是透析史上重要的里程碑。此后，透析技术逐步完善，从 20 世纪 80 年代开始，血液净化相关设备逐步向电子化、智能化发展，透析膜相容性的改进，透析液的不断完善，抗凝技术等方面研究的进展，使血液净化技术进入了一个持续快速发展的时期。血液净化不仅被广泛地应用于肾脏病领域，在医学各领域均发挥着重要作用。

血液透析能够像肾脏一样帮助患者排出体内的代谢产物，因此又被称为人工肾脏，但是人工肾脏不能完全达到生物肾脏的功能，仅能部分替代肾脏的作用。人工肾脏是发展较早，技术较成熟的人工器官，能起到排除多余水分、调节体内电解质和酸碱平衡，以及排泄部分代谢终末产物的作用。人工肾脏不具备分泌生物活性物质的功能，因此机体完全丧失肾功能后，通过人工肾脏替代治疗的患者生活质量是很难达到正常人水平的，但在学科的不断发展下，现可以通过基因重组技术或人工合成制造出人体所需要的物质[如红细胞生成素（EPO）、活性维生素 D_3 等]，从而弥补人工肾脏缺乏内分泌功能的缺陷。

血液滤过比血液透析在理论上更接近生物肾脏的生理功能，它主要通过将一些成分近似于细胞外液的液体输入体内，再利用对流原理来排出废物和水分，这近似于人体肾脏肾小管的重吸收和肾小球的滤过功能，其对中分子物质的清除水平明显高于普通的血液透析。但是血液滤过的临床应用时间不长，长期治疗存在哪些缺点尚需进一步证实。

近年来，在结合了血液透析和血液滤过的理论和技术基础上，血液透析滤过技术迅速发展，高通量透析液得到了广泛的应用。在目前人工肾脏主要向两个方向发展：①透析膜的生物相容性更好、具有抗凝特性，能清除或吸附某些特定的毒素；②透析器的设计工艺不断改进，使血液和透析液更合理地配置，达到最大的清除毒素效果。在透析机器方面，随着电子技术的发展，血液及透析液的监测装置更趋于准确、安全、自动化和智能化。人工肾脏正向着最终的方向——生物反馈功能发展。

第三节　血液净化原理

血液净化是将患者的血液引出体外并通过一种净化装置，去除其中某些致病物质，净化血液，达到治疗疾病的目的。现代血液净化疗法主要包括：血液透析（hemodialysis，HD）、血液滤过（hemofiltration，HF）、血液透析滤过（hemodiafiltration，HDF）、血液灌流（hemoperfusion，HP）、血浆置换（plasma exchange，PE）、免疫吸附（immunoadsorption，IA）、连续性肾脏替代治疗（CRRT）。不同的净化模式对溶质清除的原理不同，主要有弥散（diffusion）、对流（convection）、吸附（adsorption）和渗透（osmosis）。不同物质被清除的方式也不同，小分子物质弥散效果好，中分子物质则对流及吸附效果好。在临床上应根据不同的临床需要，甚至在病情的不同阶段，选择恰当的治疗模式。

一、血液透析的原理

血液透析主要是依靠半透膜的作用，利用弥散、超滤（ultrafiltration，UF）的原理清除血液中有害物质和过多水分，从而达到治疗的目的。血液透析是最常用的肾脏替代治疗方法之一，也可用于治疗药物或毒物中毒等。

（一）弥散

溶质在溶剂中浓度分布不均，存在浓度梯度，溶质分子与溶剂分子的布朗运动（热运动）会使溶质分子在溶剂中分散趋于均匀（图1-1）。这种溶质分子在溶剂中均匀分散的过程即热运动产生的物质迁移现象，称为弥散。例如，一滴墨水滴入清水中，其溶质会自行扩散直至溶质均匀分布。

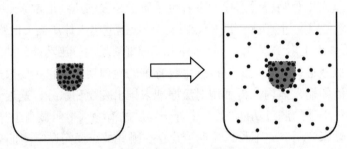

图 1-1　溶质分子的热运动

血液透析指溶液中的分子以弥散的方式通过半透膜的过程。半透膜是一种具有微孔的膜，能够允许直径比其膜孔小的溶质分子通过，而直径大于膜孔的物质被阻挡于膜的一侧。血液透析中溶质转运的基础是弥散作用。半透膜上含有小孔，使较小的溶质都可以通过弥散的方式移动。弥散指各种物质的分子或颗粒都呈无规律的热运动。根据膜平衡原理，半透膜两侧液体各自所含溶质浓度的梯度差及其所形成的不同渗透浓度，可使尿毒症患者血液中的水及小分子物质，如电解质、尿素、肌酐等从浓度高的一侧通过半透膜向浓度低的一侧透析液中移动（弥散作用），而透析液中的碱基、钙离子等向血液中弥散。同时利用超滤压和渗透压两种压力清除水分（图1-2）。

影响弥散清除的因素：溶质的浓度梯度、溶质的相对分子质量、透析膜的物理特性、血流量和透析液流量等。

（1）溶质的浓度梯度：弥散是分子的随机运动。尿毒症患者血液中的尿素、肌酐、胍类、尿酸、钾离子等浓度很高，而在透析液中不含上述溶质，因而在透析膜的两侧形成了浓度梯度，溶质顺着由透析膜两侧浓度差形成的电化学梯度运动，向透析液侧弥散。溶质的清除量与该溶质在血液侧与透析液侧的浓度梯度差成正比。

（2）溶质的相对分子质量：每一种溶质因为分子体积和相对分子质量的不同而具有不同的溶质转运量。转运速率与相对分子质量呈负相关，溶质的相对分子质量越大，其通过半透膜的转运速率越低。如相对分子质量为100的溶质的弥散率是相对分子质量为200的2倍。

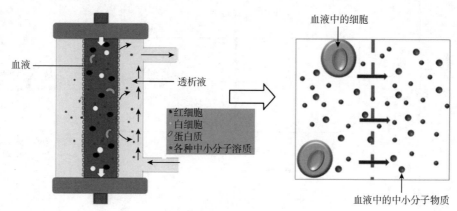

图 1-2　血液透析中分子的跨膜运动

高速率运动的分子与膜壁碰撞频率高，其通过半透膜的转运速率快。大分子物质运动较慢，与膜壁的碰撞频率低，通过半透膜孔的速率慢，故清除率低。另外溶质的相对分子质量与其大小密切相关。若溶质分子的体积接近或超过膜孔大小，溶质仅能部分或完全不能通过半透膜。小分子物质，如尿素、肌酐可很容易地通过半透膜，而较大的分子，如 β_2-微球蛋白或白蛋白弥散很慢或不能弥散，体积更大的大分子更是被小孔阻挡。

（3）透析膜的物理特性：弥散清除量与膜的阻力成反比。膜的阻力是溶质弥散速度的决定因素，取决于透析膜的面积、厚度、结构、弥散系数、膜孔径大小和膜所带的电荷等。如果透析膜很厚、膜孔数量少、膜孔径小，膜对溶质跨膜转运的阻力就很大；相反，减少膜厚度可增加溶质的弥散率。而膜的结构对各种相对分子质量的溶质均有明显的影响，如纤维素膜的孔道弯曲，彼此间有交通支、阻力大，相对分子质量相同的小分子物质弥散量也较合成膜低；合成膜壁薄，孔道直，无交通支，阻力小。透析膜的表面积越大，对小分子物质弥散清除率越高。膜的亲水性与疏水性可将蛋白质吸附于膜上，从而影响溶质的转运。

（4）血流量和透析液流量：血液流速影响溶质的清除效率。当血流量增加时，单位时间内有更多的溶质与膜接触，溶质的清除增加。当血液流速<200ml/min 时，其尿素清除率与血流量呈线性关系；当血液流速>300ml/min 时，尿素清除率仍随之增大，但随着血流速不断增加，尿素氮清除率曲线逐渐变缓。一般而言血流量的设定应为自身体重的 4 倍较妥，透析液流速为血液流速的 1.5～2 倍，最有利于溶质的清除。

另外，透析液温度、血液黏滞度等均能影响溶质弥散清除量。

（二）渗透与超滤

1. 渗透　是指依靠膜两侧的渗透压差，使水分从渗透压低的一侧向渗透压高的一侧做跨膜运动（图 1-3）。血液透析主要通过水压梯度超滤脱水，而渗透脱水的作用很小。

2. 超滤　是血液透析清除体内过多水分的主要途径，即水在压力差下做跨膜运动（图 1-4），这一压力称为跨膜压（transmembrane pressure，TMP）。跨膜压为超滤的动力，超滤水量与跨膜压成正比。现代的血液透析机均采用容量控制系统进行超滤，不需要根据脱水量去计算 TMP，但需了解 TMP 对水超滤的作用。

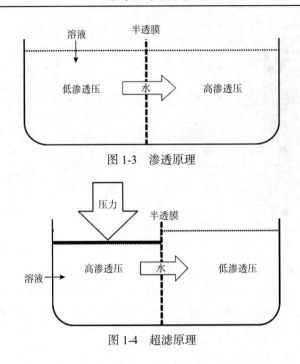

图 1-3　渗透原理

图 1-4　超滤原理

二、血液滤过及透析滤过的基本原理

（一）血液滤过

血液滤过是模仿正常人肾小球滤过和肾小管重吸收原理，以对流方式清除尿毒症毒素和过多的水分。对流即通过透析膜两侧的压力梯度，液体从压力高的一侧通过半透膜向压力低的一侧移动，液体中的溶质也随之通过半透膜（图 1-5）。血液滤过是通过这种方式清除毒物的。对流具有溶质跨膜移动较弥散快，对中、大分子溶质清除效果较好，不受溶质浓度梯度差影响的特点。影响对流的因素：膜的物理性质（面积、孔径、孔隙率、孔结构、截留最大分子质量、膜表面荷电性等）、消毒剂、血液成分、液体动力学、温度等。

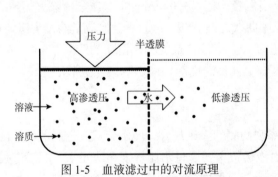

图 1-5　血液滤过中的对流原理

在对流的过程中，透析膜起着筛网的作用，随着膜两侧压力差的增高，大、中分子物质的对流清除率显著提高。不同种类的膜、不同溶质的筛选系数不同。对流清除量与筛选系数成正比。半透膜的结构、溶质分子和蛋白质含量是筛选系数的影响因素。血浆蛋白浓度、血细胞比容及血液黏滞度影响超滤率。血液滤过具有对中分子物质的清除率高、对血流动力影响小等优点。

（二）血液透析滤过

血液透析滤过是通过弥散清除小分子物质，又通过对流清除中分子物质两种方式。血液透析滤过的总清除率不是弥散与对流的简单相加，而是相互影响。

三、血液灌流的基本原理

血液灌流是把患者的血液引出体外，血液和吸附材料直接接触，通过生物亲和力、静电作用力和范德瓦耳斯力的作用，让溶解于血中的毒性物质被吸附到灌流器中的吸附材料上，从而除去血液中内源性和外源性毒物，达到清除血液中毒性物质的效果，为临床抢救药物、毒物中毒开辟了新的途径（图 1-6）。最常用的吸附材料是活性炭和树脂。

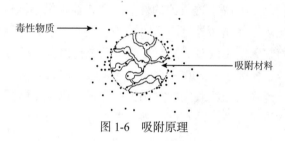

毒性物质 →　　　　　　　　　→ 吸附材料

图 1-6　吸附原理

1. 活性炭　是一种广谱吸附剂，能吸附多种化合物，对肌酐、尿酸和巴比妥类药物具有良好的吸附性能。活性炭具有吸附速度快，吸附容量高的特点。但活性炭与血液直接接触会引起红细胞、白细胞和血小板的破坏，同时其机械强度差，易脱落炭微粒引起微血管血栓，故其临床应用受到了限制。20 世纪 70 年代初，张明瑞率先用白蛋白火棉胶包裹活性炭制成微胶囊进行血液灌流，防止了炭微粒的脱落，而包裹后的活性炭吸附性能并无明显改变，此后才使活性炭血液灌流在临床上广泛应用。

2. 树脂　是具有网状立体结构的高分子聚合物。在临床上应用较多的是吸附树脂。吸附树脂分为极性吸附树脂和非极性吸附树脂。非极性吸附树脂易于吸附脂溶性物质，而极性吸附树脂容易吸附极性大且溶于水的物质。根据需要，通过改善合成技术条件，可制备出不同孔径尺寸和不同表面积的吸附树脂。

四、血浆置换的基本原理

血浆置换是一种用来清除血液中大分子物质的血液净化疗法。其基本原理是通过血浆分离装置，利用体外循环的方法将血浆分离并滤出，去除致病血浆或选择性地去除血浆中的某些致病因子，然后将血液的有形成分、净化后血浆及所需补充的置换液输回体内。

血浆置换包括单重血浆置换、双重血浆置换。单重血浆置换是通过血浆分离器分离并丢弃体内含有高浓度致病因子的血浆，同时补充同等体积的新鲜冰冻血浆或新鲜冰冻血浆加少量白蛋白溶液。双重血浆置换是使经血浆分离器分离出来的血浆再通过膜孔径更小的血浆滤过器，将患者血浆中相对分子质量大于白蛋白的致病因子除去，如免疫球蛋白、免疫复合物、脂蛋白等。将含有大量白蛋白的血浆加上补充液（白蛋白或电解质溶液）输回人体的治疗方法。

第四节　血液透析器与透析膜

透析器由外部支撑结构和内部透析膜组成。透析膜为半透膜，将透析器分为血室和透析液室两部分，膜制成空心纤维或多层平板状，使两室交界面积增大。透析时，血液和透析液在膜的两侧反方向流动，溶质和水通过膜进行交换。

透析的质量很大程度上取决于透析器的性能。透析器根据不同构型、超滤率和膜材料而分类。历史上先后出现过的透析器基本上可分为三类：平板型、蟠管型和空心纤维型。前两种已被淘汰，目前临床使用最多的是空心纤维型透析器。空心纤维型透析器由5000~15 000根空心纤维构成，纤维内径200~300μm，壁厚5~30μm，空心纤维捆扎成束，放入成形的透析器外壳内，外壳与透析膜之间采用聚氨酯进行密封，能耐受500mmHg的跨膜压，血液在空心纤维内流过，透析液在纤维外面以相反方向流动。

决定透析器性能最重要的部件是透析膜。透析膜材料要求包括无毒、生物相容性好、表面光滑、防凝性能好、具有良好的通透性、化学稳定性好。

（一）透析器的主要技术指标

透析器的主要技术指标：清除率、超滤率、血区预冲量、透析膜耐受压力、残留血量。

1. 清除率　是指穿过血液透析器或血液滤过器的溶质减少量的百分率。临床上通常采用清除率来衡量透析器对溶质的清除能力。常用小分子物质，如尿素、肌酐；中分子物质，如维生素 B_{12}、β_2-微球蛋白，作为评价透析器清除率的指标。其与透析膜材料、面积、厚度及工艺有关。现有透析膜的清除率已达到较好的性能，尿素清除率82~266ml/min，肌酐清除率88~185ml/min，维生素 B_{12} 清除率20~136ml/min，几乎不清除 β_2-微球蛋白。高通量透析器尿素清除率185~192ml/min，肌酐清除率172~180ml/min，维生素 B_{12} 清除率118~135ml/min，β_2-微球蛋白透析后下降率为40%~60%。

2. 超滤率　表示某一特定透析器总的超滤能力，它是指在1mmHg的跨膜压力下，每小时通过膜超滤的液体毫升数，它反映透析膜对水的清除能力，单位为ml/（h·mmHg）。低通量透析器超滤率为4.2~8.0ml/（h·mmHg）。高通量透析器超滤率为20~55ml/（h·mmHg）。超滤率同膜孔大小、孔的分布、孔的形态、膜的厚度等因素有关。

3. 血区预冲量　透析器的预冲血量与透析器面积成正比，一般为50~120ml，预冲量太少会影响透析效率，太多会增加体外血液循环量，容易产生低血压。

4. 透析膜耐受压力　新透析器耐受压力应不低于66.7kPa。

5. 残留血量 增加会造成患者血液损失，应尽量避免。透析结束时残留在透析器的血液量应不大于1ml。

（二）透析器功能判定其他指标

透析器功能的综合判定还有其他的一些指标，如顺应性、血流阻力、破膜率、抗凝率等。

（三）透析膜的分类

1. 根据透析膜的材料分类

（1）纤维素膜：包括铜仿膜、铜氨膜、再生纤维素膜、皂化纤维素膜等。其生物相容性不及其他类型，超滤率小，但价格便宜。

（2）替代纤维素膜：亦称醋酸纤维素膜，纤维素多聚体表面含有大量游离羟基团，这些基团与醋酸根结合，便成为醋酸纤维素膜、双醋酸纤维素膜、三醋酸纤维素膜。纤维素在形成膜之前被乙酰化，生物相容性有所提高。

（3）合成纤维素膜：血仿膜是合成改良型纤维素膜，在膜的制作过程中，向液化的纤维素中加入一种合成的3位氨基化合物，改变了膜表面性质，使其具有较好的生物相容性。

（4）合成高分子聚合膜：包括聚丙腈烯膜（PAN）、聚甲基丙烯酸甲酯膜（PMMA）、乙烯基乙烯醛共聚膜（EVAL）、聚砜膜（PS）、聚酰胺膜（PA），它们的通透性比一般高分子膜高2～3倍，能清除分子质量大于20 000Da的物质，而除水性却保持在允许范围内，生物相容性好。

2. 根据超滤率分类

（1）高通量透析膜：平均孔径为2.9nm，具有高弥散、高超滤能力。其超滤率≥20ml/（h·mmHg），肌酐清除率172～180ml/min，尿素清除率185～192ml/min，维生素B_{12}清除率118～135ml/min，β_2-微球蛋白筛选系数＞0.65。

（2）低通量透析膜：平均孔径为1.3nm，亲水性高，小分子毒素清除能力强。一般超滤率为4.2～8.0ml/（h·mmHg），肌酐清除率160～172ml/min，尿素清除率180～190ml/min，维生素B_{12}清除率60～80ml/min，几乎不清除β_2-微球蛋白。

（四）透析膜的生物相容性

透析膜的生物相容性包括许多方面，还没有明确的定义，补体激活的能力曾被作为判断透析膜生物相容性的主要标准，有人认为生物相容性好的膜是"最低程度地引起接触透析膜的患者发生炎症反应的膜"，也有人认为应是"对补体无激活能力的表面"。理想的透析膜应是完全生物相容性膜，血与透析膜接触不引起反应。

生物相容性是判定透析膜性能的主要指标。目前临床上判断生物相容性的主要指标是检查透析15分钟后白细胞，血小板计数，血氧分压，补体C3a、C5a水平等的变化。

（五）理想透析膜的标准

透析膜是人工制备的膜，与血液直接接触，会引起机体的反应，如血小板、白细胞、补体的激活，细胞因子的释放等。因此，理想的透析膜应具有以下几个特点。

（1）溶质清除率高，包括中分子溶质。

（2）不允许相对分子质量超过 35 000 的物质通过（如血流中的蛋白质和透析液中的细菌、病毒等）。

（3）有适宜的超滤渗水性（超滤性）。

（4）有足够的湿态强度和耐压性。

（5）有良好的生物相容性。

（6）对人体安全无害（无毒性、无抗原性、无致热原）。

（7）能耐蒸气消毒或消毒液浸泡，灭菌处理后，膜的性能不改变。

第五节　血液透析机结构与功能

血液透析机实现替代肾脏功能是通过把体外循环通路与患者的循环系统相连来完成的。血液透析机通过体外循环通路、透析液供给与废液排放通路、血液监护监测与报警系统的配合来完成治疗，是一种复杂的机电一体化临床治疗设备。

一、血液透析机的基本构件——血路循环部分

将患者的血液从体内引出，经过体外循环管路、透析器，返回患者体内。透析机血泵提供血液体外循环动力，监测装置并保障血液体外循环的安全性。

1. 血泵　是血液体外循环的动力装置，为血液管路、血液循环提供稳定的血流量，一般采用滚轴泵。电机带动滚压轮，挤压驱动血液流动。

2. 肝素泵　根据医生设定的速率，持续向血液管路中泵入肝素等抗凝物质，多采用微量注射泵，以降低体外循环管路内的血液凝固发生率。

3. 压力监测　血液在体内血管流动形成血压，在体外循环管路中流动也会产生一定压力。透析过程中要严密监测管路静脉压，若压力变化幅度不大表示血流稳定。当体外血液循环管路中血流的压力发生较大变化时，如患者血管通路不通畅、体外循环管路压折、管路中接口松动或脱落，透析器或管路内发生凝血等引起血液管路压力变化时，传感器监测到压力变化，当监测值超出设定范围时会立即发出蜂鸣报警，并采取相应措施。现代透析机增加了血泵前压力传感器监测血泵前压力，血泵后压力传感器监测透析器前压力，可有效提高透析机的安全性和自动化水平。

4. 气泡监测和静脉夹　气泡监测装置是将超声波发射器和接收器安装在静脉壶或静脉血液管路两侧，当有气泡通过时，接收器接收的超声波强度发生变化，会立即发出蜂鸣警示，同时停止血泵并将静脉夹关闭，体外循环暂时停止，以阻止气泡进入患者血管。

二、血液透析机的基本构件——水路部分

1. 加热器与温度传感器 加热器将透析用水加热到适合的温度（34～39℃），温度传感器通过控制加热器的工作，使透析液温度在设定的范围内保持稳定。

2. 除气装置 内为负压，水或透析液进入除气装置后，溶在水或透析液中的气体在负压下膨胀成大气泡而上浮，从顶端出口排出。装置中的加热部件，可加热液体使气体更容易从水或透析液中逸出。除去水或透析液中溶解的气体，能有效减少气体造成的超滤误差，还能防止气体进入透析器附着于透析膜表面，减少透析膜有效交换面积。

3. 透析液配制装置 进入透析器膜外符合治疗需要的透析液是按比例将浓缩 A、B 液和水进行混合得到的，在允许范围内调节浓缩 A、B 液和水的混合比例可改变透析液的离子浓度。

4. 电导率监测 透析液中的电导率与离子浓度为正相关，通过监测透析液电导率，可以反映透析液中的离子浓度。当电导率超出规定范围时，意味着透析液总离子的浓度也超出了安全范围，机器此时会报警，并自动采取相应的保护措施。

5. 流量与容量控制 透析机的平衡腔装置可以起到保持液体出入平衡，同时控制透析液流量的作用。用公式表达为：透析液的流量=平衡腔的容积×单位时间的变换次数。透析液的流量控制在 300～800ml/min。

6. 旁路阀 不合格的透析液被透析机监测到时，透析液会立刻停止流过透析器，旁路阀将不合格的透析液排出，旁路阀是重要安全装置，保障透析安全进行。

7. 透析液压力传感器 当透析液液压超过设定范围时，传感器监测到超标压力会立即报警。

8. 超滤量的控制 早期是用调整跨膜压的方式控制超滤量，脱水误差大。现代透析机使用容量控制装置精确控制透析液的容量，控制进出容量装置的透析液的平衡，再将超滤泵并联在容量控制装置的出口端，从而精确控制脱水量。

9. 漏血监测 使用光电传感器，安装在透析液出口下游，流出透析器的透析液是无色透明的，但是当透析器破膜时，透析器膜内血细胞进入膜外透析液，透析液的颜色会变红，光电管因透析液中存在血细胞阻挡而使接收到的信号发生改变，透析机立即报警，同时血泵停止。

10. 消毒清洗系统 采用化学消毒或热消毒法杀灭管路内的微生物，保障透析液通路的清洁。

血液透析机通过把体外循环路径与患者的循环系统相连来实现肾脏功能替代。血液监护警报系统包括血泵、肝素泵、动静脉压监测和空气监测等，从而保证患者透析安全；透析用浓缩液和透析用水经过透析液供给系统配制成合格的透析液，通过血液透析器，与血液监护警报系统引出的患者血液进行溶质弥散、渗透和超滤作用；净化后的患者血液在血液监护警报系统保障安全的情况下通过静脉管路返回患者体内，同时透析后的液体作为废液由透析液供给系统排出。

第六节　血液透析用水处理和透析液

一、血液透析用水处理

（一）水处理设备的作用

血液透析治疗过程中需要大量的水，作为透析用水，需要水的纯度非常高，如果水中微生物、无机盐、不溶性颗粒等物质水平过高，很容易通过透析膜进入患者的血液中，导致患者出现硬水综合征、急性溶血性贫血、热原反应、透析性骨病、透析性脑病等并发症（表1-2），而普通的城市用水质量无法达到要求。水处理设备是将符合国家饮用水标准的原水通过一系列的净化系统，去除水中的有害和多余的物质，为血液透析提供稳定可靠的高质量用水，从而减少患者各种急慢性并发症的发生，确保透析患者的安全。

表 1-2　水质对透析患者的影响

污染物	对患者的影响
铝	小细胞性贫血、脑病、痴呆、骨病
钙、镁	恶心、呕吐、头痛、肌无力、高血压
铜	恶心、头痛、溶血、肝炎
锌	贫血、恶心、呕吐、发热
钠	高血压、肺水肿、口渴、昏迷、头痛
氯胺	溶血、贫血、甲基血红蛋白血症
氟	骨软化、骨质疏松
硝酸盐	发绀、甲基血红蛋白血症、恶心、低血压
硫酸根	恶心、呕吐、酸中毒
微生物致热原	恶心、呕吐、休克、发热、低血压

（二）透析用水的概念及标准

1. 反渗水的概念　经过水处理系统净化生成的水称为反渗水（透析用水）。根据水的质量可将其分为纯化水和超纯水。纯化水：通过前处理系统和单级反渗透装置处理符合国家饮用水标准的原水，将水中的离子去掉从而产生常规血液透析用水。超纯水：超纯水处理系统的净化系统组合更为复杂，同时化学污染物和微生物指标比纯化水要求更高，需要达到静脉注射用水的标准。

2. 透析用水的水质标准　随着现代透析技术对透析用水的水质标准要求越来越高，国际上各国分别制定了相应的标准，我国也出台了相关医药行业标准，标准中对透析用水各项物质水平均做了具体要求，如化学污染物等物质含量均需要符合标准（表1-3）；检测透析用水细菌数>50CFU/ml，或内毒素>0.125EU/ml 时，应进行水处理系统消毒等主动性干预处理。

表 1-3　处理水所含化学污染物最大允许量（YY0572—2015）

污染物	最高允许浓度（mg/L）[a]
透析用水中有毒化学物和透析溶液电解质的最大允许量，血液透析中已证明毒性的污染物	
铝	0.01
总氯	0.1
铜	0.1
氟化物	0.2
铅	0.005
硝酸盐（氮）	2
硫酸盐	100
锌	0.1
透析溶液中的电解质	
钙	2（0.05mmol/L）
镁	4（0.15mmol/L）
钾	8（0.2mmol/L）
钠	70（3.0mmol/L）
透析用水中微量元素的最大允许量	
锑	0.006
砷	0.005
钡	0.1
铍	0.000 4
镉	0.001
铬	0.014
汞	0.000 2
硒	0.09
银	0.005
铊	0.002

a 除非有其他注明。

（三）水处理的组成

水处理系统包括加压泵、前置过滤器、砂滤器、活性炭过滤器、树脂软化器、二级过滤器（精过滤）、反渗装置和输水管路（图 1-7）。

1. 加压泵　原水在到达反渗装置之前，水压会有一定程度的下降，为了保证反渗装置的进水压力和进水量，使其能够正常工作，需要在水处理系统的进水处安装加压泵以保证进水压力达到系统工作压力。

2. 前置过滤器、砂滤器　砂滤器内含有数层固定的致密砂粒，通过砂滤器，可以阻挡原水中的不溶性和悬浮颗粒，其中的中、大分子悬浮颗粒被清除，保护下游的活性炭过滤器、树脂软化器、二级过滤器、反渗装置等设备。

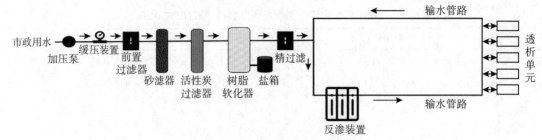

图 1-7　基本水处理系统构成图

3. 活性炭过滤器　活性炭的微孔结构可吸附水中的可溶性有机物、活性氯和氯胺、致热原、色素等。活性炭罐每周定时反向冲洗一次，过期应及时更换。

4. 树脂软化器　主要包括控制器、交换树脂和盐箱。当硬水流过交换树脂表面时，水中的钙、镁离子被树脂大量吸附，达到清除水中高浓度的钙、镁离子等二价阳离子的目的，从而使水得以软化。树脂软化器的容量选择要结合原水水质和产水量的要求，保证治疗当中的持续软化。当树脂吸附钙、镁离子至饱和后，应采用过饱和含钠离子盐水冲洗树脂，使树脂再生。再生盐箱中要有充足的再生盐，最好在盐水中可见固体盐，在饱和盐水的前提下保证树脂软化器的再生效果。控制器自动控制软化和再生过程。交换树脂须每次用后或至少每周再生一次，每年更换一次。

5. 反渗装置　是水处理系统的核心部位，由反渗膜和加压泵组成。根据逆渗透原理设计而成。反渗膜可以阻挡分子质量大于 300Da 的溶解性无机物、细菌、内毒素、病毒和颗粒，可以排斥 90%～95% 的二价离子和 95%～99% 的一价离子。加压泵将纯水压过反渗膜，反渗膜应保持湿润，每周清洗并消毒一次，可根据需要每 1～2 年更新一次。

二、透　析　液

（一）透析液的基本成分

透析浓缩液分为 A 液和 B 液，在机器内部按一定配方进行配比，变成透析液（混合液），透析过程中透析液在透析器内与血液进行物质交换。透析液成分与人体内环境成分相似，主要有钠离子、钾离子、钙离子和镁离子四种阳离子，氯离子和碳酸氢根离子两种阴离子，部分透析液含有葡萄糖。其具体成分的浓度不是一成不变的，可根据透析过程患者的血浆电解质水平及临床表现等做相应调整。

1. 钠离子　是人体细胞外液的主要阳离子，透析液钠离子浓度决定了透析患者血清钠浓度及渗透压。若透析液的钠含量低于血浆钠浓度，由于膜内外钠浓度的差异，有利于体内血浆中钠向透析液转移。低钠透析时有口渴减轻、控制体重增加的优点。但是透析液钠过低，细胞外液钠弥散清除后，使血浆晶体渗透压快速下降，细胞外低渗导致细胞外液向细胞内转移，细胞水肿、细胞外液进一步减少，发生一系列神经肌肉及血流动力学不稳定的相关并发症，如低血压、肌痉挛、头痛、恶心、呕吐、乏力及眩晕等，故不宜将透析液钠浓度降得太低。提高透析液钠浓度可维持血流动力学稳定，还可改善患者透析时的耐受性，头痛、痉挛、恶心、呕吐的发生减少。但高钠透析不利于钠的弥散清除，有使患者口渴加重及透析间期体重增长过多的缺点。为此透析中心有时可利用现有透析机的可调钠装置，适当使用钠梯度透析，既达到体内钠平衡又使患者易于耐受。例如开始钠浓度＞145mmol/L，透析过程中逐渐下降至等张水平，透析结束时透析液中钠浓度为135～140mmol/L，可减少尿素清除引起的渗透压差，避免产生透析低血压和失衡综合征，又可预防透析期间的口渴、饮水过多、高血压、心力衰竭等。因此，目前倾向透析液钠浓度宜根据患者实际情况而定，在整个透析过程中的不同时间，调整钠浓度以适合患者的需要。

2. 钾离子　是细胞内液中主要的阳离子。肾衰竭患者常因种种原因可存在高钾血症或钾清除障碍。高钾血症是肾衰竭的危险并发症，可导致心脏传导阻滞，直接危及生命。因此往往需要透析液的钾浓度低于血钾，目前国内大多数透析单位所用透析液钾浓度为 0～4mmol/L，一般为 2mmol/L。但应根据患者具体病情调节钾浓度，维持体内钾平衡。若有明显严重的高血钾更应降低透析液钾浓度；相反少数患者血钾持续偏低，原则上也应提高透析液钾浓度，因此透析液中理想的钾浓度应根据患者饮食中摄入钾的多少，透析的频率、时间，透析前所测血钾水平确定。维持性血液透析患者的血钾水平，应定期检测，对于有异常者，及时给予纠正。

3. 钙离子　对神经-肌肉的兴奋传导具有生物学活性，体内缺钙会引起手足抽搐、骨营养不良。透析液钙浓度对维持透析患者钙的动态平衡，避免因钙代谢紊乱而致骨病、迁移性钙化、心血管并发症都十分重要。慢性肾衰竭接受透析的患者体内钙呈负平衡，低血钙又易促发继发性甲状旁腺功能亢进，因此为了纠正低钙血症，血液透析早期一般采用相对高的钙浓度如 1.65～1.75mmol/L 的透析液。20 世纪 80 年代，由于广泛使用碳酸钙来对抗高血磷，又普遍使用活性维生素 D_3 来抑制甲状旁腺激素治疗继发性甲状旁腺功能亢进，此时若仍采用相对高钙的透析液，必然导致高血钙及钙磷乘积过高，从而引起迁移性钙化、中小动脉的钙化，不仅导致肢体供血不足坏死，而且引起冠心病与心肌梗死，因此在这种情况下必须用相对低钙的透析液（如 1.25mmol/L）。透析液钙的浓度应结合血钙浓度、甲状旁腺激素水平、活性维生素 D_3 应用情况等决定。血钙高，血磷高，钙磷乘积高，服用碳酸钙等含钙的磷结合剂或应用大剂量活性维生素 D 冲击时，应使用相对低的钙浓度（如 1.25mmol/L 左右）。血钙、血磷偏低，钙磷乘积不高，不服用含钙的磷结合剂，甲状旁腺激素轻度增高，不用大剂量活性维生素 D_3 时，可使用正常或相对高的钙浓度（1.50～1.75mmol/L），并应根据血钙水平加以调整。

4. 镁离子　是一种细胞内离子，主要存在于骨组织中。浓度为 0.8～1.2mmol/L，镁的浓度与细胞、骨代谢及神经生理有关。正常情况下镁离子主要从肾脏排泄，肾衰竭时肾排出减少，血镁升高。高镁血症是肾性骨病和软组织钙化的原因之一，当血镁超过 3mmol/L 时可引起神经系统症状，如深腱反射消失。因此较常用的透析液镁浓度稍低于正常（0.5～0.75mmol/L）。在临床透析中对透析液镁的重要性的研究较少，其作用尚待进一步评估。

5. 氯离子　是透析液中主要的阴离子之一，透析液氯浓度与细胞外液浓度相似，为 100～105mmol/L。调整钠浓度时，氯离子浓度也随之变化，由于氯离子过高不利于纠正代谢性酸中毒，并引起透析后暂时性高氯性酸中毒。因此，为避免此并发症发生，宜适当限制透析液氯化钠的用量。

6. 葡萄糖　早年透析液中加葡萄糖主要是为提高渗透压以利于水分从血液中超滤，现由于透析机性能的改进，可通过调整跨膜压来达到超滤，因此无糖透析液为人们所重视。含糖透析液容易生长细菌，并对糖尿病患者不利。透析中患者发生高血糖，刺激胰岛素分泌，透析后易产生低血糖，并且长期高血糖可导致脂类代谢紊乱。但也有研究认为少量的糖可避免低血糖反应，有助于纠正失衡综合征，更好地进行三羧酸循环，达到酸碱平衡，尤其在急性透析或儿童患者中，维持葡萄糖的生理水平十分重要，因此透析液中可加少量葡萄糖，较常用的是 $1\sim2g/L$。

7. 碱基物质　是透析维持体内酸碱平衡和纠正代谢性酸中毒的主要物质。透析液所用的碳酸氢盐的浓度多数为 $30\sim40mmol/L$。早年使用醋酸盐，但由于明显的不耐受现象，如低血压、恶心、呕吐、疲乏、头痛等，已被碳酸氢盐所替代。为维持透析液的化学稳定性，防止镁钙沉淀，常需在透析液中加入少量醋酸盐（$2\sim4mmol/L$），因此尚不是绝对无醋酸盐的透析，有时这些小剂量醋酸盐对少部分患者会造成一些并发症，包括对炎症细胞因子的释放、钙磷代谢的影响，以及血管耐受性的变化等，人们尚期待着无醋酸盐的透析液的改进与推广应用。

（二）透析液的种类

1. 市面上常见透析液种类　①单机独立供液：桶装成品液、袋装成品液、干粉。②多机共享供液：集中供液系统供液、手工配制透析液。透析液配制及存放要求非常严格，不管用哪种方式进行供液，必须达到国家相关标准。

2. 采用成品液（粉）等进行单机独立供液　血液透析机将 A 液、B 液分别吸进机器，在机器内将透析液混合，这样的方式有利于实现个体化透析处方。但桶装或袋装成品液吸液方式主要为开放式，感染控制措施较难实施。

3. 集中供液系统　主要有集中供浓缩透析液系统（central concentrate delivery system，CCDS）和集中供透析液系统（central dialysis fluid delivery system，CDDS）两种。集中供液装置将透析粉与反渗水按一定配方进行配制，成为浓缩液或透析液后，由中心供液管路输送供给多台透析机使用。使用集中供液主要优点：密闭存放，减少成本、节省工作时间及工作人员的劳力。主要缺点：配制人员要求较高，由于浓缩液（透析液）统一配制，输送到每台血液透析机的浓缩液（透析液）成分固定，无法进行个体化透析；如果集中供液系统发生故障，会导致所有透析都不能进行。

练 习 题

一、选择题

1. 一般而言血流量应设为自身体重的几倍，更有利于溶质的清除（　　　）

A. 1倍　　　　　B. 2倍　　　　　C. 3倍　　　　　D. 4倍　　　　　E. 5倍

2. 透析液流速为血液流速的几倍，最有利于溶质的清除（　　　）

A. 1倍　　　　　B. 2倍　　　　　C. 3倍　　　　　D. 4倍　　　　　E. 5倍

3. 活性炭过滤器应多长时间定时反向冲洗一次（　　　）

A. 每日　　　　B. 每周　　　　C. 每2周　　　　D. 每3周　　　　E. 每月

4. 血液透析是利用什么原理，清除血液中的有害物质（　　　）

A. 弥散　　　　　　　　　B. 超滤　　　　　　　　　C. 吸附

D. 对流　　　　　　　　　E. 吸附与弥散

二、问答题

患者，男性，58 岁，维持性透析 11 年，因胸部不适于今日行冠脉造影术，造影术后遵医嘱立即给予血液透析滤过治疗 4 小时。

（1）请问在该项治疗过程中是通过哪些原理达到了清除毒素及造影剂的目的？

（2）影响这些透析原理的因素有哪些？

第二章 血液净化血管通路及护理

第一节 血管通路概述

血液净化治疗过程中需要把患者血液引出体外，以持续稳定的血流经过透析器或其他净化装置，清除过多的毒素和水分后，再将血液回输到体内去。将血液引出体外形成循环通路进行血液净化的自体动静脉内瘘、移植物动静脉内瘘、中心静脉留置导管通路等称为血管通路（vascular access）。建立一条有效的血管通路是血液净化顺利进行的前提，血管通路是维持性血液透析患者的生命线。

一、血液透析血管通路的发展史

1854 年，现代透析之父苏格兰化学家 Thomas Graham 第一次提出了透析的概念；20世纪 60 年代，华盛顿乔治敦大学医院的 Georget Schreiner 医生开始为肾衰竭患者提供长期的透析治疗。随着血液透析的发展，血管通路也经历了一个漫长的发展过程。

1. 动静脉瘘的发展 1960 年，Quinton、Scribner 及 Dillanc 等用两根管插到透析患者手臂的相邻动静脉血管上，并连接起来，开创了血液透析治疗的新时代，成为血管通路发展史上的第一个里程碑。这种血管通路被称作动静脉外瘘，也称 Quinton-Scribner 旁瘘。但其有感染、血栓形成、出血及较短的使用寿命等问题。1962 年，Cimino 与同事 Kenneth Appel 建立了第一例动静脉内瘘，此种技术的应用成了血管通路发展中的第二个里程碑。20 世纪60 年代以后，动静脉内瘘开始在世界各地普及起来。

2. 移植血管 虽然动静脉内瘘是目前最理想的血管通路，但由于血管等条件的限制，不是每个患者都可以进行内瘘成形术，因此，20 世纪 80 年代人造血管的出现很大程度改善了移植血管内瘘的状况。目前，应用最广泛的移植血管材料为聚四氟乙烯（PTFE）。

3. 中心静脉导管 1961 年，Stanley Shaldon 采用 Seldinger 技术将导管插入股动脉及股静脉为患者进行了血液透析治疗，由此开创了中心静脉导管在血液透析中应用的先河，这种导管后来被统称为 Shaldon 导管。

1963 年，Uldall 完成了锁骨下静脉插管技术。20 世纪 70 年代，锁骨下静脉导管在临床上得到更加广泛的应用。但是其在技术上有一定难度，要求有丰富的实践经验操作者才能进行。

血管通路问题受到越来越多的关注，诸多国内外透析通路学者均致力于血管通路方面的研究。血管通路工作者肩负着早期的血管资源保护、血管通路合理使用的规划，以及血管通路功能的监测、干预与维护的重要使命。

二、血管通路类型

目前，根据患者病情需要及血液净化方式的不同，将血管通路分为临时性（紧急）血管通路和永久性（维持性）血管通路。前者主要采用经皮中心静脉置管法（central vein catheter，CVC）、直接动静脉穿刺；后者主要是指自体动静脉内瘘（autogenous arteriovenous fistula，AVF）、移植物动静脉内瘘（arteriovenous graft，AVG）、带隧道涤纶套中心静脉导管（tunnel-cuffed catheter，TCC）。由于直接动静脉穿刺易形成动脉瘤、皮下血肿、出血等，透析后压迫止血困难，给患者带来的疼痛感强烈，对血管内膜损伤较大，易影响患者日后内瘘手术，在临床上不建议选择。

三、理想血管通路的特点

血管通路的质量将直接影响患者透析充分性、医疗费用和生活质量。建立和维持功能良好的血管通路值得肾脏科医护人员关注，理想的血管通路应具备以下特点。

1. 血流量充分 各种血管通路的基本要求是保障透析治疗时充足的血流量。根据年龄、体重、人种及透析方案等因素，透析时血流量稍有差异。对成年患者要求临时性经皮中心静脉置管透析血流量应≥200ml/min；永久性通路建议达到250ml/min。

2. 安全 要求建立血管通路在术中、术后具有足够安全性，严重并发症发生率低，因此建议减少直接动静脉穿刺。

3. 手术成功率高 初次建立内瘘时在肢体远端进行，以便日后内瘘出现并发症时进行补救。不影响尿毒症患者的自身血管，减少对血管的破坏，无论建立何种血管通路，均需要注意保护血管，提高手术成功率。

4. 足够的血管穿刺部位 主要针对动静脉内瘘，内瘘手术的目的是有足够的穿刺血管段可以顺利进行穿刺透析，能保障反复穿刺时轮换穿刺部位，防止透析再循环的发生，减少动脉瘤、血栓形成及感染的发生（详见本章第2节）。

5. 尽量不限制患者活动 建立的血管通路尽量不影响患者日常活动，以利于提高患者生活质量，利于患者心理、生理康复及回归社会。

6. 使用时间长 《中国血液透析用血管通路专家共识》（第2版）建议自体动静脉内瘘使用寿命≥3年。移植物动静脉内瘘使用寿命≥2年。随着血管通路腔内技术的应用，大大延长了血管通路的寿命。

7. 并发症少 血液净化血管通路由于长期反复操作、使用次数多等特点，容易导致血栓、感染等并发症。

截至今日，尚无绝对理想的血管通路类型，长期血液透析通路选择的总体原则为自体动静脉内瘘第一、移植物动静脉内瘘第二、中心静脉留置导管作为最后选择。我国目前大部分地区的统计数据结果显示，维持性血液透析患者的血管通路类型主要为自体动静脉内瘘，而带隧道涤纶套中心静脉导管已经成为第二位的通路类型，移植物动静脉内瘘所占比例最低。

第二节　自体动静脉内瘘的建立及护理

一、自体动静脉内瘘的定义

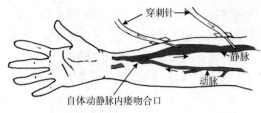

图 2-1　自体动静脉内瘘吻合形成示意图

自体动静脉内瘘是利用自体动静脉血管通过外科手术建立吻合，使血液直接从动脉流向静脉，经过一段时间的成熟期，静脉血管壁增厚，高压高速血流引起相关静脉动脉化，达到血液透析所需的血流量要求，血管直径及深度便于穿刺的血管通路（图 2-1）。其优点是感染发生率低，使用时间长，并发症少。相对而言，自体动静脉内瘘是一种安全且能长久使用的永久性通路，主要用于长期维持性血液透析患者。其缺点是等待"成熟"时间长或不能"成熟"，表现为早期血栓形成或血流量不足，如超过 3 个月静脉仍未充分扩张，血流量不足，则考虑内瘘制作失败，需进一步对动静脉内瘘进行处理（如介入下或 B 超下动静脉内瘘球囊扩张术或重新建立新的动静脉内瘘）。

二、自体动静脉内瘘建立的部位及方法

1. 手术原则　先上肢，后下肢；先非惯用侧，后惯用侧；先远心端，后近心端。

2. 可选用的血管

（1）前臂腕部：桡动脉-头静脉内瘘最常用，其次为腕部尺动脉-贵要静脉内瘘、前臂静脉转位内瘘（主要是贵要静脉-桡动脉）。

（2）肘部内瘘：头静脉、贵要静脉或肘正中静脉-肱动脉或其分支的桡动脉或尺动脉内瘘。

（3）下肢内瘘：大隐静脉-足背动脉、大隐静脉-胫前或胫后动脉内瘘等。

3. 动静脉内瘘血管吻合方式　吻合方式包括动静脉端端吻合、端侧吻合和侧侧吻合，首选动静脉端侧吻合（图 2-2）。吻合口径大小与血流量密切相关，一般为 6～8mm。

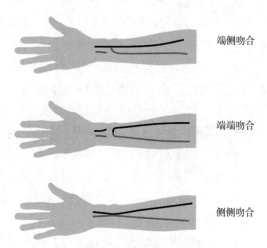

图 2-2　动静脉内瘘血管的三种吻合方式

三、自体动静脉内瘘建立时机及功能评估

1. 建立时机

（1）如果患者选择血液透析作为肾脏替代治疗方式，并且预计半年内必须进入维持性

血液透析治疗，建议在开始透析前 2～3 个月建立自体动静脉内瘘。

（2）慢性肾衰竭患者肾小球滤过率＜25ml/min 或血清肌酐＞4mg/dl（352μmol/L），即可考虑实施自体动静脉内瘘成形术。

（3）老年、糖尿病、系统性红斑狼疮及合并其他脏器功能不全的患者，更应尽早实施自体动静脉内瘘成形术。

2. 禁忌证

（1）绝对禁忌证

1）四肢近端大静脉或中心静脉存在严重狭窄、明显血栓或因邻近病变影响静脉回流。

2）患者前臂 Allen 试验阳性，禁止行前臂动静脉内瘘端端吻合。

注：Allen 试验检查手部的血液供应，桡动脉与尺动脉之间的吻合情况。

Allen 试验的方法步骤：①术者用双手同时按压桡动脉和尺动脉；②嘱患者反复用力握拳和张开手指 5～7 次至手掌变白；③松开对尺动脉的压迫，继续保持压迫桡动脉，观察手掌颜色变化。

若手掌颜色 5 秒之内迅速变红或恢复正常，即 Allen 试验阴性，表明尺动脉和桡动脉间存在良好的侧支循环，可以经桡动脉进行介入治疗，一旦桡动脉发生闭塞也不会出现缺血；相反，若 5 秒之后手掌颜色仍为苍白，即 Allen 试验阳性，这表明手掌侧支循环不良。禁做介入、动静脉内瘘等手术。

（2）相对禁忌证

1）预期患者存活时间短于 3 个月。

2）心血管状态不稳，心力衰竭未控制或低血压患者。

3）手术部位存在感染；同侧锁骨下静脉安装心脏起搏器导管。

3. 建立通路前监测评估　病史评估（表 2-1）、物理评估（表 2-2）、超声多普勒检查、血管造影等。

表 2-1　病史评估内容

病史	可能的影响
中心静脉插管史	中心静脉狭窄
患者优势侧	非优势侧建立通路不影响生活
使用起搏器病史	中心静脉狭窄
外周静脉插管史	可能损伤相应血管
糖尿病	有血管损伤，内瘘不易成活
高凝状态或曾使用止血药物	导致血管通路堵塞
上肢、颈部、胸部手术或外伤史	相关血管损伤限制血管使用
将要肾移植	可建立暂时血管通路
严重充血性心力衰竭病史	血管通路可能导致心力衰竭

表 2-2　物理评估内容

评估动脉血管	评估静脉血管
外周血管搏动征	静脉走行
Allen 试验	上臂粗细
双侧上肢血压测定	是否水肿
	中心静脉或外周静脉插管史

四、自体动静脉内瘘围术期的护理

（一）术前护理

（1）做好血管的保护，准备做内瘘的手臂禁做动静脉穿刺，保护好皮肤勿破损，做好清洁卫生，以防术后发生感染。

（2）评估建立通路的血管状况及做相应的检查，如超声检查血管、心电图、检查凝血功能等，尤其是检查吻合静脉的走行、内径和通畅情况，为内瘘制作提供依据。

（3）向患者介绍建立内瘘的目的、意义，解除患者焦虑不安、恐惧的心理，积极配合手术；建议提前留陪护，保证术前夜间睡眠，避免感冒，并询问患者有无麻醉剂过敏史。

（4）手术前进行皮肤准备，剔除手术部位毛发，用肥皂水彻底清洗造瘘肢体的皮肤，剪短指甲；检查手术部位是否有标记。

（5）内瘘术前不宜使用肝素等抗凝剂，以防术中或术后出血；更换病号服；排空大小便。

（二）术后护理及注意事项

（1）术后 24 小时内术侧肢体适当抬高、制动，以促进静脉回流，减轻肢体肿胀；观察手术伤口有无渗血，肢端有无苍白、皮温降低；密切监测内瘘的血管杂音及震颤等。

（2）术后第 1 天是观察内瘘通畅情况的重要时期，对于有血栓形成及高凝倾向的患者须及时联系医生处理。

（3）指导患者和家属掌握内瘘功能的监测方法（如静脉侧扪及震颤，听到血管杂音，提示内瘘通畅），加强其对内瘘通畅情况的监护能力。

（4）避免内瘘侧肢体受压；避免在内瘘侧肢体输液、输血及抽血化验；手术侧肢体禁止测量血压。

（三）自体动静脉内瘘功能锻炼护理

术侧前臂功能锻炼有助于预防内瘘功能发育不良，同时促进其成熟。

（1）术后 24 小时术侧手臂部可进行握拳及腕关节运动，以促进血液循环，防止血栓形成。

（2）通常术后 10～14 天拆线，拆线后可进行握拳锻炼。伤口拆线后，且无感染、无渗血、愈合良好的情况下，每天用术侧手捏握皮球或橡皮圈数次，每次持续 5～10 分钟。

（3）术后 2 周可以使用止血带环压内瘘侧上臂且手握拳或握握力器 30～60 秒，然后放松止血带，每天 3～5 组，每组 5～10 次。

（4）拆线后伤口愈合良好的情况下内瘘处可采用远红外线照射 2～3 次，每次 20～30 分钟，促进血液循环。

（四）自体动静脉内瘘成熟的判断

建议通过物理检查及临床辅助检查来评估自体动静脉内瘘是否成熟。《中国血液透析用血管通路专家共识》（第 2 版）建议：内瘘建立至少 1 个月成熟，最好 2～3 个月；测定自然血流量＞500ml/min；穿刺段静脉内径≥5mm；距皮深度＜6mm。

1. 物理检查

（1）视诊：瘘体静脉段平直、表浅，粗细均匀，易穿刺，有足够的穿刺区域。

可以按显露程度给血管进行半定量分级：3 级，不需要对血管的近心端加压，血管已清晰显露，高出皮面；2 级，不需要对血管近心端加压，血管可见，但不高出皮面；1 级，需要对血管近心端加压，血管可见；0 级，即使对血管的近心端加压，血管仍不可见。2 级和 3 级显露是新建自体动静脉内瘘的最佳穿刺时机。0～1 级显露的血管穿刺是有难度的但并不表示其血流量不足，部分是血管位置深、皮下组织厚造成的，有时需借助超声引导下穿刺。

（2）触诊：瘘体血管壁弹性良好，可触及震颤，无搏动增强或减弱、消失。动静脉内瘘的血管上可感觉有血液流动的震颤，即称为"猫颤"。

手指指腹依次触摸流入段、瘘体与流出段，感觉血管的粗细、张力、搏动的强弱、震颤的强度及范围等判断血管张力是否正常，是否存在局部搏动增强或"水冲脉"，有无局部血管塌陷、变细，动脉吻合口及瘘体段震裂，有无震颤减弱或局部增强，了解有无皮温增高或上肢肿胀，对比双手的皮温、握力、活动度。

（3）听诊：将动静脉内瘘侧手臂放在耳旁均会听到打雷样的声音，即"血管杂音"。

使用听诊器依次听诊流入段、瘘体及流出段，主要通过辨别内瘘处杂音性质及杂音分期评价内瘘的情况，听诊要注意杂音的音调、分期和连续性。正常的内瘘杂音是收缩期与舒张期并存的双期、低调、持续的杂音，杂音强度以吻合口最强，向近心端逐渐减弱。

（4）举臂试验：评估瘘体、流出段、中心静脉段血管狭窄的检查方法。

患者取卧位，举起内瘘侧上肢，与身体约成 90°，观察瘘体及流出段血管塌陷情况。正常表现为随着内瘘侧上臂的抬高，内瘘瘘体及流出段血管塌陷，提示内瘘瘘体、流出段及中心静脉段回流通畅。

（5）搏动增强试验：主要用于判断内瘘流入段血管功能。用手指完全压闭内瘘静脉段吻合口近端，观察压闭处远端搏动是否增强。正常表现为远心端搏动明显增强，提示供血动脉血流量充足，动脉及吻合口无明显狭窄。

内瘘功能良好的表现：吻合口及瘘体段可触及明显震颤，向近心端逐渐减弱；血管张力不高，可压陷，无局部搏动增强或减弱；内瘘侧上肢无肿胀；双手皮温、握力、活动度相同。

2. 临床辅助检查　可使用多普勒彩超、磁共振血流成像、变速流多普勒超声、超声稀释法等方法对血管通路进行测定评估。

五、成熟自体动静脉内瘘穿刺护理

（一）穿刺前准备

1. 评估　通过物理检查（视、触、听等）及辅助检查手段（如多普勒超声检查）判断动静脉内瘘的血管充盈程度，内瘘瘘体段及流出段血管直径、走行，有无侧支，有无可供穿刺的血管。观察血管有无局部扩张、瘤样扩张，局部血管迂曲塌陷，局部皮肤红肿、破溃、硬结等，内瘘侧手的甲床、手指、掌背部颜色，有无苍白、麻木、发冷、疼痛等的缺血情况；注意肩颈、胸壁、颜面部有无浅表血管扩张；有无肢体肿胀、内瘘静脉曲张等流出段狭窄情况。胸壁静脉曲张、手臂持续肿胀，提示血管狭窄。评估血管震颤、血管杂音，自然血流量及内径等是否达到血液透析及穿刺的要求。

2. 规划　建立血管穿刺规划图，并留存影像资料，内瘘穿刺初期 2～3 个月内由经过专科培训、有 5 年以上丰富内瘘穿刺经验的资深护士进行穿刺，以保证成功率。之后每 3～6 个月评估一次，可应用内瘘穿刺评估记录表等手段对内瘘进行连续追踪记录，与之前留存的评估数据对比，制订下一步穿刺计划。合理、有计划地使用内瘘，可减少内瘘并发症的发生。

（二）内瘘的穿刺

1. 穿刺针的选择　内瘘使用最初阶段，建议使用 17～18G 内瘘穿刺针；2～3 个月后经评估内瘘血管情况，充分成熟后可改用 15～16G 内瘘穿刺针穿刺。

2. 穿刺点及穿刺方向的选择

（1）动脉穿刺点至少要距离吻合口 3cm，为减少再循环，建议静脉穿刺点距离动脉穿刺点至少间隔 5cm，并且尽可能避免穿刺同一根血管。穿刺时还需尽量避开静脉瓣及动脉瘤。

（2）静脉穿刺针尖穿刺方向：动脉穿刺针尖可朝向心方向亦可朝离心方向穿刺。推荐动脉针向心方向穿刺，尤其是穿刺点接近内瘘吻合口时。

动脉穿刺方向无论是离心或向心，均各自有优缺点：向心方向穿刺拔针时血管压力小，穿刺点在内瘘血管壁处产生的小活瓣膜与血流方向一致，在每次透析结束拔针时，血流自动将小活瓣膜与血管壁吻合，易于压迫止血，减少皮下血肿的发生，血管穿刺点愈合后血管内壁光滑，不易导致血小板聚集及血栓形成，减少内瘘狭窄及闭塞的发生。但是向心方向穿刺因远离吻合口，透析过程中滚轴泵负压轴吸力会造成血管壁凹陷，越向心，内瘘的内径就会越大，需要更多的血容量充盈，对吻合口产生抽吸力，时间长了吻合口端血管无法扩张，静脉无法动脉化，穿刺透析越久血管纤维增生越严重，造成内瘘的管腔狭窄。

离心方向穿刺时穿刺点在内瘘血管壁处产生一个与血流方向相反的小活瓣膜，拔针时血流冲击大，压迫止血困难，易造成局部血肿，影响内瘘的使用寿命。由于血流朝向斜面形成了冲击力，对靠近斜面的血管壁造成损伤，导致血管壁的浅表部位穿刺组织变薄，皮肤相对松弛，创面不易愈合。由于长期的透析滚轴泵吸拉、血流冲击，局限在穿刺点和瘘口间的局部神经发生离断，纤维组织发生增生，受损伤的血管被扩张，形成了膨出动脉瘤，对于内径较小的内瘘也是优点。

3. 穿刺角度及其调整 内瘘血管穿刺角度一般为20°～40°，可根据血管深度调整进针角度。当针尖刺入血管腔，会有落空感，与针尾相连的胶管头端见血，这时可以将进针角度调低，让穿刺针在血管腔中央滑行。

4. 血流量设定 内瘘初期使用阶段，需要较低的血流量（180～200ml/min），而后根据血管实际情况2～3个月后逐渐加大血流量（250～450ml/min）。原则上综合评估穿刺针型号、血泵速度、临床情况，选择能达到所需血泵速度的最小号穿刺针。虽然增加的创伤和延长的出血时间通常与使用大号穿刺针相关，但在相同的血流下使用小号针会导致血液回心的速度更快，可能会损害自体动静脉内瘘的内膜。由回心血液产生的剪切力可能在炎症和狭窄形成中起作用。穿刺针与血流量之间的关系详见表2-3。

表2-3 穿刺针与血流量之间的关系

期望的血流量（ml/min）	推荐的穿刺针型号	
	自体动静脉内瘘	移植物动静脉内瘘
＜300	17G	17G
300～500	16G	16G
350～450	15G	15G

5. 血流量不足的调整

（1）血流量不足表现：血流量增大时，可见血管明显塌陷，患者血管处有触电感，同时可见大量空气泡沫，动静脉滤网上血流不连贯，并伴有动静脉压报警。血管壁纤维化、瘢痕、硬结、管腔狭窄或堵塞等可导致血流量不足，穿刺时应评估内瘘是否通畅，避开这些特殊部位穿刺，有计划、合理地保护及使用静脉。

（2）内瘘穿刺时要保证针尖斜面全部进入血管，避免引起血流量不足或血肿。

（3）为防止血液透析时穿刺针意外脱落，建议针身不外露。针尖进入血管腔后，血管无打弯、狭窄等情况，应继续前行。

（4）注意及时处理低血压，保证血容量，也可调整超滤曲线及钠曲线，防止血压过快下降。

6. 穿刺方式的选择 常用的穿刺方法有绳梯式穿刺法、扣眼穿刺法、区域穿刺法。

（1）绳梯式穿刺法：指穿刺针眼均匀、有一定间隔距离、有计划地分布在内瘘血管上，避免局部反复穿刺导致的血管损伤。

操作方法：每次穿刺点与上次穿刺点距离0.5～1cm，远心端逐步向近心端移动，穿刺点必须充分分散，避免重复以前的穿刺点。如果血管长度足够，可规划分阶段进行穿刺，交替使用穿刺血管段，穿刺血管段可每隔2～3个月轮换一次，最大限度避免穿刺相关动脉瘤的形成。

绳梯式穿刺法特点：每次的进针点与前次进针点不同，至少保障每一个穿刺点有2～3周的愈合时间，有利于进针点愈合，减少了感染、渗血、血肿等并发症。这种方法条件是内瘘血管需要具备足够的长度，否则会增加再循环的发生率，目前是自体动静脉内瘘首选的穿刺方法。

（2）扣眼穿刺法：指在同一个穿刺点，穿刺针采用同一个的方向、同一个角度送进血管的技术。

建立隧道：穿刺初期使用普通锐型穿刺针穿刺 8～10 次后（糖尿病患者可能需要 12 次以上），可以建立固定穿刺点，隧道形成后，改用钝针穿刺。建立皮下隧道，也可采用图钉法及留置针法。

1）操作方法：①穿刺前 20 分钟，由护士采用无菌酒精纱布，湿热敷（40℃左右）痂皮。②湿热敷后，使用无菌去痂器直接剔除痂皮（严禁使用穿刺针、指甲、止血钳剔除）。在规范清除进针点的痂皮后，可以看见皮肤略朝穿刺点内部凹陷，类似单眼纽扣状，沿进针方向形成皮下隧道。与皮下隧道相连的血管壁上形成单向活瓣样结构，允许穿刺针进入，而血流无法涌出。③消毒穿刺扣眼，保持同一角度（25°～40°）和深度，见到回血后降低角度滑进隧道进入血管。④透析结束，拔针角度和进针角度保持一致。

2）适应证：①穿刺困难、体型肥胖、内瘘位置深、血管走行不清晰、内瘘充盈不佳，可穿刺距离短、范围小的患者。②希望进行家庭透析的患者。

3）禁忌证：①皮下脂肪少，瘢痕体质，血管硬化明显（血管弹性差）的患者，不易形成隧道。②个人卫生习惯差，缺乏自理能力、机体免疫力差的患者，易导致感染。

4）注意事项：①由于每个人的穿刺习惯不同，要建立这种扣眼穿刺点需要专人负责。扣眼穿刺点建立后，可使用钝针穿刺。钝针刺入扣眼后，对皮肤的切割作用小，保证穿刺针只能沿着阻力小的皮下隧道前进。当钝针正确推开血管壁上的活瓣时，不会感到血管阻力。②如果钝针到达一个没有活瓣的血管表面时，会感到血管的搏动如弹簧床般将针头弹开，提示穿刺有误。隧道形成后，其他穿刺者也须完全遵循隧道形成者的手法，否则无法使钝针顺利进入隧道。③扣眼穿刺法不宜广泛应用，建议严格按照适应证选择患者。④严格按照规范化操作流程和要求执行。

（3）区域穿刺法：即在血管一个固定点或区域内反复穿刺，也称为定点穿刺。由于临床上区域穿刺过多造成血管壁受损，周围皮肤松弛，易出现渗血及形成动脉瘤，而未使用的血管段则出现狭窄，故不推荐常规使用。

7. 可视化超声引导下穿刺　彩色多普勒超声能观察动静脉内瘘的解剖形态，直观了解内瘘血管是否通畅，血管管径大小、走向、长度、深度，血流量，以及局部有无狭窄、钙化、内膜增厚等，有无分支及动脉伴行。能够有效指导护士穿刺，提高一次性穿刺成功率，减轻患者的疼痛，并能及时评估内瘘情况，发现并发症，合理使用血管资源。B 超可以辅助选择穿刺针大小及进针角度，明确了解穿刺全过程针尖位置，可减少针尖造成的机械损伤，同时有助于维持针尖固定在理想的位置，避免扎穿血管造成血管后壁血肿，减少穿刺损伤血管。维持针尖固定在理想的位置，还可以减少动脉穿刺点因引血时负压及静脉穿刺点回血时压力造成的局部涡流对内皮功能的影响、减轻局部内膜增生，同时维持全程稳定、理想的泵控血流量。内瘘首次穿刺、疑难内瘘、经皮腔内血管成形术（PTA）术后内瘘初期，建议应用可视化超声引导下穿刺。

（1）穿刺前准备：①仪器物品准备：如使用便携式彩超 M-Turbo，HBL38 探头（频率为 6～13MHz），无菌超声凝胶，内瘘穿刺护理包。②操作者准备：经过 B 超引导穿刺技术的相关专业培训的，建议有血液透析穿刺 3 年以上经验并有穿刺内瘘经验的护士，具备相关的超声知识及经验，有足够的能力水平对内瘘进行可视化超声引导下穿刺。③内瘘穿刺针准备。

（2）操作流程：①指导患者平卧，内瘘侧手臂伸直外展，手掌心朝上充分暴露穿刺部位。②将超声机器推至操作者侧，调整至合适位置，操作者可视超声影像，超声纵切联合横切判断内瘘血管情况，内瘘血管皮下深度、走向、内径变化，选择好穿刺部位。③常规消毒穿刺部位，扎止血带，将 B 超探头均匀涂抹超声凝胶，探头套好无菌手套或者护理包内的薄膜手套，再次碘伏消毒探头手套包裹处；或者使用无菌凝胶。左手持 B 超探头，点击 modelM，可将探头 mark 点与穿刺血管部位保持在超声影像的中央位置，采用平面外技术（out-of-plane），右手持内瘘穿刺针在 B 超探头与皮肤交界的中间位置进针。如果内瘘针进入到血管内，可在超声影像见到亮点影像，同时可见穿刺针内有回血现象，此时根据影像提示，降低进针角度，持续进针至血管腔中央。④胶布固定穿刺针。静脉段穿刺完毕，内瘘动脉段穿刺同上。

（三）血液透析结束拔针的护理

（1）透析结束后拔针时，内瘘穿刺处覆盖止血贴，使用棉球轻压穿刺部位，注意拔针与进针角度一致，完全拔出，瞬间压迫，针未完全拔出之前，不能大力压迫，以免针尖损伤血管，拔完针后用弹力绷带加压包扎止血，按压的力量以既能止血又能保持穿刺点上下两端有搏动或震颤为宜。

（2）建议 5～10 分钟后解除弹力绷带，20～30 分钟后缓慢放松纱球，止血贴继续覆盖在穿刺针眼处 12～24 小时再取下，若止血贴沾有血迹，应更换新的止血贴，以免感染。

（3）注意观察有无出血发生，如有出血再行局部穿刺部位指压止血 10～15 分钟。

（4）按压过轻或过重都会造成皮下血肿，损伤血管，影响下次穿刺或血流量不足，严重血肿可致血管硬化、周围组织纤维化及血栓形成等，造成内瘘闭塞。

六、自体动静脉内瘘的自我护理

（1）必须让患者了解内瘘对其生命的重要性，使患者在主观上重视，积极配合。

（2）自我功能监测。建议每日对内瘘进行 3～4 次自我功能监测：包括视诊、触诊、听诊，指导患者判断瘘管是否通畅的方法，如有异常表现、血管杂音偏低或消失，应立即到医院处理。

（3）指导患者养成良好的卫生习惯，保持内瘘手臂的皮肤清洁，每次透析前必须用肥皂水将造瘘侧手臂彻底清洗干净；透析结束当日穿刺部位保持干燥，禁止湿敷，止血贴覆盖 12～24 小时，防止感染。

（4）血液透析结束后指导患者压迫穿刺点，力度以能止血，又能扪及搏动为宜。指导患者观察穿刺点的出血情况，若出现出血时，先压迫出血点再寻求帮助，避免出血引起患者恐惧、护理不当致出血不止。

（5）内瘘出现血肿时，正确压迫出血点止血，根据血肿大小进行冰敷，禁止热敷。如血肿较大，可使用50%硫酸镁持续湿敷、新鲜生土豆片外贴肿胀处，或涂抹多磺酸黏多糖乳膏等措施，以促进血肿吸收。

（6）造瘘侧手臂不能受压，衣袖要宽松，不能佩戴过紧饰物，夜间睡觉不要将造瘘侧手臂垫于枕后，尽量避免侧卧于造瘘手臂，造瘘侧手臂避免持重物；造瘘侧手臂不能测血压、输液、静脉注射、抽血等；避免肢体长时间受压，血液循环不良导致瘘管闭塞。

（7）适当活动造瘘侧手臂，可手握橡皮健身球进行锻炼；避免造瘘侧手臂被硬物或外力碰撞导致重伤，以免引起大出血。

（8）根据医嘱服用华法林、双嘧达莫或肠溶阿司匹林等抗凝药，定期监测凝血指标和血常规。

（9）指导患者定时监测血压，预防低血压的发生。透析中容易发生低血压的患者，及时调整透析方法或调整干体重，防止低血压造成血管闭塞，同时告知患者控制水、盐的摄入。

（10）针对保守治疗动脉瘤的患者，指导采用弹力绷带加以保护，避免继续扩张及意外破裂。

七、自体动静脉内瘘常见并发症

（一）内瘘出血

1. 常见原因
（1）术后早期发生于手术切口处的渗血。
（2）穿刺失败造成的出血或血肿。
（3）透析中穿刺针脱出或穿刺不当导致针眼渗血。
（4）透析后压迫止血不当或时间过短。
（5）抗凝剂用量过大。
（6）内瘘外伤或内瘘感染、动脉瘤破裂等。

2. 临床表现及处理
（1）术后早期出血表现为吻合口或皮下血肿；穿刺及止血时出血一般可见穿刺点周围发生皮下血肿；出血严重者，可累及整个肢体，血肿消退后可见大片青紫瘀斑。

（2）术后需严密观察有无渗血，注意更换敷料并及时处理。出现血肿时可压迫止血，局部冰敷，24~48小时后可局部热敷，可采用涂擦消炎、镇痛类软膏，贴新鲜生土豆片等方式，促进血肿吸收。

（3）提高穿刺成功率，新建立内瘘者应由有一定穿刺经验的护士进行穿刺。

（4）透析中妥善固定穿刺针，加强巡视，有计划地穿刺，避免在同一点反复穿刺。

（5）拔针时要同时按压住进皮和进血管两个针眼，止血力度适宜，以不出血又能触摸到震颤为宜。放松止血带时注意观察有无出血并及时处理。

（6）根据患者实际病情合理使用抗凝剂。针对肝素应用剂量过大、瘤体张力较高、凝血功能差的患者，适当延长按压时间。

（7）注意内瘘侧手臂的保护，必要时佩戴护腕，预防外伤出血等。

（二）内瘘感染

1. 常见原因

（1）未严格执行无菌操作，消毒不规范，穿刺针污染。

（2）患者免疫力低下，个人卫生习惯不良，未保持皮肤清洁，或穿刺针眼处接触污水，患者对固定内瘘针的胶布过敏，发生皮肤破损后搔抓感染。

（3）穿刺不当，形成血肿导致感染。

2. 临床表现及处理

（1）内瘘局部出现红、肿、热、痛，可有脓性或血性渗出液，全身症状可见寒战、发热，严重者可引起败血症、血栓性静脉炎、内瘘闭塞等。

（2）操作时须严格执行无菌操作，规范消毒皮肤。

（3）指导患者加强营养，增强抵抗力，做好个人卫生，保持皮肤清洁，透析当日穿刺针眼勿接触水。

（4）提高穿刺水平，穿刺时避开感染、硬结、皮肤破损或血肿处，使用防过敏的胶布。

（5）内瘘感染严重时，应避免使用内瘘，改用临时性血管通路，全身使用抗生素。如果出现败血症，应大量使用有效抗生素直至血培养阴性至少2周。

（三）内瘘血栓形成

1. 常见原因

（1）患者本身血管条件差，如高龄，糖尿病，血管内膜损伤，静脉纤维化、狭窄等。

（2）患者血液高凝状态、高血脂等，易形成血栓。

（3）患者因疾病本身而处于微炎症状态，微炎症介质可损伤血管内皮细胞，影响血管内膜修复，导致内膜增生，诱导血栓形成。

（4）内瘘使用过早，透析低血压致血流缓慢，穿刺及压迫不当，局部感染或炎症，不慎遭外力碰撞或遇冷刺激使血管急剧收缩，均可导致血栓形成。

2. 临床表现及处理

（1）内瘘栓塞处血管疼痛、变硬，搏动、震颤及杂音减弱或消失，可抽出暗红色血液，血流量不足。

（2）积极锻炼内瘘血管，避免内瘘血管受压、受冷刺激，避免穿刺输液、注射等。

（3）避免过早使用内瘘，内瘘成熟至少1个月，最好2~3个月后再使用。提高穿刺技术，避免反复穿刺损伤血管或导致血肿形成。合理制订穿刺计划，透析后正确压迫。

（4）透析间期干体重增加控制在3%~5%，避免超滤过多引起低血压。正确服用降压药，监测血压。

（5）充分透析，减轻微炎症状态。监测血脂，控制饱和脂肪酸和胆固醇食物的摄入，减轻血管粥样硬化、血液黏滞度。若处于高凝状态，可适当使用抗凝活血药物。

（6）溶栓处理方法如下。①手法按摩：血栓形成6小时内，血栓较软，可以间断使用手法按摩。双手拇指依次置于内瘘静脉段血栓近心端，余手指托在患肢下，双手拇指横向相对在血栓局部加压按摩，以患者感觉到轻到中度疼痛为宜，每次按摩持续 10～15 秒，按摩间歇进行，直至内瘘血管震颤恢复，听诊内瘘杂音恢复。也可使用大鱼际肌沿着内瘘走向加压按摩。手法按摩存在血栓脱落的风险，必要时在上臂扎压脉带，阻断血流，有条件时可以在超声或介入下进行。同时使用尿激酶等药物溶解可能脱落的微小血栓，防止肺栓塞的发生。②局部药物溶栓：血栓形成后，可遵医嘱使用 20 万～50 万 U 的尿激酶溶于 50ml 的 0.9%氯化钠注射液中，在血栓形成处前方 1～2cm 向血栓方向穿刺，穿刺成功后使用微量泵持续泵入尿激酶，连续 3 天。

内瘘通畅后建议继续进行全身抗凝治疗。溶栓过程因存在血栓脱落或出血的风险，须签署患者知情同意书。若溶栓无效，应及时行内瘘手术取栓再通术或内瘘重建术。

（四）血管狭窄

1. 定义及分型 血管狭窄是指血管内膜增生、管壁纤维化、血管钙化、瘢痕形成、血栓形成等原因导致血管壁增厚、血管炎症、血管腔变窄的一类现象。

可分为四种类型：Ⅰ型狭窄（流入段狭窄）为吻合口附近的狭窄；Ⅱ型狭窄（瘘体狭窄）为穿刺血管段狭窄；Ⅲ型狭窄（流出段狭窄）为血管汇合处狭窄，多见于肱动脉-头静脉吻合内瘘；Ⅳ型狭窄为供血动脉的狭窄。其中Ⅰ型狭窄是导致动静脉内瘘血栓最主要的原因。

2. 评估及护理 临床上最常用的是多普勒超声评估，既可了解解剖学意义上内瘘的情况，也可观察血流动力学的情况。护理人员应正确合理使用动静脉内瘘，定期检查评估动静脉内瘘血管，减少内瘘血管狭窄的发生。必要时根据患者内瘘情况进行经皮腔内血管成形术或外科手术扩张。

（五）动脉瘤的形成

1. 临床表现及常见原因 动脉瘤分为真性动脉瘤及假性动脉瘤。

真性动脉瘤是指内瘘吻合部的静脉流出道或动脉化静脉在内瘘术后数月或数年扩张隆起于皮肤表面，伴有搏动，瘤壁含血管壁全层。持续高血压、动脉硬化、静脉压增高、内瘘过早启用、内瘘近心端狭窄、区域穿刺等均可导致真性动脉瘤形成。

假性动脉瘤是指由于外伤、感染或穿刺，造成血管壁形成破口出血，在血管周围形成血肿，血肿机化后又与内瘘血管相通，伴有搏动，瘤壁是血肿机化后形成的纤维壁。假性动脉瘤形成的主要原因为血管穿刺失败或血管介入治疗、穿刺针误穿邻近血管、穿刺后压迫止血不当、感染等。

2. 处理方法

（1）动脉瘤瘤体内径小于 3cm 或者没有破裂的风险可进行保守治疗，严密观察，避免穿刺，佩戴护腕轻轻压迫，约束其继续增大。若瘤体内径大于 3cm 或者有破裂的风险，则应该考虑手术治疗切除受累段。

（2）加强锻炼内瘘，内瘘充分成熟后使用，提高穿刺技术，拔针后采用恰当有效的止血方式，防止发生血肿，有计划地使用血管，避免区域穿刺。

（3）控制高血压，积极治疗静脉狭窄。

（六）窃血综合征

1. 定义　是指动静脉内瘘成形术后动脉血液向血流压力较低的静脉系统分流过多，导致肢体末端供血不足，出现苍白、麻木、发凉、疼痛、坏死等一系列缺血的表现。常见于患者本身存在血管循环障碍，如全身性动脉硬化及糖尿病患者。窃血综合征发生率约为1%。

2. 常见原因及临床表现

（1）端侧吻合或侧侧吻合特别是伴糖尿病、动脉硬化或其他疾病引起的血管结构异常的患者，易在手术后数小时及数月出现。

（2）既往多次行动静脉内瘘手术的患者，其远端静脉系统受到破坏，肢体远端供血障碍，发生缺血坏死。

（3）手术缝合原因造成远端动脉闭塞，极为少见。

（4）轻者表现为脉搏减弱，手指末端苍白、发凉、麻木、疼痛等一系列缺血症状，手指活动或用力时加重、下垂时症状减轻，严重者可出现大鱼际肌萎缩，指端溃疡坏死。

窃血综合征可分为4级：0级为无缺血症状；Ⅰ级为手部苍白发绀或发凉，但无疼痛感；Ⅱ级为透析或运动时出现肢体缺血、疼痛；Ⅲ级为静息状态下出现疼痛或溃疡、坏疽等。

3. 处理方法

（1）轻者可定期活动锻炼患肢，以促进血液循环，注意保暖，继续观察。

（2）症状严重者，可通过手术治疗，如改变术式为端端吻合，可改善症状。

（七）肿胀手综合征

1. 常见原因　常发生于动静脉内瘘侧侧吻合时，由于改变了上肢血管的自然血流状态，部分动脉血流入吻合静脉的远端，导致手背静脉压升高，静脉回流障碍，并干扰淋巴回流，相应的毛细血管压力也升高，从而产生手背持续肿胀，称为肿胀手综合征，常伴发内瘘肢体近心端静脉狭窄或闭塞。

2. 临床表现

（1）主要表现为手指肿胀、疼痛，手背静脉曲张，手指淤血暗红，严重者可发生坏死。

（2）前臂及上肢肿胀及疼痛，皮肤发红，色素沉着，严重者可发生肢端溃疡和神经病变，静脉瘤样扩张和迂曲，大量侧支循环的形成可表现为上肢、颈部、胸壁静脉扩张。

（3）透析时静脉压升高，再循环增加，穿刺处出血时间延长。

3. 护理措施

（1）穿刺前做好评估，观察皮肤温度、颜色，有无肿胀、溃疡、感觉异常等。

（2）穿刺应避开血管溃疡、硬结等部位，避免穿刺逆行静脉，以免加重手部肿胀，可另寻回路。

（3）早期可以通过抬高术侧肢体，做握拳运动增加回流，减轻水肿。

（4）长期或严重肿胀者可考虑手术处理或重新建立内瘘。

（八）充血性心力衰竭

常见原因为吻合口径大或高位内瘘，特别是在合并贫血、高血压及其他器质性心脏病或慢性心功能不全等基础疾病时，分流量过大，超过心排血量的 20%～30%，回心血量增加，从而增加心脏负担，使心脏扩大，易发生心力衰竭。主要表现为活动耐力下降、呼吸困难、心悸、心绞痛、心律失常、肺水肿等。发生心力衰竭时应积极治疗基础疾病，指导做好水盐控制，可用弹力绷带加压包扎内瘘，减少回心血量，必要时行手术将吻合口缩小。

第三节　移植物动静脉内瘘护理

一、移植物动静脉内瘘的定义

1. 定义　由于自体血管耗竭，不具备行自体动静脉内瘘的条件，为获得理想的穿刺血管段，需要在自体动静脉之间插入血管代替材料，如自身血管、异体血管、人造材料血管，提供足够的穿刺部位而建立的透析血管通路。

2. 优缺点　与自体动静脉内瘘相比，移植物动静脉内瘘的优点为生物相容性好，直径大（6mm），长度足够（40～60mm），易于反复穿刺，特殊材质还可实现术后即穿，血流量充足，植入部位、放置形状多，易于干预修复；但其价格昂贵，长期通畅率较差，维护费用高，需要更多的干预（反复 PTA 等），这也是目前首选自体动静脉内瘘的原因。

二、移植物动静脉内瘘的建立指征

1. 适应证　上肢血管纤细不能建立自体动静脉内瘘；由于反复建立动静脉内瘘使上肢动静脉血管耗竭；由于糖尿病、周围血管病、银屑病等，上肢自身血管严重破坏；原有内瘘血管瘤或狭窄切除后需用移植血管搭桥。

2. 绝对禁忌证　四肢近端大静脉或中心静脉存在严重狭窄、明显血栓。

3. 相对禁忌证　同自体动静脉内瘘成形术。

三、移植物动静脉内瘘建立移植血管材料

自体血管主要是大隐静脉，由于取材较方便，无抗原性，口径较合适，目前临床仍较常用；同种异体血管主要是尸体大隐静脉、股动脉、脾动脉、肱动脉及胎盘脐静脉等，由于取材较困难临床应用越来越少；异体血管主要是牛颈动脉，取材容易，但抗原性强，处理工序复杂、价格昂贵，目前临床应用较少；聚四氟乙烯人造血管是目前临床应用最广泛的人造血管，取材容易，形状及口径容易控制，生物相容性好、容易穿刺。

四、移植物动静脉内瘘建立移植血管选择

自体血管移植多选择大隐静脉，取材前应做血管的相关检查，如血管超声等了解拟取大隐静脉的情况，明确没有曲张、硬化、闭塞等病变，人造血管一般选用直径 6mm 的人造

血管，根据患者年龄与自身血管条件做适当调整。

五、移植物动静脉内瘘建立吻合的配对动静脉

移植物动静脉内瘘建立吻合的配对动静脉多采用上肢血管。肱动脉与头静脉或贵要静脉、正中静脉、肱静脉（前臂袢式最常用，成功率高，并发症少，使用方便）。其次为桡动脉根部与贵要静脉或正中静脉、头静脉（前臂袢式），其他术式临床应用较少。

六、移植物动静脉内瘘的护理

1. 移植物动静脉内瘘术前护理　详见自体动静脉内瘘围术期的护理部分。

2. 移植物动静脉内瘘术后护理　详见自体动静脉内瘘围术期的护理部分。

3. 移植物动静脉内瘘使用时机　在临床使用上与自体动静脉内瘘相比，移植物动静脉内瘘不需要成熟期。根据不同类型的移植物，穿刺时机在植入后数小时或 2～3 周。

即穿型人工血管植入后 24 小时即可穿刺。标准型人造血管移植后 2～3 周，周围组织方可长入纤维小孔内，形成新的内膜，术后 2 周内常有明显的血清肿，3～4 周后肿胀消退。一般在手术后 4～6 周开始使用。

如过早使用不仅穿刺困难，而且容易发生隧道内出血、血肿、假性动脉瘤及血栓形成，因此内瘘建立后，应不少于 4 周后使用，以便纤维组织充分包绕并形成坚韧的外壳，在穿刺或拔针时移植物周围没有血肿，延长患者人造血管使用寿命。但如患者病情严重，需紧急透析，患者又无其他通路时，人造血管在无明显血清肿和局部红肿的情况下亦可提前使用，或者将与穿刺移植物动静脉内瘘相连的后段静脉用于动脉端引血。

4. 移植物动静脉内瘘穿刺策略

（1）通常移植物动静脉内瘘术后 2～3 周即可使用，推荐术后 6～8 周开始穿刺更为理想，每次穿刺前通过物理检查（视、触、听）评估移植物动静脉内瘘是否通畅。①视诊：可以看清移植物血管走行，穿刺区域长度是否允许两针穿刺，且两针间距大于 5cm；移植物走行区皮肤颜色是否正常，有无红、肿、溢液等。②触诊：观察血管震颤情况，正常情况下，移植物动静脉吻合口震颤最强，走行区可触及与心搏节律一致的脉动，整段人造血管可触诊震颤。③听诊：全程可闻及移植物连续低调双期杂音。

（2）首次穿刺需要医护共同确认移植物动静脉内瘘血管成熟，判断血流方向：正常情况下触诊时，血流方向由动脉端到静脉端震颤逐步减弱。以 U 形移植物动静脉内瘘为例，按压血管 U 型袢的部位，感觉搏动强烈的一端为动脉端，搏动较弱的一端为静脉端；评估皮肤温度、人造血管部位及其周围皮肤是否有发硬或过敏的症状。

（3）提前做好穿刺规划：可在超声引导下确定穿刺点或实时引导穿刺。

（4）穿刺针的选择：使用最初阶段，建议使用小号（17G）穿刺针，较低的血流量（200～230ml/min），不推荐使用止血带或根据临床情况综合考虑。

（5）严格的无菌技术操作：操作前检查患者清洗瘘侧肢体情况，指导患者佩戴口罩。建议使用即穿型移植物动静脉内瘘两周内进行穿刺，操作者穿隔离衣、戴无菌手套及佩戴

防护面具等，实施无菌屏障的操作管理。

（6）穿刺方向为向心穿刺，远心端至近心端进行绳梯式穿刺，避免吻合口附近及袢转角处穿刺。

（7）穿刺点距离吻合口至少 3cm，穿刺点距离上次穿刺点 0.5～1cm，至少给同一穿刺点 2～3 周愈合时间，循环使用穿刺点，鼓励患者参与穿刺点确认。

（8）穿刺角度的选择：穿刺角度根据距皮距离决定。人工血管距皮距离 0.4cm 以下，15°～20°穿刺；距皮距离 0.5～0.9cm，30°～45°穿刺；距皮距离 0.9cm 以上，45°穿刺。待针完全进入血管后，放平针尾继续将针送入血管，穿刺成功有明显的突破感，回血通畅。若有回血但血流量不佳，可能为针头进入人造血管的夹层，也有可能为针头斜面贴在血管壁上或穿透了人造血管，需做相应调整。

5. 移植物动静脉内瘘穿刺注意事项

（1）避免在同一区域多次穿刺，可能导致人工血管材料的破裂，形成移植物周围血肿或假性动脉瘤。

（2）不建议使用移植物动静脉内瘘侧上臂自体静脉穿刺，送针不畅时避免用力过大，穿刺失败后避免反复试穿人工血管。

（3）建议首次穿刺移植物动静脉内瘘，穿刺移植物动静脉内瘘为动脉出路，取外周血管建立静脉回路。

（4）不建议 U 型移植物内瘘动静脉穿刺点在同一水平线上，否则不方便止血。

（5）对于袢式（U 型）的内瘘，使用象限交叉穿刺，保障穿刺距离，延长移植物动静脉内瘘使用寿命，同时方便压迫止血。

6. 人工移植血管回血及拔针后止血方法

（1）移植物动静脉内瘘回血不采用密闭式，建议断开动脉端回血下机。

（2）穿刺针拔出时要与穿刺角度相同或接近，完全拔出，瞬间压迫，不能边拔针边加压，以免穿刺针斜面切割血管，并防止穿刺针周围的微细血栓遗留在血管腔内。

（3）压迫止血力度适当，以既能止血又能触及血管震颤为宜，压迫时间 20～30 分钟。

（4）长期采用抗凝治疗预防血栓形成的人造血管使用者，止血时间应适当延长。

七、人工移植血管内瘘的自我护理

详见自体动静脉内瘘的自我护理部分。

八、常见并发症及处理

移植物动静脉内瘘可能会出现与 AVF 相同的并发症（详见自体动静脉内瘘常见并发症部分）。

1. 血清肿　指血清性积液的局限性肿物，表现为移植血管周围弥漫性肿胀。其为人工血管特有的并发症，发生率高达 90%，多出现于术后 1～3 天，可自行消退。发生原因可能与人工血管多孔性结构相关，血清经多孔结构渗出。血清肿一般无须特殊处理，可适当抬高术侧肢体，做手部握拳及肘关节屈曲运动有助于肿胀的消退。可采用远红外线灯照射，建议术后一周透析采用无肝素或枸橼酸盐抗凝，必要时可采用手术治疗。

2. 出血及血肿　穿刺部位压迫止血方式不当，是引起血肿的主要因素。人工血管拔针后应正确压迫，如果出现血肿可早期冷敷，24～48 小时后可用 50%硫酸镁湿敷。

3. 感染

（1）临床表现及常见原因：感染是移植物动静脉内瘘最严重的并发症，局部感染可表现为局部渗液、红肿痛、引流出脓液，严重者可导致菌血症、血管周围脓肿等。常见原因为穿刺部位消毒不到位、患者卫生意识差等。

（2）预防及处理：早期感染时由于人造血管尚未与组织融合，感染易扩散，需手术清除全部人造血管，否则残留人造血管感染加重可能导致破裂出血，甚至危及生命。后期感染多数来源于皮肤细菌感染，主要由穿刺技术导致。指导患者做好个人清洁卫生，透析穿刺前，穿刺肢体用抗菌肥皂和水洗净，在穿刺过程中严格执行无菌操作。一旦发生感染，早发现，早治疗，全身使用抗生素。

4. 血管狭窄

（1）常见原因：血管狭窄是移植物动静脉内瘘最常见的并发症，最主要为流出道和流入道的狭窄。病因常见为低血压、血液高凝状态、人工血管受压或透析后压迫穿刺点止血时用力过度等。

（2）预防及处理：移植物动静脉内瘘建立时间越长，并发症发生率越高，当狭窄超过内瘘的 50%并伴有血流量不足（<600ml/min）或内瘘静脉压增高，可反复进行经皮腔内血管成形术等治疗，必要时可使用支架。移植物动静脉内瘘需要定期随访，及时发现隐患。

5. 血栓形成

（1）常见原因：①血栓形成发生率高，易造成内瘘失功，早期血栓形成多与手术有关，如选择动静脉血管直径较小、内瘘血管损伤及吻合口狭窄等；②晚期血栓常见原因为血管内膜增生狭窄、反复穿刺同一部位、透析后压迫时间过长、压迫力度过大等。

（2）预防及护理：①提高穿刺技术，保证成功率，减少损伤，合理规划穿刺，避免定点穿刺；②加强自我护理，每日自我监测移植物动静脉内瘘功能；③控制干体重，预防低血压；④定期随访抗凝指标，根据患者情况及医嘱服用抗凝活血药物；⑤定期进行 B 超检查，规律随访，早期发现并发症，早期干预，维持移植物动静脉内瘘的远期通畅率。

第四节　经皮腔内血管成形术的护理

一、经皮腔内血管成形术的定义

经皮腔内血管成形术（percutaneous transluminal angioplasty，PTA）是指通过皮肤表面穿刺血管，送入球囊扩张导管，对血管的狭窄部位进行扩张，使狭窄部位矫正至正常血管内径的方法。

二、经皮腔内血管成形术发展史

1964 年，X 线下 PTA 应用于外周血管病的治疗；1974 年，双腔球囊导管问世；1977 年，第一例经皮腔内冠状动脉成形术成功后，PTA 技术应用于动脉粥样硬化或其他原因所致的血管狭窄或闭塞性病变。1983 年，世界介入超声会议首次提出超声介入概念，此后逐步用于血管疾病的诊断和治疗；1999 年，意大利 Bacchini 等首先将超声引导下 PTA 用于 AVG 狭窄的治疗，而后逐步用于 AVF；近年来国内很多医院开展了此项技术，广泛应用于治疗动静脉内瘘狭窄、移植物动静脉内瘘血管的狭窄或闭塞等。PTA 具有较高的即时开通率，成为治疗动静脉血管通路狭窄的首选方法。

三、经皮腔内血管成形术的优势

（1）操作方便简单、安全、创伤小、并发症相对较少。
（2）不消耗自身血管、保持自身血管解剖的完整性。
（3）缩短术后首次内瘘开通时间、不影响穿刺静脉段的长度。
（4）通过导管等器械扩张或者再通各种原因引起的狭窄、血管硬化或者闭塞等多种类型的血管通路病变。
（5）对于多发狭窄的患者，可进行多点扩张，最大限度地保护血管资源。
（6）可多次重复进行。

四、经皮腔内血管成形术的指征及禁忌证

PTA 适用于动静脉吻合口或者近吻合口，穿刺部位处血管狭窄。当内瘘局部段的狭窄率超过附近正常血管管径的 50%，且伴有以下情况之一：内瘘自然血流量<500ml/min；泵控血流量<200ml/min；不能满足透析处方所需要的血流量；透析静脉压升高，或穿刺困难，或透析充分性下降；以及内瘘出现异常体征等，可以对内瘘进行干预。干预手段首选 PTA。PTA 指征并无绝对的标准，可参考的较为实用的内瘘 PTA 指征如下，满足其中之一即可。

1. 自体动静脉内瘘狭窄择期 PTA 指征
（1）透析时引流的血流量<200ml/min，这种血流量下降可以发生在透析初期，也可以发生在透析后半程。
（2）吻合口、吻合口附近的静脉、静脉流出道主干内径<2.5mm，且伴有因狭窄出现的以下问题之一：透析不充分；透析静脉压>150mmHg；止血时间延长；血管压力性瘤样扩张；肿胀手综合征；超声测内瘘自然血流量<500ml/min。

2. 自体动静脉内瘘狭窄限期 PTA 指征
（1）超声评估内瘘自然血流量<300ml/min。
（2）吻合口、吻合口附近的静脉、静脉流出道主干内径<1.5mm，且狭窄上游缺乏有效的侧支分流。内瘘功能评估详见表 2-4。

表 2-4　内瘘功能评估表

项目	得分
无任何表示	0
在狭窄区域听到高调音	1
静脉压增高	1
明显的狭窄区域	2
止血时间延长	2
朝下吻合口的穿刺，血流量不足	5
动脉压下降	1
震颤减弱	1
内瘘侧肿胀	2

注：超过 3 分为高危，需请通路医生进一步诊治。

3. PTA 的相对禁忌证

（1）严重凝血功能障碍或有明显出血倾向。

（2）动静脉内瘘局部创面或合并感染。

（3）患者不能配合。

五、经皮腔内血管成形术的途径

1. 数字减影血管造影（DSA）　显影效果好，定位精准，但需要使用造影剂。

2. 多普勒超声引导　无造影剂、无辐射伤害、费用相对较低。

六、经皮腔内血管成形术术前护理

在医生下达医嘱后，护士应及时对患者进行术前准备。

（1）查看手术相应的检查结果，如血管超声检查、心电图、凝血功能等，为内瘘制作提供依据。

（2）与患者进行沟通，向患者介绍 PTA 的目的、意义，消除患者焦虑不安、恐惧的心理，积极配合手术；建议提前留陪护，保证术前夜间睡眠，避免感冒。

（3）手术前进行皮肤准备，剔除手术部位毛发，肥皂水彻底清洗造瘘肢皮肤，剪短指甲；检查手术部位是否有标记。更换病号服，排空大小便。

（4）环境准备，做好环境消毒（紫外线消毒环境时间＞30 分钟）。

（5）备齐手术用物及抢救药品和器械，根据患者正常内瘘血管的内径选择球囊：一般为正常内瘘血管的内径+该内径×（10%～20%），在非术侧建立静脉通道。

（6）询问患者有无造影剂及麻醉剂过敏史等。

七、经皮腔内血管成形术术后护理

1. 术后监测与处理

（1）PTA 术侧手臂，手术后应放平伸直，不要弯曲。适当抬高，促进静脉回流，减轻肿胀。

（2）观察患者内瘘震颤及杂音情况，查看穿刺点有无出血、渗血、肿胀等。血管周围的肿胀疼痛是最常见的术后反应，常见原因是血管严重狭窄部位在扩张后引起血管的渗漏，不影响血流，一般 1～2 天后会消肿。严重者可能形成皮下淤血斑，淤血斑一般在 1 个月左右逐渐消退。

（3）如术后加压包扎穿刺点，需注意压迫强度及时间，根据患者凝血情况，逐渐放松压力。根据医嘱，介入下 PTA 术后 24 小时拆除绷带；B 超引导下 PTA 术后 3～4 小时拆除绷带。

（4）穿刺点缝合处理的患者应在术后 24 小时进行拆线。

（5）接受 PTA 治疗的患者术后应常规行 4～6 小时心电、血氧饱和度监测。

（6）如使用造影剂，注意观察造影剂不良反应。

2. 术后用药

（1）术后不推荐常规使用抗凝抗血小板药物，如患者存在血压过低或者高凝状态，且无明显出血倾向，根据医嘱给予全身抗凝，如皮下注射低分子量肝素。

（2）术前术后不推荐使用抗生素。

3. 术后长期随访

（1）术后 1 个月对患者进行系统性的内瘘功能评估，包括物理检查、影像学检查、血管功能性检查，每 3 个月重复 1 次。建立血管通路档案，记录评估结果。

（2）加强随访，随访过程中发现病变再发，及时对症处理。

八、动静脉内瘘行经皮腔内血管成形术术后透析穿刺注意事项

（1）PTA 是一个人为撕裂血管内膜的过程，撕裂后管腔扩张、增大修复过程中会导致新的瘢痕形成，有可能会导致狭窄复发或加重。PTA 术后护理应尽量减少对血管的医源性损伤，积极预防内瘘狭窄等并发症。

（2）目前我国各血液净化中心对于 PTA 术后扩张段血管选择的穿刺时机并不一致，部分中心选择术后即穿，另外也有部分中心选择术后 1 周或术后 2 周穿刺。建议术后初期穿刺选择扩张处上下 2～3cm 处进行，避免对瘢痕血管造成进一步损伤，更好地保护内瘘血管资源，给予血管内膜和平滑肌足够的修复时间。

（3）建议 PTA 术后前 3 次透析血流量按新瘘标准设置（180～200ml/min），穿刺方法详见自体动静脉内瘘相关部分。

（4）血液透析期间出现内瘘穿刺困难、血流量较低、静脉压过高、止血困难等异常，及时就诊处理。

（5）护理人员系统评估内瘘和掌握正确的穿刺技术可以有效保护内瘘血管，延长内瘘寿命，建议 PTA 术后初期穿刺采用超声引导下穿刺，实时观察内瘘情况，减少并发症发生。

PTA 是治疗静脉或动脉狭窄性病变的技术，是维持和挽救动静脉通路的有效方法。PTA 已普遍取代外科手术治疗动静脉瘘功能障碍，具有很多优势，尽管如此，PTA 术后的使用寿命有限，存在很高的再狭窄风险。血管再狭窄后，依据患者全身和血管状态的评估结果，可选择反复行 PTA，或重新手术建立动静脉内瘘保持血管的通畅。

第五节　中心静脉留置导管通路及护理

中心静脉置管术后可立即进行血液透析治疗，并且能够保证透析血流量。中心静脉留置导管通路是一种安全、迅速和可靠的血管通路，是实施各种血液净化治疗时的临时性血管通路。中心静脉导管分为不带隧道涤纶套中心静脉导管和带隧道涤纶套中心静脉导管，主要有单腔、双腔和三腔导管，目前双腔导管最常用。

一、透析导管类型

1. 不带隧道涤纶套中心静脉导管（non-cuffed catheter，NCC）　亦简称为非隧道式或临时透析导管，主要适用于急性药物中毒、急性肾损伤、免疫性疾病或急危重症等需要进行临时血液透析治疗的患者，或需要长期血液透析治疗但内瘘未成熟或内瘘失功的患者。

2. 带隧道涤纶套中心静脉导管（tunnel-cuffed catheter，TCC）　亦简称为隧道式导管或长期透析导管，其具有血流量充足、血流动力学影响较小等优点。适用于需要维持 4 周以上的血液透析治疗的患者；不适合进行自体动静脉内瘘的患者。

二、插　管　部　位

中心静脉留置导管常用部位有股静脉、颈内静脉及锁骨下静脉。

1. NCC 置管部位优选次序　①右颈内静脉；②左颈内静脉；③股静脉（肾移植的患者建议首选左股静脉）；④锁骨下静脉。注意避免在已经或计划制作内瘘同侧肢体留置锁骨下静脉导管。

2. TCC 置管优选次序　①右颈内静脉；②右颈外静脉；③左颈内静脉；④左颈外静脉；⑤锁骨下静脉或股静脉。由于锁骨下静脉置管手术难度和风险大、易出现血气胸等并发症，一般情况下不提倡锁骨下静脉插管。

3. 不同置管部位优缺点的比较（表 2-5）　股静脉插管手术简单、操作简便、安全有效，不易发生危及生命的严重并发症，但由于位置原因，较颈内静脉容易发生感染、血栓、血流量差，留置时间短，且给患者行动带来不便。故股静脉插管只适用于卧床患者的短期透析或颈部无法建立临时性血管通路的患者。

颈内静脉置管手术穿刺相对较容易，并发症少，并且能提供较高的血流量。右侧颈内静脉较粗且与头静脉、上腔静脉几乎成一直线，插管较易成功；左侧颈内静脉走行弯曲，手术难度相对较大，一般首选右侧颈内静脉。

表 2-5　不同置管部位优缺点比较

项目	股静脉	颈内静脉	锁骨下静脉
保留时间	4～14 天	数周或更长	数周
活动是否受限	受限	不受限	不受限
技术难度	易	稍难	难
感染率	高	低	低
血流量	低	高	较高

三、中心静脉留置导管护理要点

（一）中心静脉留置导管操作要点

1. 置管部位换药

（1）去除穿刺点及插管下纱布，检查患者插管部位有无渗血、红肿，固定缝线有无脱落等。

（2）用无菌棉签以置管处为中心，逐步向外周扩散对皮肤进行消毒处理，直径≥15cm，同时要保证所消毒的范围内完全消毒。

（3）消毒剂自然待干后，使用新无菌敷料覆盖置管口处。

（4）每次透析前后，敷料沾湿或污染时应及时更换无菌敷料。

（5）若发现患者导管处局部感染，出现红、肿、热、痛、渗出等炎症表现时，应立即报告医生，并根据医嘱采取局部擦拭药物、留取分泌物培养等相应措施。

2. 中心静脉留置导管的连接

（1）准备碘伏消毒棉签和医用垃圾袋。

（2）打开静脉导管外层敷料。

（3）患者头偏向对侧，将无菌治疗巾垫于静脉导管下。

（4）取下静脉导管内层敷料，将导管放于无菌治疗巾上。

（5）分别消毒导管和导管夹子，放于无菌治疗巾内。

（6）先检查导管夹子是否处于夹闭状态，再取下导管肝素帽。

（7）分别消毒导管接头，连接 20ml 空注射器。

3. 肝素封管法

第一步：用 20ml 注射器回抽导管内的封管肝素，推注在纱布上检查是否有凝血块，回抽量为在导管腔容量基础上增加 0.2～0.3ml，避免患者失血过多。

第二步：继续使用原 20ml 注射器快速回抽，再将血液推注回导管内，用以检查导管流量是否达标。如果导管抽回血不畅时，认真查找原因。

第三步：将 20ml 注射器分离后消毒导管接头，使用含有生理盐水的 5ml 注射器分别连接导管接头，采用脉冲式推注冲洗导管，将导管内血液冲洗干净。

第四步：根据个体化和管腔容量再将 4mg/ml 肝素盐水封管液按照导管标识的腔容量增加 0.2~0.3ml 进行封管，正压注入双腔导管内。据相关文献报道，每周需要进行 3 次透析的患者，其中 2 次透析后采用普通肝素封管、1 次采用组织型纤溶酶原激活物（tissue-type plasminogen activator，t-PA）2mg/ml 封管，可以取得良好的预防血栓效果。

第五步：妥善包扎导管并固定，用后物品弃于医疗垃圾桶内。

（二）中心静脉留置导管护理注意事项

（1）血液透析操作人员遵循无菌操作原则。执行导管护理操作时，指导患者配合戴口罩，及时治疗鼻腔或其他部位致病菌感染。

（2）每周进行导管护理至少 2~3 次，碘伏或安尔碘消毒后，用干纱布或透气膜覆盖，禁用密闭的塑料薄膜。导管动静脉夹子夹闭前调整好位置，一旦夹闭，勿轻易打开。避免重复使用肝素帽，建议使用一次性肝素帽。

（3）应注意保持导管固定翼缝合线不松动或脱落，必要时重新缝合，以防导管脱落，若发现导管有部分脱出，应原位缝合固定好。

（4）每次透析均需观察导管出口有无红肿、渗出等情况；尽量避免使用留置导管输血、输液或抽血。

（5）对患者进行保护导管的宣教。保持插管部位的清洁卫生、避免污染，洗澡时用保护膜覆盖置管出口及导管，用淋浴，禁用盆浴；颈部置管患者洗发时应干洗，股静脉插管患者应避免过度活动；注意体温变化及插管局部有无红、肿、痛、渗出，一旦出现问题及时与医护人员联系。

四、中心静脉留置导管并发症及护理

无论是 NCC 还是 TCC，作为异物置入患者体内，容易出现导管感染、导管功能不良（血栓形成、纤维蛋白鞘形成）、空气栓塞、导管出血、中心静脉狭窄、导管破损、导管涤纶套脱出等并发症。

（一）导管感染

1. 常见原因

（1）中心静脉导管感染可由置管部位皮肤细菌侵入或导管口及管内液体污染所致，可分为导管出口感染、隧道感染、导管相关血流感染。

（2）患者个人卫生习惯差、出汗、置管口出现渗血、置管周皮肤完整性受损等。

（3）导管使用及操作过程中，如处理血流量欠佳而反复开放调试导管，或者未遵守无菌原则，导管留置时间过久等，导管感染概率较大。

2. 临床表现及处理

（1）导管出口感染：导管距离出口 2cm 以内的感染，出口或周围皮肤出现红、肿、热，并有脓性分泌物，患者一般不出现发热等现象。如果患者没有出现发热等全身症状，可以采用出口局部消毒、勤更换敷料或口服抗生素治疗。

（2）隧道感染：导管距离出口 2cm 以上的感染。皮下隧道肿胀，轻轻按压出口处可见脓性分泌物，患者出现或不出现发热等现象。隧道感染时临床上一般使用有效抗生素 2～3 周，严重者需拔管，在其他部位重新置管。

（3）导管相关血流感染：一般发生在血液透析开始数分钟至 1 小时，患者一般会出现畏寒、发热等全身症状。发生相关血流感染时应分别留取外周静脉血标本和中心静脉导管血标本各 5～10ml 进行细菌培养及药物敏感试验。

药物敏感试验结果未出前，常规应用广谱抗革兰氏阳性球菌药物抗菌治疗。当培养出致病菌且导管内标本菌落数量为外周血的 5～10 倍时，可确诊为导管腔内感染，根据药物敏感试验结果调整抗生素，抗生素治疗至少 2 周，同时采用抗生素封管。抗菌治疗无效及时更换新导管或重新置管。

（二）导管功能不良

1. 常见原因

（1）导管留置时间过长，导管扭曲、移位。

（2）患者高凝状态，抗凝剂用量不足。

（3）导管周围纤维蛋白鞘、血栓形成。

（4）静脉狭窄。

2. 临床表现及处理

（1）《中国血液透析用血管通路专家共识》（第 2 版）认为成年人出现导管血流量＜200ml/min，或血泵流量为 200ml/min 时，动脉压＜-250mmHg 和（或）静脉压＞250mmHg，或导管的再循环＞10% 的情况时，可被判定为导管功能不良，表现为透析过程中血流抽吸不畅或下降或完全无血液引出，不能达到目标血流量。

（2）良好的置管技术和理想的置管位置可以减少导管功能不良发生率。考虑动脉出口处吸附血管壁导致血流量欠佳时，可于置管口导管外延部和局部皮肤消毒后，小角度旋转导管或调整导管深度即可恢复满意血流量。

（3）抽吸过程中出现血液流量不畅，切忌强行向导管内推注液体，以免血凝块脱落而引起栓塞。每次血液透析后准确的肝素封管方法可以最大限度地降低血栓形成，必要时在血液透析结束时应用尿激酶加肝素封管。如有血栓或纤维蛋白鞘形成，可采用尿激酶溶栓，使用前注意患者有无高血压及出血倾向，在医生指导下、患者知情同意并签字后方可执行。

尿激酶溶栓有以下几种方法。

方法一：生理盐水 3～5ml+尿激酶 5 万～15 万 U，利用"负压吸引方法"缓慢注入留置导管，保留 15～30 分钟，回抽出被溶解的纤维蛋白或血凝块。若一次无效，可重复进行。

方法二：生理盐水+尿激酶 10 万～20 万 U，各 20ml 从导管动静脉端微量泵注入，每次 4～6 小时。

方法三：如反复溶栓无效，可使用生理盐水 100ml+尿激酶 25 万 U，导管内维持滴注 7 日，每日 4～6 小时。如溶栓仍无效，则予拔管。

（三）导管出血

1. 常见原因及临床表现

（1）置管时因反复穿刺血管导致损伤，置管周围出现血肿。

（2）患者由于疾病原因导致贫血，凝血功能差，加上透析过程中使用抗凝剂等，置管口出现渗血或血肿。

（3）留置导管时间长，患者活动不当，造成出血或渗血。

2. 处理措施

（1）置管时出血，须精确有效按压穿刺出血点，防止持续出血；可局部冰敷。如需透析，应减少或避免使用抗凝剂。

（2）对于贫血及凝血功能障碍的患者，透析时应少用或慎用抗凝剂，视患者病情可采用小剂量或无抗凝剂透析。

（3）对于长期留置导管的患者，应妥善固定导管，嘱患者减少置管部位活动，减少牵拉，预防导管渗血或脱出。

（四）空气栓塞

空气栓塞少见，但可致命。

1. 临床表现 突发呼吸困难、缺氧。

2. 诊断

（1）心尖部可闻及水轮样杂音。

（2）超声检查有助于诊断。

（3）应与心律失常、大面积肺栓塞、急性心肌梗死和心脏压塞鉴别。

3. 处理

（1）左侧头低位。

（2）经皮行右心房或右心室穿刺抽气。

（3）呼吸循环支持，高浓度吸氧。

练 习 题

一、选择题

1. 内瘘穿刺时，动静脉穿刺点的距离多少以上为宜（　　）

A. 5cm　　　　　B. 10cm　　　　　C. 8cm　　　　　D. 12cm　　　　　E. 6cm

2. 颈内静脉插管一般选患者右侧，原因是（　　）

A. 患者喜欢　　　　　　　B. 医生习惯

C. 医疗或护理时方便　　　　D. 解剖结构好

E. 以上都不是

3. 动静脉内瘘吻合术时，最常采用的血管是（　　）

A. 前臂腕部桡动脉-头静脉　　　　B. 腕部尺动脉-贵要静脉

C. 贵要静脉-桡动脉　　　　　　D. 肘部动-静脉

E. 足背动脉-大隐静脉

4. 内瘘术后几小时术侧手部可适当活动，如握拳、腕关节运动以利血液循环（　　）

A. 6 小时　　　B. 12 小时　　　C. 24 小时　　　D. 72 小时　　　E. 48 小时

5. 内瘘成熟至少需要几周（　　）

A. 2　　　　　B. 4　　　　　C. 6　　　　　D. 8　　　　　E. 12

6. 下列有关内瘘术后的说法错误的是（　　）

A. 适当抬高患肢，以利减轻水肿　　B. 保持袖口宽松，避免受压

C. 术侧禁止测量血压　　　　　　　D. 可在术侧输液、抽血

E. 以上都不对

7. 内瘘成熟不良或发育不全的指征包括（　　）

A. 术后 8 周静脉未充分扩张　　　B. 血流量＜600ml/min

C. 透析血流量不足　　　　　　　D. 血管直径＜3mm

E. 以上都是

8. 血液净化疗法临时性血管通路常选用（　　）

A. 动静脉直接穿刺　　　　　　　B. 动静脉外瘘

C. 中心静脉插管　　　　　　　　D. 静脉留置管

E. 以上都不对

9. 长期留置中心静脉导管首选置管部位为（　　）

A. 右颈内静脉　　　　　　　　　B. 右锁骨下静脉

C. 左颈内静脉　　　　　　　　　D. 右颈外静脉

E. 左锁骨下静脉

10. 内瘘动脉穿刺的顺序为（　　）

A. 从近心端到远心端　　　　　　B. 在吻合口 1cm 处

C. 从远心端到近心端　　　　　　D. 定点在某一处

E. 以上都不对

二、简答题

1. 动静脉内瘘成熟的标准是什么？

2. 动静脉内瘘手术后的自我观察及护理措施有哪些？

3. 留置中心静脉导管预防感染的措施有哪些？

第三章　血液净化抗凝技术及护理

血液净化治疗过程中将血液引出体外，血液在体外循环通畅地流动，最后回输到体内。体外循环顺利完成，须依赖合理的抗凝技术。抗凝的目的是预防因体外循环引起凝血活化而诱发血栓或血栓栓塞性疾病。抗凝可减少体外循环引起凝血活化而导致的补体和细胞因子激活，减轻炎症反应；提高体外循环的生物相容性，进而维持体外循环的通畅，以及维持透析（滤）器的有效滤过功能。

第一节　血液净化患者出凝血状态的评估

随着血液净化技术的不断发展，预防出血及栓塞性并发症的发生至关重要。因此肾内科医护人员有必要在定期监测、评估患者凝血功能的基础上，个体化选择抗凝药物和剂量，在透析过程中监测凝血，掌握抗凝技术及护理要点。

1. 现病史与既往病史

（1）有无血液系统疾病及遗传性或家族性出血性疾病史。

（2）有无抗凝药物或抗血小板药物用药史。

（3）有无可能增加出血风险的情况，如子宫肌瘤病史、难以控制的高血压、恶性肿瘤病史、消化道出血、严重的创伤、围术期等。

2. 评估高凝及血栓栓塞的风险

（1）系统性红斑狼疮、糖尿病、系统性血管炎等伴有血管内皮损伤的患者，有更高的发生血栓栓塞性疾病的风险。

（2）既往有心、脑、血管等血栓栓塞性疾病病史。

（3）在体液丢失或有效循环血量不足的情况下，过快超滤可增加血栓栓塞的风险。

（4）感染或非感染性炎症状态激活凝血系统导致高凝。

（5）长期卧床会增加深静脉血栓、肺动脉栓塞等疾病的风险。

（6）先天性抗凝血酶缺乏或合并大量蛋白尿致抗凝血酶从尿液中丢失过多。

3. 体格检查

（1）有无明显的或在体外循环抗凝后进行性加重的皮肤瘀斑、瘀点。

（2）监测血压，有无难以控制的严重高血压。

（3）眼底检查，有无活动性眼底出血。

（4）腹部检查，有无脾脏增大，可能伴有血液系统疾病或脾功能亢进导致血小板降低。

（5）必要时直肠指诊有无痔或直肠肿瘤导致下消化道出血。

4. 实验室检查

（1）血小板评估：出血时间（BT）、血小板聚集试验（PAgT）等。

（2）血管内皮细胞功能检测。

（3）凝血试验：凝血时间（CT）、活化凝血时间（ACT）、血浆凝血酶原时间（PT）、活化部分凝血活酶时间（APTT）、血浆纤维蛋白原定量等。

（4）抗凝血试验：凝血酶时间（TT）、血浆抗凝血酶（AT）等。

（5）纤维蛋白溶解功能试验：血浆纤维蛋白（原）降解产物、血浆 D-二聚体检测等。

（6）血液黏滞度检测。

（7）血液黏滞弹性试验。

首次行血液透析患者，推荐全面监测治疗前、治疗过程中和结束后的凝血状态，便于评估确立合适的抗凝剂种类和剂量。维持性透析患者常规情况下（实验室结果认证），每次透析过程的凝血状态无明显差别，所以，一旦确定患者的抗凝药物种类和剂量，则无须每次透析都监测凝血状态，建议每1～3个月进行定期评估。

当进行凝血试验时，应从动脉血管路近端至肝素注入口采取用于试验的血标本，反映患者的凝血状态而不是体外循环的凝血状态。

第二节　血液净化过程中影响凝血的因素及鉴别

在透析过程中，患者的血液暴露于中心静脉导管、血液透析管路和透析膜等体外循环系统，它们表面存在不同程度的促血栓形成因子，可以激发凝血、生理性止血、凝血与抗凝系统，白细胞和血小板激活，进而促使凝血酶激发凝血级联反应，导致凝血酶原复合物形成和纤维蛋白的沉积，血栓形成。后果是引起体外回路的阻塞和功能失常，甚至导致体外循环血路管及透析器发生凝血，可造成100～180ml血液丢失。

一、血液净化过程中影响凝血的因素

（一）患者或疾病因素

尿毒症患者凝血机制会出现紊乱现象，主要表现为高凝状态，甚至可能发生血栓栓塞性并发症，同时也可能出现明显的出血倾向。这主要是由血管内皮损伤、血液成分改变（血小板活化或功能异常、严重贫血）、凝血-抗凝系统或纤溶-抗纤溶系统功能异常所致。

（二）体外循环因素

（1）低血流量。

（2）高血细胞比容。

（3）高超滤率。

（4）透析通路再循环。

（5）透析中血液或血制品的输注。

（6）透析中脂肪制剂的输入。

（7）使用中动静脉壶空气暴露，气泡形成，血液振荡。

（三）技术或操作因素

透析治疗时体外循环中轻微的凝血通常不需要调整肝素用量。凝血程度加重时，评估可能发生的原因非常重要。在评估可能存在患者因素的同时，也应考虑技术或操作因素，及时纠正，避免再次发生。

（1）透析器中存留空气（由于预冲体外循环管路不充分，引血不当或技术不过关）。

（2）首剂肝素注入不当。

（3）肝素泵设置错误。

（4）肝素泵打开延迟。

（5）肝素管路夹子未松开。

（6）负荷量肝素持续时间未达到系统肝素化后。

（7）透析回路、透析外管路打结。

（8）血管通路穿刺针或插管位置或凝血导致血流量不足。

（9）血管通路动静脉穿刺距离太近或者反接引起的过度再循环。

（10）血管通路循环故障或机器报警导致反复的体外循环中断。

二、血液净化过程中的凝血鉴别

（一）肉眼观察

肉眼观察体外循环的凝血表现，用生理盐水冲洗管路能更清晰地观察。

（1）血颜色变深。

（2）透析器中出现阴影及条纹。

（3）传感监视器迅速被血充填。

（4）透析器动脉端出现凝血。

（5）在动静脉壶中存在凝血块。

（二）体外循环的压力监测

血栓形成导致体外循环管路及透析器凝血可以引起跨膜压、动脉和静脉压力读数改变。当凝血堵塞透析器时能看到压力增加的差别（泵前压力上升，静脉压力下降）。如果凝血发生在静脉壶或其远端，泵后动脉和静脉压力、跨膜压同时升高。如果凝血非常广泛，压力读数会快速升高。静脉穿刺针处肿胀或凝血也会导致监测压力升高。

（三）透析后透析器外观

透析过程中，透析器的两端经常会有小的血凝块或者发白物质的沉积（特别是有高脂血症的患者）。透析室工作人员需观察并记录透析器严重凝血情况，作为临床调整肝素剂量的依据。目前临床上常用肉眼判断凝血程度，详见表 3-1。

表 3-1　透析器凝血程度分级

分级	透析器	透析管路
0 级	无凝血或数条纤维凝血	回血后无血液残留和凝血块
Ⅰ级	少于 10%纤维凝血，血液变深暗色，回路静脉压机跨膜压较前增高	回血后动脉壶或静脉壶一端可见血凝块
Ⅱ级	10%～50%纤维凝血或呈条索状，动静脉壶可见明显凝血块或手感发硬	回血后动脉壶和静脉壶均可见血凝块
Ⅲ级	>50%纤维凝血，严重凝血，压力报警，无法进行透析治疗	回血后血凝块充满动脉壶、静脉壶

第三节　血液净化过程中抗凝技术应用及护理

抗凝治疗是提高血液透析生物相容性，保证血液透析治疗顺利进行的重要环节。理想抗凝剂应具备以下特点：抗血栓形成作用较强、出血危险性较小、抗凝作用最好只局限于透析器中、药物监测简便易行、长期使用无全身不良反应、抗凝药物如果使用过量有相应的拮抗药物。

目前临床使用较广泛的抗凝剂有肝素、低分子量肝素、枸橼酸钠、阿加曲班等。患者存在活动性出血、中到重度危险或有应用肝素禁忌证时可进行无肝素治疗。

一、肝素抗凝技术及护理

肝素是一种黏多糖，其分子质量为 6000～25 000Da，不能被透析清除，易溶于水，并与碱性蛋白（溶酶体、鱼精蛋白、白蛋白）结合成无活性的不溶性结合体，带有大量负电荷。肝素是抗凝血酶Ⅲ（AT Ⅲ）的辅助因子，可增强 AT Ⅲ 与凝血酶，活化型的凝血因子Ⅸa、Ⅹa、Ⅺa、Ⅻa 和激肽释放酶结合，并抑制其活性。肝素在体内具有很强的抗凝活性。采用静脉注射方法使用肝素时可迅速产生抗凝作用，透析患者的肝素半衰期平均为 50 分钟，范围为 30～120 分钟。

（一）抗凝原理

肝素的抗凝作用是多方面的，几乎影响了凝血的全过程，主要通过干扰凝血过程的以下几个环节发挥抗凝作用。

（1）妨碍凝血酶原变成凝血酶。

（2）妨碍纤维蛋白原变成纤维蛋白。

（3）阻止血小板的凝集和裂解。

（二）禁忌证

（1）既往存在肝素过敏史。

（2）既往诊断过肝素诱发的血小板减少症。

（3）合并明显的出血性疾病。

（4）有条件的医院推荐检测患者血浆抗凝血酶活性，对于血浆抗凝血酶活性<50%的患者，不宜直接选用肝素或低分子量肝素；建议适当补充抗凝血酶制剂或新鲜血浆，使患者血浆抗凝血酶活性≥50%后，再考虑使用肝素或低分子量肝素。

（三）剂量的选择

肝素属于间接凝血酶抑制剂，需要通过抗凝血酶发挥抗凝作用。通常对于无高危出血风险的患者，肝素可以放心使用，蓄积引发出血的风险较小。患者口服抗凝剂及体重均对肝素剂量有一定影响，患者口服阿司匹林等抗血小板药物也需要应用标准肝素剂量，当患者有血小板减少症时需警惕，肝素剂量应该减少或停用肝素；有专家在人群的药物代谢动力学研究中发现肝素的分布容积随着体重增长而增长，目前许多透析中心按照体重调节负荷量及维持量。

1. 血液透析、血液滤过或血液透析滤过　一般首剂量 0.3～0.5mg/kg，追加剂量 5～10mg/h，间歇性静脉注射或持续性静脉输注（常用）；血液透析结束前 30～60 分钟停止追加。应依据患者的凝血状态个体化调整剂量。

2. 血液灌流、血浆吸附或血浆置换　一般首剂量 0.5～1.0mg/kg，追加剂量 10～20mg/h，间歇性静脉注射或持续性静脉输注（常用）；预期结束前 30 分钟停止追加。实施前给予 40mg/L 的肝素生理盐水预冲、保留 20 分钟后，再给予生理盐水 500ml 冲洗，有助于增强抗凝效果。肝素剂量应依据患者的凝血状态个体化调整。

3. 连续性肾脏替代治疗　采用前稀释的患者，一般首剂量 15～20mg，追加剂量 5～10mg/h，静脉注射或持续性静脉输注（常用）；采用后稀释的患者，一般首剂量 20～30mg，追加剂量 8～15mg/h，静脉注射或持续性静脉输注（常用）；治疗结束前 30～60 分钟停止追加。抗凝药物的剂量需依据患者的凝血状态个体化调整；治疗时间越长，给予的追加剂量应逐渐减少。

（四）血液净化过程中监测肝素抗凝治疗

1. 凝血试验

（1）活化部分凝血活酶时间（activated partial thromboplastin time，APTT）：由于APTT对肝素非常敏感，常用于监测未分级肝素，但是不用于低分子量肝素抗凝的检测。APTT正常参考值为 26～36 秒（仪器法），与对照血浆比较延长 10 秒以上有意义。APTT 缩短见于血栓前状态或血栓病；APTT 延长可见于凝血因子Ⅻ、Ⅷ、Ⅹ、Ⅴ、Ⅱ，高分子量激肽原，前激肽释放酶原和纤维蛋白缺乏或其抑制物增多。

（2）全血部分凝血活酶时间（whole-blood partial thrombo plastin time，WBPTT）：这一指标与 APTT 相似，是床旁试验监测指标。WBPTT 的延长与血中肝素的浓度呈线性相关，适合检测透析中肝素的衰减速度及量，不适合用来监测低分子量肝素。

方法：WBPTT 检测是观察 0.4ml 血液中加入 0.2ml 的活性肌动蛋白 FS 试剂（凝血酶）后促凝血过程。混合物放置在 37℃温箱中孵育 30 秒，然后每 5 秒倾斜观察一次并记录，直到血凝块形成。

（3）活化凝血时间（activated clotting time，ACT）：ACT 与 WBPTT 相似，观察使用硅藻土的促凝血过程。它只用来监测未分级肝素。

2. 全血凝固时间试管法（LWCT）

（1）原理：全血凝固时间试管法是测定血液从血管抽出后在玻璃管内凝固所需要的时间，用来测定被激活的内源性凝血系统的活性，常用来监测肝素抗凝治疗。

（2）方法：取 8mm×100mm 干燥清洁试管一支，抽血 1ml，取下针头，沿管壁慢慢注入试管内，勿起泡沫。3 分钟后每隔 30 秒倾斜试管一次，直到血液凝固为止。注意保持试管温度为 37℃。

（3）标准：保持透析前的 1.5～2.5 倍，通常为 18～24 分钟，且小于 30 分钟。

临床实践中，各项凝血指标均缩短，提示血栓栓塞疾病的高危状态，以肝素作为抗凝剂时，推荐采用 ACT 或 APTT 进行监测。理想的状态应为血液净化过程中，从血液净化管路静脉端采集的血标本中 ACT/APTT 维持于治疗前 1.5～2.5 倍的水平，治疗结束后从血液净化管路动脉端采集的血标本中 ACT/APTT 基本恢复到治疗前水平。

（五）并发症及处理

由于血液透析患者的年龄、原发疾病、凝血状态等的差异，抗凝药物的使用应在监测凝血功能的基础上实施个体化治疗。但是在临床使用过程中，仍有可能出现凝血、出血及其他药物不良反应。

1. 凝血　抗凝不足引起透析器和管路凝血、透析过程中或结束后发生栓塞性疾病。

（1）常见原因：①因患者存在出血倾向没有应用抗凝剂；②抗凝剂剂量应用不足；③患者先天性或者因为大量蛋白尿引起的抗凝血酶Ⅲ不足或缺乏，使用肝素或低分子量肝素而引起凝血现象的发生。

（2）处理：①对于合并出血的患者，有条件的单位建议选择枸橼酸钠或阿加曲班作为抗凝药物；②应用无抗凝剂透析时加强滤器及管路的监测；③充分评估患者的凝血状态，监测血液透析过程中凝血状态改变，实施个体化抗凝方案；④有条件的医院推荐检测血浆抗凝血酶活性，血浆抗凝血酶活性＜50%建议适当补充抗凝血酶制剂或新鲜血浆，再考虑使用肝素或低分子量肝素；⑤发生滤器或管路凝血后建议及时更换滤器或管路；⑥出现栓塞性疾病的患者，遵医嘱给予相应的抗凝、促纤溶治疗。

2. 出血　主要原因是抗凝剂剂量过大。对于发生出血现象的患者，需重新评估患者的凝血状态，针对不同的出血原因给予相应的处理。

临床上常用硫酸鱼精蛋白拮抗过量的肝素药物。肝素在生理 pH 下带有强的负电荷，是一种强有机酸，其特异性拮抗剂为强碱性的硫酸鱼精蛋白。该药是从鱼类的生殖细胞中提取出的蛋白类物质，相对分子质量为 8000，静脉用药半衰期为 30～60 分钟。鱼精蛋白通过与肝素形成复合物，使肝素不能再与抗凝血酶结合而失去抗凝作用，鱼精蛋白较肝素有更高的亲脂性和更大的分布容积。鱼精蛋白-肝素复合物则被肝脏或网状内皮系统从循环中清除。

（1）鱼精蛋白的使用剂量：鱼精蛋白也具备一定的抗凝作用，这是因为鱼精蛋白可以对抗凝血因子Ⅴ和凝血因子Ⅹ，从而减少凝血酶原激活。应用鱼精蛋白和肝素的比例为 1∶1 或 5∶4；如果在体外循环结束后应用鱼精蛋白中和肝素，应考虑肝素半衰期后体内残余肝素量，建议鱼精蛋白按已使用肝素剂量总量的 1/2 计算中和量，并测定 APTT 或 ACT 值。

（2）鱼精蛋白的不良反应：因为鱼精蛋白为异种蛋白，少部分患者会产生鱼精蛋白抗体而引发过敏反应。鱼精蛋白过量也有导致低血压的可能性，未与肝素结合的鱼精蛋白可表现其抗凝作用。

3. 肝素反跳（heparin rebound）　鱼精蛋白可显现自身抗凝作用，其半衰期较肝素短；另外，潴留在内皮细胞或组织中的肝素也可以重新释放入血，导致血液内重新出现肝素，若为后者可再追加小剂量鱼精蛋白拮抗。

4. 肝素耐药（heparin resistance）　常规肝素抗凝剂量，不能达到满意的体外循环抗凝效果，需追加更大剂量的肝素才能达到预期效果，视为肝素耐药。先天性抗凝血酶功能低下、肝脏疾病、左心房黏液瘤、肿瘤或慢性营养缺乏状态等可引起肝素耐药。

5. 脂肪代谢的影响　可增加脂蛋白分解酶活性，促进脂肪分解，使游离脂肪酸增多。长期使用肝素可见高脂血症，停用肝素后，高脂血症有某种程度改善。

6. 骨的影响　血液透析患者骨变化主要是由于甲状旁腺功能亢进和维生素 D_3 在肾内活化障碍所致，但不能否认长期使用肝素的影响。

7. 其他　可激活补体，引起白细胞下降、动脉血氧分压下降；还可引起过敏性休克、血小板减少及发热等。

（六）护理指导

（1）查看前 1 次的血液透析记录单并且询问患者，若患者最近有出血现象、手术或外伤史等，应立即通知医生，遵医嘱更改肝素用量。

（2）血液透析过程中，严密观察患者的生命体征，有新的出血倾向，应停用肝素，用鱼精蛋白中和肝素（两者用量比例为 1∶1），可改为无肝素透析。

（3）严密观察透析器、管路及血液的颜色变化，如血液色泽变深、透析管路动静脉壶出现血凝块或泡沫，均提示肝素用量不足。

（4）仔细观察透析机上的压力显示，如静脉压突然上升，则提示管路和透析器严重凝血，应予立即回血，并更换透析器和管路。

（5）透析过程中，保证血流量 200～250ml/min，一旦出现血流量不足，应及时处理，防止管路血液凝集。

（6）透析过程中，观察肝素泵是否正常推入，透析结束前 30～60 分钟应停止肝素追加。

（7）由于肝素具有反跳作用，透析结束后也可出现凝血障碍。应告诉患者避免碰撞、擦伤、跌倒等外伤。

（8）因不慎出现外伤，告知可局部按压止血；若出现皮下血肿，用冰袋外敷；若出血量大，进行上述处理后，应立即到医院就诊。

（9）血液透析后需进行创伤性检查和治疗，应在透析 4～6 小时后进行。如肌内注射易导致臀部血肿，注射后局部应压迫 20～30 分钟，建议 24 小时后再进行肌内注射；若患者需行拔牙术，应在透析 1 天后进行。

（10）透析后穿刺点出血，除了需要重新评估肝素的剂量，还需要评估血管通路（人造血管或内瘘）是否有内瘘吻合流出口处狭窄，因为血管通路内部的压力高也会导致透析后出血。评估穿刺技术，穿刺技术差和穿刺针旋转调节针面方向失败，也有可能导致人造血管壁的碎裂，无论怎样控制抗凝都会从针尖漏血。

（11）患者在透析间期，告知避免进食过烫、过硬的食物，注意保持大便通畅，不宜用力排便，防止诱发消化道出血。

（12）如果患者是临时直接动静脉穿刺建立血管通路，应告知患者透析结束后注意观察穿刺局部有无疼痛、肿胀等不适，发现异常及时报告医生或护士，并及时处理。

二、低分子量肝素抗凝技术及护理

低分子量肝素（low molecular weight heparin，LMWH）是把普通肝素（standard heparin，SH）用物理过滤、化学解聚或酶法分解得来的。低分子量肝素要求是产品至少满足两个最基本的要求：一是平均相对分子质量在 8000 以下；二是每 1mg 的抗 Xa 因子效价不得少于 70IU，抗 Xa 因子与抗 IIa 因子活性比值不小于 1.5。低分子量肝素注射后生物利用度高，血浆浓度高，半衰期也呈剂量依赖性，较普通肝素长 2~4 倍。由于药物经肾脏清除，不同的低分子量肝素存在较大的药代动力学差异，肾衰竭时药物半衰期延长。低分子量肝素对血小板的功能影响明显小于普通肝素，与普通肝素相比，具有抗凝作用强、出血危险小、生物利用度高、半衰期长、使用方便等优点，是安全、有效、更适宜长期使用的抗凝剂。目前被临床广泛应用。

（一）抗凝原理

低分子量肝素主要通过抑制凝血因子 Xa、XIIa 和激肽释放酶，而对凝血酶，凝血因子 IX、XI 无影响，所以 APTT 和 PT 很少延长，减少了出血的发生。

（二）适应证

（1）急性或慢性肾衰竭患者进行血液透析或血液滤过期间防止体外循环系统发生凝血。
（2）中、高危出血倾向患者需进行血液净化治疗时所需的抗凝治疗。
（3）预防普通外科手术或骨科手术的血栓栓塞性疾病。
（4）预防深部静脉血栓形成，治疗血栓栓塞性疾病。

（三）禁忌证

（1）活动性出血或出血倾向。
（2）外伤后或围术期及有创操作前后。
（3）未控制的高血压。
（4）动脉瘤或主动脉夹层。
（5）血小板数量或功能缺陷。
（6）伴有出血倾向的恶性肿瘤。
（7）可能合并出血倾向的浆膜腔积液。

（8）过敏。

（四）在血液净化治疗中的应用剂量

一般应用剂量为 60～80U/kg 体重，静脉注射。血液透析、血液灌流、血浆吸附或血浆置换的患者透析中无须追加剂量；CRRT 患者可每 4～6 小时给予 30～40U/kg，静脉注射，治疗时间越长，给予的追加剂量越少。有条件的单位应监测血浆抗凝血因子 X a 活性，根据测定结果调整应用剂量。

（五）药物过量的拮抗

由于低分子量肝素的半衰期明显比鱼精蛋白长，即使静脉注射后也只能起到暂时拮抗的作用，但是到目前为止除硫酸鱼精蛋白外尚无更好的拮抗剂。建议可以采取多次给予硫酸鱼精蛋白的方法。由于鱼精蛋白既不能完全中和低分子量肝素的抗凝血因子 X a 活性，又有可能因为鱼精蛋白过量导致出血，临床上拮抗剂量较难把握，一般低分子量肝素与鱼精蛋白的剂量比为（2～4）∶1。

（六）不良反应

（1）出血是最常见的不良反应，但较普通肝素明显减轻，尤其是与其他抗血小板药物或抗凝药物合用时要警惕。

（2）诱导血小板减少的不良反应较普通肝素明显减少，当已经出现肝素诱导的血小板减少症时不宜换用低分子量肝素。

（3）长期使用低分子量肝素也有可能导致透析患者骨质疏松，甚至病理性骨折。

（七）护理指导

详见普通肝素抗凝技术的护理指导。

三、无抗凝药物透析技术及护理

有活动性出血或有高危出血风险的患者，禁忌使用肝素，需用无抗凝药物透析技术，避免出血加重。

（一）无肝素透析指征

（1）心包炎。

（2）近期有外科手术，伴有出血并发症或风险，特别是血管和心脏手术、眼部手术（视网膜手术和白内障手术）、肾移植、脑部手术。

（3）凝血障碍。

（4）血小板减少。

（5）颅内出血。

（6）活动性出血。

（7）许多中心常规运用于透析的急性危重患者。

（二）方法

1. 肝素预冲巡管　选择容量控制超滤透析机，将管路及滤过器冲洗完毕后用肝素盐水循环 10～30 分钟，或者使用含有 3000U/L 肝素的盐水冲洗体外循环管路，以便肝素可以覆盖循环管路表面和透析器以缓解凝血反应。为防止管路系统内肝素进入患者体内，透析引血开始前使用 500ml 盐水冲洗透析器及管路。如果存在肝素相关的血小板减少现象，建议避免这一步骤。

2. 高血流量透析　当患者建立体外循环后，根据患者血管条件，如果耐受，设定血流量为 250～400ml/min。如果患者体积小且透析前血尿素氮水平很高，高血流量有导致失衡的危险，可以考虑使用膜面积小的透析器和（或）减少透析液流量，或者考虑超短透析（例如，1～1.5 小时）。

3. 定期生理盐水冲管　夹闭动脉端血路，每 30～60 分钟用 100～250ml 生理盐水冲洗血路管及透析器，也可根据需要增加或减少冲管的次数。根据生理盐水冲洗的量调整超滤量，两者保持平衡。

定期冲洗的目的在于检查空心纤维透析器凝血的情况，便于适时中断治疗或更换透析器，避免因凝管而造成大量失血。但是，这一步骤的有效性目前是有争论的，有研究提出盐水冲管反而会促进凝血的发生。目前临床上不主张常规使用该方法。

（三）注意事项

（1）超滤和血液滤过：高超滤率可能会导致血液浓缩，增加血小板黏附于透析器膜及透析器表面形成血凝块的风险。

（2）血制品的输入和脂质注射：有报道证实通过透析管路输入上述高浓度液体会增加透析过程中凝血的风险。

（3）对于严重贫血、血小板低下的患者，无肝素法凝血概率较低；对于无贫血、高凝状态的患者凝血概率较高，故透析时间一般不超过 3 小时。

（4）随着医疗技术的发展，部分透析器由于膜材成分及膜材涂层不同，凝血概率较低，建议无肝素透析可以考虑选择此类透析器。

（四）护理指导

详见普通肝素抗凝技术的护理指导。

四、枸橼酸盐局部抗凝技术及护理

枸橼酸盐局部抗凝（regional citrate anticoagulation，RCA）是通过降低体外循环中血浆钙离子浓度达到抗凝目的。由于枸橼酸盐局部抗凝技术安全、有效、简便，克服了肝素全身抗凝引起的出血并发症，故其临床应用逐渐增多，技术也日趋完善。与无肝素透析比较，不需要增加血流量，故存在血流动力学不稳定时也可应用。

（一）抗凝原理

枸橼酸钠螯合血中钙离子生成难以解离的可溶性复合物，枸橼酸钠使血中钙离子减少，阻止凝血酶原转化为凝血酶，从而达到抗凝作用。

（二）适应证

（1）活动性出血或高危出血患者。

（2）APTT、PT 等凝血指标明显延长的患者，合并肝素应用时引起血小板减少症、过敏反应等严重副作用的患者。

（3）抗凝血酶活性<50%的患者，存在血流动力学不稳定的透析患者。

（三）禁忌证

（1）代谢性碱中毒、高钠血症。

（2）严重肝功能障碍。

（3）低氧血症（动脉血氧分压<60mmHg）和（或）组织灌注量不足。

（四）使用方案

用于血液透析、血液滤过、血液透析滤过或 CRRT 患者。KDIGO 指南推荐对于无枸橼酸盐禁忌的患者采用枸橼酸盐抗凝；对于存在出血风险的患者，优先选择枸橼酸盐抗凝，其次为无肝素抗凝，应尽量避免采用局部肝素化抗凝。

1. 枸橼酸钠抗凝治疗具体实施方案

（1）枸橼酸盐浓度为 4%～46.7%，临床常用 4%枸橼酸钠在体外循环管路滤器前持续从动脉端输入，枸橼酸钠泵速为血流速度（BFR）的 2.0%～2.5%。

计算方法：枸橼酸钠流速（ml/h）= 血流速（ml/min）×60min×（2.0%～2.5%）
$$= 血流速（ml/min）×（1.2～1.5）$$

举例：血流速为 200ml/min

枸橼酸钠流速（ml/h）=200（ml/min）×（1.2～1.5）=240～300（ml/h）

（2）临床上常采用两段式枸橼酸钠抗凝方式，即采用动脉端和滤器后同时输入的方式：动脉端输注可在血泵前动脉端输液岔口上连接，也可以在动脉端的内瘘针（血透导管）与血路管连接处使用三通接头连接；滤器后输注可在静脉壶或滤器后岔口连接。

（3）两段式枸橼酸抗凝剂量通常采用泵前端口输注每小时总剂量的 85%、滤器后 15%或泵前 80%、滤器后 20%的分配比例。

有研究显示，两段式枸橼酸抗凝方式与一段式枸橼酸抗凝相比，增加了静脉壶及滤器后段抗凝的有效性，明显减少凝血概率；相同抗凝剂量的情况下，两段式枸橼酸抗凝方式抗凝效果更优，凝血概率更小。

（4）枸橼酸通过螯合钙离子降低体外凝血风险，建议滤器后游离钙离子浓度维持在 0.25～0.35mmol/L，抗凝效果较好。为了预防体内低钙血症，枸橼酸抗凝过程中常需要同时静脉输注钙离子，使患者体内游离钙离子浓度维持在 1.0～1.35mmol/L。钙离子输注量及速度是根据患者外周血钙离子浓度进行调整的，如果是输注 10%葡萄糖酸钙，输注速度约为枸橼酸钠速度的 6.1%，具体输注速度见表 3-2。

表 3-2　10%葡萄糖酸钙输注速度

体内钙离子水平	10%葡萄糖酸钙输注速度调整
>1.45mmol/L	降低 6.1ml/h
1.21~1.45mmol/L	降低 3.1ml/h
1.00~1.20mmol/L	维持不变
0.90~1.00mmol/L	增加 3.1ml/h
<0.90mmol/L	推注 0.31ml/kg 后，增加 6.1ml/h

2. 注意事项

（1）治疗过程中，如果管路动脉端或患者静脉采血检测的总钙/游离钙（TCa/iCa）>2.5，提示机体不能及时充分代谢枸橼酸盐，应考虑减少枸橼酸钠输入剂量或停止治疗。

（2）使用 1mmol 枸橼酸盐抗凝治疗，最终体内将增加钙离子 3mmol、钠离子 3mmol 和碳酸氢根离子 6mmol。因此，单纯血液灌流、单纯血浆吸附或双重血浆置换时，不宜采用枸橼酸钠抗凝。

（3）枸橼酸钠抗凝透析时，依然有凝血的可能，需严密监测 ACT 或观察体外凝血情况，防止凝血发生。

（4）建议对患者进行血气检查及肝功能检查，对呼吸功能障碍或代谢性碱中毒者不宜使用枸橼酸钠，若肝功能异常者不宜使用阿加曲班或枸橼酸钠。

（5）建议对拟行枸橼酸钠抗凝治疗的患者行血钠检查，高钠血症患者不宜使用。

（五）不良反应

1. 低钙血症　枸橼酸钠作为体外抗凝剂时，当单位时间内输注速度过快或者剂量过大时，或钙剂补充不足时，临床可出现口周及颜面的麻木感等异常感觉，严重的可出现手足抽搐。出现低钙血症时，因补钙过量也可导致高钙血症，故建议在使用枸橼酸钠过程中监测游离钙水平。

2. 代谢性碱中毒　连续性肾脏替代治疗（CRRT）过程中，使用成品置换液时，需要同时输注碳酸氢钠溶液，但枸橼酸螯合钙回到体内后会代谢成 HCO_3^- 和 Ca^{2+}，故输注的碳酸氢钠溶液量需要减掉枸橼酸代谢成 HCO_3^- 的量，否则容易导致碱中毒。

（六）护理指导

（1）使用枸橼酸钠抗凝时，初始剂量要足，以获得满意的体外抗凝效果，透析过程根据实际血流量、游离钙离子浓度等调整输注速度。

（2）应用无钙透析液时，枸橼酸钠用输液泵从动脉端输入，钙盐用输液泵从外周静脉输入；采用普通含钙透析液，则不需补钙。

（3）透析中应密切观察患者生命体征、管路及动静脉压力，观察管路和透析器是否有凝血现象，一旦发现透析器或管路颜色变深，或静脉压变化异常，应立即采取防止凝血措施，并行 ACT 检查，以调整枸橼酸钠输注速度。

（4）透析期间患者应有心电监护，询问患者有无唇周、四肢发麻，以及肌肉抽搐、痉挛等低钙症状，高危患者应监测血钙，一旦发生低钙症状，遵医嘱降低或停止枸橼酸钠的输注，并补充钙剂予以纠正。

（5）使用枸橼酸钠透析前，准备好患者周围静脉通路，防止低钙血症的发生。若发生低钙血症时不建议从透析管路的静脉端推注钙剂，避免枸橼酸与钙剂结合发生凝血。

（6）枸橼酸钠浓度较低时，枸橼酸钠溶液的量增多，应适当增加脱水量，预防容量负荷过重，增加心脏负担。

五、阿加曲班注射液抗凝技术及护理

阿加曲班是一种凝血酶抑制剂，可逆地与凝血酶活性位点结合。阿加曲班通过抑制凝血酶催化或诱导的反应，包括血纤维蛋白的形成，凝血因子 V、Ⅷ 和 X Ⅲ 的活化，蛋白酶 C 的活化，以及血小板聚集发挥其抗凝血作用。阿加曲班的抗血栓作用不需要辅助因子抗凝血酶Ⅲ，并对凝血酶具有高度选择性，有阻断凝血酶的作用，合适剂量的阿加曲班可达到体外循环抗凝的效果，其半衰期约为 20 分钟，在回输到患者体内后，可以因快速的代谢和血液循环的稀释而失活，所以对机体内的凝血状态影响小，发生出血的风险小。阿加曲班与肝素诱导的抗体间没有相互作用。

（一）阿加曲班注射液适应证

因阿加曲班注射液抗凝作用不依赖于抗凝血酶Ⅲ，适应证如下：①先天性或后天性抗凝血酶Ⅲ缺乏的血液透析患者；②应用肝素诱发的血小板减少症（HIT）的血液透析患者。

（二）阿加曲班注射液禁忌证

合并严重肝功能障碍的患者，不宜选用该药。其原因：阿加曲班主要在肝脏代谢，25%从肾脏排出，但肾功能不全不影响其代谢，半衰期短。应用于严重肝功能障碍患者阿加曲班的半衰期可能延长，不能达到利用其快速代谢的特点取得单纯体外抗凝的目的。

（三）阿加曲班注射液的使用方法

阿加曲班注射液适用于血液透析、血液滤过、血液透析滤过或 CRRT 患者，一般首剂量 250μg/kg、追加剂量 2μg/（kg·min），或 2μg/（kg·min）持续滤器前输注；CRRT 患者给予 1～2μg/（kg·min）持续滤器前输注；血液净化治疗结束前 20～30 分钟停止追加。应依据患者血浆 APTT 的监测来调整剂量。

阿加曲班副作用有出血性脑梗死、脑出血、消化道出血、休克及过敏性休克等，使用过程中密切观察患者的反应，一旦发现异常情况应终止给药，进行适当的处理。

六、其他抗凝技术及护理

（一）萘莫司他抗凝法

1. 抗凝原理　萘莫司他是广谱丝氨酸蛋白酶抑制剂，可阻断多个血液凝固环节。通过抑制体外循环中各种酶的活性和血小板聚集，抑制补体激活达到抗凝目的。体外循环管路中血药浓度在透析器前最高，经过透析器后约被清除掉 40%，具备局部抗凝的特点。

2. 适应证　萘莫司他生物半衰期为 8 分钟，在中华医学会《抗凝技术在危重症肾脏替代治疗应用的中国专家共识》（2023 年版）中指出，轻中度出血风险患者、重度出血风险及活动性出血患者、肝衰竭患者，可选择甲磺酸萘莫司他等半衰期短且易被透析清除的抗凝剂。

3. 使用方法　取 20mg 萘莫司他+不少于 2ml 的 5%葡萄糖溶解，将溶解后的液体注入500ml 生理盐水中预冲管路；在建立体外循环后，取 50mg 萘莫司他+不少于 5ml 的 5%葡萄糖溶解（根据用量，可一次溶解多支）置于肝素泵内，以每小时 20～50mg 的泵速持续注入。

4. 注意事项

（1）避免使用生理盐水或者无机盐直接溶解本品。

（2）含萘莫司他的盐水预冲过血路管后，不需要再用生理盐水预冲血路管即可正常引血上机（因为萘莫司他半衰期只有 8 分钟，务必等肝素泵连接好再引血）。

（3）CRRT 时接入萘莫司他的管路最好是单通道，尽量避免与生理盐水三通道接在一起，防止生成结晶。

（4）勿将甲磺酸萘莫司他快速直接注到患者静脉内。

5. 不良反应　萘莫司他主要不良反应有过敏反应、出血倾向、高钾血症等。

（二）重组水蛭素抗凝法

重组水蛭素是一种特异的凝血酶抑制剂，它能与血浆中游离的纤维蛋白结合的凝血酶结合，以防止血栓形成。该抗凝剂抗凝作用较难逆转，需输入新鲜冰冻血浆。抗凝效果可通过 APTT 监测，目前临床较少使用。

使用方法：随机临床试验报道，血液透析过程中对 20 例慢性肾衰竭患者使用重组水蛭素行抗凝治疗，剂量梯度分别为 0.02mg/kg、0.04mg/kg、0.06mg/kg 和 0.08mg/kg，直接静脉注入透析机器的动脉通路中。结果仅在低剂量组中有 1 例患者出现凝血现象，其余组均未见出血。

（三）抑肽酶抗凝法

抑肽酶是一种广谱的蛋白酶抑制剂，可抑制纤维蛋白溶酶和纤维蛋白溶酶原的激活因子，阻止纤维蛋白溶酶原的活化。目前临床较少使用。

（四）特殊材料膜透析器的应用

某些具有抗凝作用的物质固化在透析膜材料上可抑制血液凝固，提高生物相容性，减少肝素用量，并可肝素化透析。由于使用特殊材料膜透析器仍存在某些缺陷，目前临床上不作为常规抗凝方法。

练　习　题

一、选择题

1. 血液透析中，患者一般首剂量是（　　　）

A. 0.3～0.4mg/kg　　　　　B. 0.3～0.5mg/kg　　　　　C. 0.3～0.6mg/kg

D. 0.3～0.7mg/kg　　　　　E. 0.3～0.8mg/kg

2. 低分子量肝素抗凝的适应证以下哪项除外（　　　）

A. 急性或慢性肾衰竭患者进行血液透析

B. 血液滤过期间防止体外循环系统中发生凝血

C. 中、高危出血倾向患者需进行血液净化治疗时所需的抗凝

D. 脑出血患者

E. 预防普通外科手术或骨科手术后血栓栓塞性疾病

3. 枸橼酸钠抗凝出现的并发症不包括（　　　）

A. 高钠血症　　　　　　B. 代谢性碱中毒　　　　　C. 低钙血症

D. 高钙血症　　　　　　E. 凝血

二、简答题

1. 肝素的作用及副作用有哪些？应用肝素抗凝需注意观察哪些内容？

2. 在应用无抗凝药物透析技术时需要注意什么？

3. 枸橼酸钠应用于透析治疗，其不良反应有哪些？

第四章　常用血液净化操作护理及应用

目前血液透析是治疗终末期肾病的主要方法之一。近年来，国内接受血液透析的患者迅速增多，开展血液透析的医疗单位发展迅速，透析设备和透析材料不断更新，透析模式和透析质量不断提升，对血液净化技术操作要求越来越严格。透析中心护理人员是血液透析顺利实施的主要力量，护士的操作在很大程度上影响着透析质量，关系着患者的安危。因此，规范血液净化操作流程及护理指导常规非常重要。现主要介绍临床血液净化治疗常用的几种方法，即血液透析、血液滤过及血液透析滤过、连续性肾脏替代治疗、单纯超滤、血浆置换、血液灌流及其他血液净化技术。

第一节　血　液　透　析

一、概　　念

血液透析（hemodialysis，HD）是治疗终末期肾病最常用的血液净化方法之一。弥散是 HD 清除溶质的主要机制，利用半透膜的原理，运用体外循环的血泵将患者的血液（膜内）与透析液（膜外）同时引入透析器内，利用透析器半透膜两侧溶质梯度及水压梯度差，通过膜孔进行水和溶质的交换，达到清除血液中的小分子代谢废物（如尿素氮、肌酐、小分子毒物）和水分，纠正患者电解质紊乱、酸碱失衡的目的。

二、血液透析的适应证

1. 急性肾衰竭

（1）心包炎和严重脑病。

（2）高钾血症，血 K^+ ＞6.5mmol/L。

（3）严重代谢性酸中毒。

（4）对利尿药无效的液体负荷。

（5）少尿及无尿。

（6）严重的钠代谢紊乱及高热。

2. 慢性肾衰竭　肾小球滤过率（estimated glomerular filtration rate，eGFR）＜15ml/（min·1.73m²），且出现任何一项下列临床表现者。

（1）不能缓解的乏力、恶心、呕吐、瘙痒等尿毒症症状或营养不良。

（2）严重的代谢性酸中毒，二氧化碳结合力（CO_2CP）＜13mmol/L。

（3）有明显水潴留，如高度水肿、肺水肿、容量型高血压及高容量的心力衰竭等。

（4）高钾血症，血 $K^+ > 6.5mmol/L$。

（5）合并尿毒症性心包炎及严重的贫血。

（6）尿毒症性脑病和进展性神经病变。

（7）医生认为其他需要血液透析的病因。

3. 急性药物或毒物中毒　凡是相对分子质量小、水溶性高、与血液组织蛋白结合率低、能通过透析膜的药物或毒物所致的中毒，均可采取血液透析治疗。例如巴比妥类、地西泮、氯丙嗪、水合氯醛等镇静催眠药；氨基苷类（庆大霉素、卡那霉素、链霉素）、利福平、异烟肼（雷米封）、万古霉素等抗生素；有机磷、汞、铝等；海洛因；某些造影剂；鱼胆及内源性毒素（氨、尿酸、乳酸等）。

4. 其他疾病　顽固性心力衰竭，严重的水、电解质紊乱及酸碱失衡，肝性昏迷，常规治疗难以纠正者。

三、血液透析的相对禁忌证

（1）药物难以纠正的严重休克或严重低血压。

（2）心肌梗死、心律失常，不能耐受体外循环。

（3）严重出血。

（4）颅内出血、颅内压增高者。

（5）精神病不合作者、老年高危患者或婴幼儿。

四、透析前护理

对于血液透析患者来说，透析前的护理工作是透析患者能否顺利完成透析治疗的基本保证，也是透析护理人员的主要工作内容，必须认真、仔细地完成。透析前的护理内容主要包括心理护理、实验室检测、签署知情同意书、凝血功能检测、透析通路的护理评估、病情评估及透析参数的设置。

（一）心理护理

由于血液透析患者是一个特殊的群体，如不做肾移植，血液透析将伴随患者一生。因人工肾脏不能完全替代人体的肾功能，患者在饮食上又受到一些限制，易引起营养不良，导致透析患者并发症较多，生活质量下降；另外，患者因透析治疗会面对失业或再就业及经济困难等多因素的影响，使他们产生不安、恐惧，甚至绝望等心理状态，所以对患者及家属进行心理评估非常重要。针对患者及家属出现的焦虑、抑郁、害怕及恐惧等心理问题，给予充分的理解、同情、安慰与鼓励，并与家属多进行沟通交流，说明家属的心理状态对患者的心理及病情的影响，必要时通过暗示及现身说法，使患者和家庭成员消除负性情绪，以正性情绪积极地面对治疗及护理。

（二）实验室检测

因血液透析是一种特殊的体外循环治疗方法，如果在透析操作环节中稍不注意，就可能发生交叉感染。在慢性肾衰竭患者透析治疗前，必须检测患者肝炎病毒、人类免疫缺陷病毒（HIV）和梅毒血清学指标，以及完善肺结核等呼吸系统传染病检查，以决定透析治疗分区及血透机的安排。还需全面了解患者的血常规、肾功能、血电解质（包括血钙、血磷、血钾、HCO_3^- 或 CO_2CP 等）、血糖、血脂等指标，以及酸碱平衡状态；肾性贫血治疗的开始阶段、方案调整阶段及病情不稳定时，加强检测，为确定治疗处方提供依据。

（三）签署知情同意书

由于血液透析是一种侵入性操作治疗，在给患者进行治疗的同时，会产生相关并发症，可能对患者产生伤害，故透析治疗前患者应签署血液透析治疗的知情同意书。

（四）凝血功能检测

对需要进行血液透析的患者应常规检测 ACT 等凝血功能指标，了解患者目前的凝血功能情况，为血液透析患者抗凝方案的选择做好充分准备。按医嘱为患者准备适当剂量抗凝药物，如肝素的使用量（包括首剂肝素量和追加肝素量）。

（五）透析通路的护理评估

1. 临时血管通路评估

（1）评估需要血液透析治疗患者的四肢表浅静脉，如头静脉或大隐静脉的弹性、血管的充盈情况、皮肤的完整性及皮肤的温度等，判断是否适宜做临时性静脉血管通路。

（2）评估患者桡动脉或足背动脉的弹性、动脉搏动的强弱、穿刺处皮肤的完整性及皮肤的温度等，判断是否适宜做临时性动脉血管通路。

（3）评估患者对临时动静脉穿刺的合作性和对疼痛的耐受性，为穿刺做准备。

2. 中心静脉留置导管通路评估

（1）因右侧颈内静脉较粗且与头静脉、上腔静脉几乎成一直线，插管较易成功，左侧颈内静脉走行弯曲，手术难度相对较大，一般应选择右侧颈内静脉。

（2）评估右侧颈内静脉的弹性、静脉血管的充盈情况、颈部皮肤的完整性及患者颈部的活动性。

（3）评估患者对中心静脉留置导管通路建立的意愿性，并签署中心静脉置管的协议。

3. 动静脉内瘘评估

（1）目前临床常用的为桡动脉与头静脉吻合建立永久性血管通路，即自体动静脉内瘘。当自体动静脉内瘘因血管条件限制无法建立的时候，考虑选择移植物动静脉内瘘或者中心静脉导管作为血管通路。

动静脉内瘘成熟期间、之后的初期使用及使用的全周期均需要使用物理检查判定血管通路是否存在异常，最基本且必须要做的是视诊、触诊、听诊。①视诊：观察内瘘段血管直径、走行，是否存在血管侧支，有无提供穿刺的血管；观察血管局部有无迂曲、塌陷，是否存在瘤样扩张；局部皮肤是否存在红、肿、热、痛、硬结、破溃等感染现象。判断内瘘侧手血供情况，观察其手指、甲床、手掌背部颜色，是否有苍白、静脉曲张、肿胀等现象。观察肩颈、颜面部、胸壁是否存在浅表静脉血管曲张，有无颜面部肿胀。正常内瘘血管走行自然平直，粗细均匀，能提供长段可穿刺血管。②触诊：应用手指指腹依次触摸内瘘吻合口血管段、瘘体段及流出血管段，评估血管的弹性、粗细及张力，判断内瘘搏动的强弱、震颤的强度及范围等。对比双手的皮温、活动度、握力等是否相同。判断内瘘功能是否良好，吻合口及瘘体段可触及明显震颤；血管张力不高，无局部搏动增强或减弱，内瘘侧上肢无肿胀，双手皮温、活动度、握力度相同，提示内瘘功能良好。③听诊：使用听诊器依次听诊内瘘吻合口、瘘体及内瘘流出段，听诊到收缩期与舒张期并存的双期、持续、低调的内瘘杂音；强度以吻合口最强，逐渐减弱。

（2）初期内瘘、复杂疑难内瘘穿刺，建议使用可视化超声下穿刺，提高穿刺成功率，减少血管损伤。

（3）新启用的内瘘初期穿刺，建议先行内瘘血管彩超，了解内瘘血管内径、管壁厚度、距皮深度、血流量等。由肾内科医生及高年资血液净化护士共同进行物理检查，结合彩超结果，评估判断内瘘的生理成熟及临床成熟情况是否达到穿刺条件。

（4）符合穿刺条件的动静脉内瘘，首次使用前由高年资血液净化护士评估内瘘血管，制订内瘘穿刺方案，绘制内瘘穿刺示意图。

（5）向患者介绍内瘘维护方法及注意事项，有效指导患者主动参与血管通路内瘘管理，如穿刺点更换、血管异常监测、按时进行内瘘血管彩超监测等。

（六）病情评估

对患者进行系统检查及评估，以决定其透析模式及抗凝方案等，提高透析效果。

（1）系统询问病史及体格检查，如生命体征、意识状态、尿量、胸闷、气促、呼吸困难、恶心、呕吐、食欲下降、乏力等。

（2）观察患者有无皮肤黏膜、牙龈及消化道出血现象，女性患者是否处于月经期；检测出凝血相关参数，对患者凝血功能进行评估，为透析抗凝方案的确定做准备。

（3）评估患者的营养状态、饮食情况、透析前后体重、干体重等。干体重是指透析后患者体内过多的液体全部或绝大部分被清除时的体重。由于患者营养状态等的变化会影响体重，故维持性血液透析患者建议每2周评估一次干体重。

（4）全面了解患者容量负荷情况，如水肿程度、腹水情况、双肺底湿啰音及胸腔积液等。

（七）透析参数的设置

1. 设置参数 按医嘱设置超滤量、超滤时间、透析方案、血流量、抗凝剂剂量。

2. 透析液流速、透析液溶质浓度及温度的设置

（1）透析液流速通常设定范围：300～800ml/min，一般设定为500ml/min。如采用高通量透析，可适当提高透析液流速至800ml/min。

（2）观察透析液溶质浓度：①钠浓度：常为135～145mmol/L，应根据血压情况选择。顽固性高血压时可选用低钠透析液，但应注意肌肉抽搐、透析失衡综合征及透析中低血压或高血压发生危险；反复透析中低血压可选用较高钠浓度透析液，或透析液钠浓度由高到低的序贯钠浓度透析，但易并发口渴、透析间期体重增长过多、顽固性高血压等。②钾浓度：范围为 0～4.0mmol/L，常设定为 2.0mmol/L。对慢性透析患者，根据患者血钾水平、存在心律失常等合并症或并发症、输血治疗、透析模式（如每日透析者可适当选择较高钾浓度透析液）情况，选择合适的钾浓度透析液。过低钾浓度透析液可引起血钾下降过快，并导致心律失常甚至心搏骤停。③钙浓度：常用透析液钙浓度为 1.25～1.75mmol/L。透析液钙浓度过高易引起高钙血症，并导致机体发生严重异位钙化等并发症，因此当前应用最多的是钙浓度 1.25mmol/L 的透析液。当存在高钙血症、难以控制的继发性甲状旁腺功能亢进时，选用低钙透析液，但建议联合应用活性维生素 D_3 和磷结合剂治疗；血浆甲状旁腺激素（PTH）水平过低时也应选用相对低浓度钙的透析液；当透析中反复出现低钙抽搐、血钙较低、血管反应性差导致透析低血压时，可短期选用高钙透析液，但此时应密切监测血钙、血磷、血 PTH 水平，并定期评估组织器官的钙化情况，防止出现严重骨盐代谢异常。

（3）透析液温度常维持在 35～37℃，也可在一定范围内对患者进行个体化的设置，如反复发作透析低血压且与血管反应性有关，可适当调低透析液温度。对于高热患者，也可适当调低透析液温度，以达到降低体温目的。

3. 透析处方的制订

（1）首次透析患者（诱导透析期）：①透析前应进行肝炎、梅毒、HIV 和梅毒血清学指标检测，以及检查是否有肺结核等呼吸道传染疾病，以决定透析治疗分区及透析机器安排。②确立抗凝方案（详见第三章）。③确定每次透析治疗时间：建议首次透析时间根据个体情况设置为 2～3 小时，以后逐渐延长透析时间，直到达到设定的透析时间，每周总治疗时间不低于 10 小时；每周透析 2 次者，每次 4～5.5 小时；每周 3 次者，每次 4.0～4.5 小时。④确定血流速度：首次透析血流速度宜适当减慢，可设定为 150～200ml/min。此后，再根据患者个体情况逐渐调高血流速度。⑤选择合适膜面积透析器：诱导期透析应选择膜面积相对小的透析器，以减少透析失衡综合征发生。⑥透析液流速可设定为 500ml/min，通常不需调整，如首次透析中发生严重透析失衡表现、儿童透析者等可调低透析液流速。⑦透析液成分常不做特别要求，可参照透析室常规应用。在临床工作中，根据患者个体情况，个体化调整透析液离子浓度。例如，患者严重低钙，则可适当选择高浓度钙的透析液。⑧透析液温度常设定为 35.5～36.5℃，根据患者个体情况予以针对性调整。⑨确定透析超滤总量和速度：根据患者血容量状态，以及心肺功能、残肾功能等情况设定透析超滤量和超滤速度。建议透析超滤总量每次不超过体重的 5%，超滤速度在 100～300ml/min，根据患者血管、体重等情况予以调整。存在严重水肿、急性肺水肿等情况时，超滤速度和总量可考虑适当提高。在 1～3 个月逐步使患者透析后体重达到"干体重"。

（2）维持透析期：维持透析患者应建立透析病历。每次透析前均应对其症状和体征进行评估，观察有无出血，测量体重，评估血管通路，并定期进行血生化检查及透析充分性评估，以调整其透析处方。

1）确立抗凝方案：同诱导透析期，详见第三章。

2）超滤量及超滤速度设定：①干体重的设定：由于患者营养状态等的变化会影响体重，所以建议每 2 周评估一次干体重。②每次透析前根据患者既往透析过程中血压和透析前血压、机体容量状况及透析前实际体重，计算其所需要的超滤量。建议每次透析超滤总量不超过体重的 5%，存在严重水肿、急性肺水肿等情况时，超滤速度和总量可考虑适当提高。③根据透析总超滤量及预计治疗时间，设定超滤速度。同时在治疗中应密切监测血压变化，避免透析中低血压等并发症发生。

3）透析治疗时间：依据透析治疗频次，设定透析治疗时间。建议每周透析时间至少10 小时。

4）透析治疗频率：一般建议每周透析 3 次，对于残肾功能较好、每天尿量达 200ml以上且透析间期体重增长不超过 3%～5%，心功能较好的患者，可每周透析 2 次，但通常不建议作为常规透析方案。

5）血流速度：上机引血速度 50～100ml/min，对接静脉端管路后，将血流速度调至150ml/min 左右，打开超滤按键。观察穿刺点有无肿胀，逐渐提高血流速度至 200～400ml/min。建议每次透析时最低血流速度为 200～250ml/min。但婴幼儿、高龄及存在严重心律失常者，可酌情减慢血流速度，并密切监测患者治疗中心律、血压的变化。

6）透析液设定：常规设定速度为 500～800ml/min。一般认为透析液流量/血流量为2∶1 时，透析效果较理想，因患者个体耐受性及疾病等，血流量差距较大，部分新型透析机内部设置了透析液流量/血流量，透析过程中透析液流量会随着血流量改变而自动调整，以保障透析效果，同时还可以最大限度地节省透析液成本。

五、血液透析操作步骤

（一）血液透析操作流程

血液透析操作流程见图 4-1。

（二）具体操作方法

1. 血液透析设备准备　水处理设备、血液透析机、透析液。

2. 物品准备　血液透析管路、穿刺针、无菌治疗巾、生理盐水（至少 1000ml）、一次性透析护理包、止血带、一次性手套、透析液、速干手消毒液等。护士治疗前应核对 A、B 浓缩透析液浓度和有效期；检查 A、B 浓缩透析液管路连接是否正确。

3. 开机自检

（1）检查透析机电源是否连接正常。

（2）打开机器电源总开关。

（3）启动机器自检程序，机器自检完毕方可循管。

4. 上机前的核对及检查

（1）上机前核对的内容：姓名、病历号、床号、治疗模式、抗凝方式、血管通路、传染病学四项、透析器、透析管路、内瘘穿刺包，查看医生是否与新患者签署治疗知情同意书。

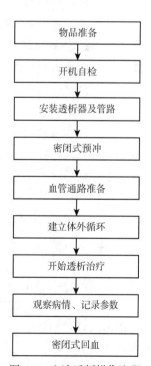

图 4-1　血液透析操作流程

（2）评估患者血管通路：①检查自体动静脉内瘘/人造血管是否通畅，穿刺处有无红肿、渗血、硬结。②询问血液透析导管带管者在家有无发热情况，检查血液透析导管置管患者置管处局部皮肤情况，导管是否通畅。

（3）询问透析患者二便及透析间期一般情况。

5. 安装管路　速干手消毒液消毒后，连接血液透析器和管路，并安装到血液透析机上。

（1）检查透析器及透析管路外包装是否完好，查看有效日期、型号。

（2）拆开透析器及透析管路，查看有无破损。

（3）按照无菌操作原则安装管路，按照体外循环的血流方向依次安装，拧紧管路螺帽、管路安装一步到位。

6. 密闭式预冲

（1）开启透析机血泵80～100ml/min，生理盐水先预冲透析管路和透析器血室（膜内），排净管路及透析器膜内空气及杂质，减少透析器反应的发生，预冲管路液体不少于800ml。生理盐水流向是动脉端→透析器→静脉端，不可逆向预冲。

（2）将血泵速度调至200～300ml/min，连接透析液接头与透析器旁路，排净透析器透析液室（膜外）的气体。

（3）生理盐水的预冲量严格按照透析器说明书的要求，需要进行密闭式循环或肝素生理盐水预冲，必须在生理盐水预冲量达到后再进行。

（4）采取密闭式操作，预冲生理盐水直接流入废液收集袋中，将废液收集袋放于机器液体架上，不得低于操作者腰部以下，预冲生理盐水不能直接流入开放式废液桶中。

（5）预冲完毕后尽快连接患者，不要放置过长时间，避免空气从静脉端反吸。冲洗完毕按照医嘱设置透析治疗模式、参数。

7. 建立体外循环（上机）

（1）操作流程如图 4-1。

（2）血管通路准备

1）穿刺动静脉内瘘：①评估血管通路：有无渗血、红肿、硬结，摸清血管走向和搏动（详见透析前护理部分）。②确定穿刺点后，穿刺部位用碘伏消毒；并根据血管的粗细及血流量要求等选择穿刺针。③根据血管情况采用绳梯式、扣眼等方法，以适宜的角度穿刺血管。先穿刺静脉、再穿刺动脉，动脉端穿刺点以距动静脉内瘘口 3cm 以上的距离为宜，妥善固定穿刺针；按照医嘱使用抗凝剂。

2）中心静脉留置导管连接（以右颈内静脉为例）：①环境适宜，准备碘伏消毒棉球和医用垃圾袋等物品，建议用一次性护理包，做到一人一物一用，严格执行无菌操作，指导患者戴上口罩，避免感染。②洗手，戴手套，打开静脉导管内层敷料。③将患者头偏向对侧，无菌治疗巾垫于静脉导管下。④取下静脉导管内层敷料，置导管于第一层无菌治疗巾上。⑤更换手套，分别使用碘伏棉球或碘伏纱布消毒导管及导管夹子，放于第二层无菌治疗巾内。⑥先检查导管夹子是否处于夹闭状态，再取下导管一侧肝素帽进行消毒。导管口一旦开启处于暴露状态，不能接触任何非无菌表面。最好的落实方法是手持导管直至消毒后彻底干燥，连接注射器。⑦用注射器回抽导管内封管肝素，推注在纱布上检查是否有凝血块，回抽量为动、静脉管各 2ml 左右，如果有凝血块，再次回抽 1ml，推注观察。推注时注射器距纱布距离大于10cm。如果导管回抽血流不畅时，认真查找原因，建议反复回抽，按透析血流量200ml/min计算，如果使用20ml注射器在6秒内能顺利回抽20ml血液，即导管血流量达到透析血流量要求；如果导管欠通畅或者凝血块直径大于3cm，需报告医生，根据医嘱行尿激酶溶栓处理，严禁使用注射器用力推注导管腔。⑧用同样方法，处理另一侧导管口。⑨根据医嘱从导管静脉端推注首剂量肝素（使用低分子量肝素作为抗凝剂，应根据医嘱上机前一次性静脉注射）。

（3）更换手套，连接体外循环：①开启血泵速度50～100ml/min。②血液按照体外循环流至静脉壶后，关闭血泵，连接静脉穿刺针，建立体外循环。③根据医嘱为患者调整血流速度，开启超滤键为患者进行治疗。

（4）血液透析中的监测：①体外循环建立后，测量血压、脉搏，询问患者的自我感觉，并详细记录在血液透析记录单上。②自我查对：按照体外循环管路走向顺序，依次查对体外循环管路的各连接处及管路开口处，不用的管路开口应加帽密封和夹闭管夹的双保险。按照医嘱核对透析机器的治疗参数。③双人查对：经自我查对后，需与另一护士一起再次核对上述内容，并在治疗护理记录单上签名。④血液透析治疗过程中，至少1次/小时仔细询问患者的自我感觉，测血压、脉搏，观察穿刺部位有无渗血、穿刺针是否脱出移位，并准确记录。⑤如果患者血压、脉搏等生命体征出现异常，遵医嘱予对症处理，必要时进行心电监护。

8. 回血下机（临床推荐密闭式回血）

（1）机器提示治疗结束，向患者做好解释工作，检查回血生理盐水是否充足（＞200ml）调整血流量至50～100ml/min。

（2）关闭泵前动脉管路，打开生理盐水通路，开启血泵开始回血，血液回输20～30秒。

（3）血液回至动脉壶，暂停血泵，打开泵前动脉管路，将泵前动脉管路中的血液通过重力回输入患者体内。

（4）夹闭动脉管路及动脉穿刺针处的夹子。

（5）打开血泵，用生理盐水全程回血。回血中，不能用手挤压静脉管路，直至回血完毕。不得将管路从安全夹中强行取出，把管路液体完全回输至患者体内（否则易发生凝血块入血或空气栓塞）。

（6）血管通路为动静脉内瘘：①夹闭静脉端血路管和静脉穿刺针的夹子。从穿刺针上分离血路管，用血路管帽盖好穿刺针尾。②拔针时，建议先拔动脉内瘘针，检查内瘘功能后，再拔静脉内瘘针。后拔静脉内瘘针的目的是预防透析后患者出现血压下降等不适，保留静脉通路用药。压迫穿刺部位2～3分钟（压迫力度以既可触摸到血管搏动，又不出血为宜）。用弹力绷带或胶布加压包扎动、静脉穿刺部位10～20分钟后，再检查动、静脉穿刺部位，确定无出血或渗血后，松开包扎带，如有出血再包扎10分钟。

（7）血管通路为中心静脉导管：①回血完毕停止血泵，关闭管路及留置导管静脉夹，分离管路静脉端与留置导管静脉端。②消毒留置导管管口，生理盐水冲洗留置导管管腔，根据管腔容量封管，包扎固定。③根据机器提示步骤，卸下透析器、管路及各液体袋，擦净消毒机器。

（8）整理用物，测量生命体征，记录治疗护理单，签名。

（9）下机后嘱患者平卧 10～20 分钟，生命体征平稳，穿刺点无出血，听诊内瘘杂音良好，向患者交代注意事项，方可送患者离开血液透析间。

9. 密闭式回血注意事项

（1）回血过程中，不允许离开患者，不能同时进行 2 台及以上机器的下机操作。

（2）全程使用生理盐水回血，严禁使用空气回血及敲打透析器。

（3）针对人工血管、内瘘压力过高或无肝素透析、临时穿刺动脉为出路、高凝状态等靠自然重力难以回输动脉端管路的患者，不建议使用密闭式回血。

针对以上情况，可使用以下方法回血。①单针回血方式：透析结束，启动在线回血程序，停泵拔出动脉端针，按压包扎动脉穿刺点；将动脉针插入消毒后的回血生理盐水瓶，开泵回血至常规输液器处，夹闭动脉针夹，开启输液器继续回血，按程序回血完毕，拔除静脉端针，按压包扎。②分离动脉针回血方式：使用 20ml 注射器抽取 20ml 生理盐水备用，点击回血按钮；同时夹闭动脉针夹及动脉端血路管夹并断开，动脉针管路接 20ml 充满生理盐水的注射器，动脉端血路管接 20ml 注射器针头并插入消毒后的回血生理盐水瓶，开泵回血；动脉针管路中的血液通过注射 20ml 生理盐水注入冲洗。其余回血步骤同单针回血方式。③三通管回血：在内瘘动脉穿刺针与透析血路管之间增加三通装置，先阻断动脉端，进行回血，再用生理盐水推注动脉穿刺针内的血液。

（4）透析结束导管封管：治疗结束回血完毕后，夹闭导管夹子，分别消毒动脉导管接头与循环管路连接处；分别消毒中心静脉导管动静脉管口，采用脉冲式方法推注 5～10ml 生理盐水冲洗导管，肉眼观察中心静脉导管外露部分没有血液残留后，遵医嘱正压注入抗凝剂封管液。

10. 血液透析废液排放流程 血液透析治疗所产生的医疗废物处理需要现场及时分类、排液、封闭。血液透析废液排放通过机器本身的负压装置，机器自动排放或人工排放透析治疗回血完毕后的管路膜内膜外废液，机器内部特有的废液设置排入污水处理系统，避免引起环境污染及增加医疗垃圾处理费用。机器具有自动排放功能，按机器要求操作；没有自动排放功能的透析机器通过透析器膜内外压力差，进行人工密闭式废液排放。排放完毕后，将透析管路、滤器取下，就近放入医疗垃圾箱，密闭式转运。其流程如下。

（1）回血完毕，洗手，戴手套。从穿刺针上分离血路管，用血路管帽盖好穿刺针尾。

（2）将分离的血路管动静脉端口，分别连接至动脉壶及泵前侧管，或者使用连接管连接动静脉端口，形成密闭式循环状态。

（3）打开通路夹、输液器排气孔，断开静脉压监测，取出空气感应器内静脉端血路管。按排液键，排空膜内废液。

（4）膜内废液排空后，透析器静脉端向上取下蓝色快速接头，排空膜外废液。排液完毕使用原旁路塞帽堵塞透析器旁路开放口，避免液体滴落，将旁路接头有效回扣于机器上，A、B 液管分别接回机器，方可按步骤进行下一步机器消毒。

排放原则：①严格遵循密闭式排放的原则；②依靠机器的自身功能排放，尽量避免人为干预；③操作中不可断开体外循环，避免产生二次污染；④透析器无破膜、高度凝血等异常情况时，才能执行废液排放操作。

11. 机器消毒 因为管道内常有细菌或真菌生长，如果进入血液循环可能会引起感染，所以要求每次透析结束后，擦拭机器外部，并进行机器内部消毒，保持透析液管道内尽可能清洁干净，机器消毒是指输送透析液的管道内消毒。每次机器再次启用前，需监测无消毒剂残留时方可使用。

根据人工肾机装置不同，目前最常见的两种消毒方法，一是热消毒，二是化学药物消毒。有的透析机器同时具有两种消毒功能。

（1）热消毒：透析结束后，A、B液接头返回原状态，重新安装旁路，启动热消毒键，会进行清洗，透析水加热到 85～95℃，在透析液管道内循环消毒，之后再次清洗，逐渐冷却。

（2）化学药物消毒：透析结束后，用反渗透（RO）水冲洗 20 分钟，然后机器吸入 1%～3%次氯酸钠或 3%甲醛保留 20 分钟，再水冲洗 30 分钟。

六、透析中护理

透析中的护理是患者透析是否有效、顺利完成透析治疗的关键，是衡量透析护理质量高低的重要环节，更是透析工作人员责任心和工作态度的具体体现。透析中的护理内容包括生命体征、血液透析机运行中常见报警、血液通路、抗凝剂使用和并发症的观察护理等。

（一）生命体征的观察护理

密切观察患者意识、精神状态、生命体征，定时测量血压、脉搏（正常 1 小时监测患者血压、脉搏一次），如患者出现血压降低或主诉不适时，需 5～30 分钟测量血压、脉搏一次，或心电监护仪监测生命体征，保证患者透析过程顺利。

（二）血液透析机运行中常见报警的观察护理

1. 电导度报警

（1）电导度报警的常见原因

1）浓缩液用完。

2）浓缩液管与吸管接头漏气。

3）浓缩液管阻塞。

4）水流量或水压异常。

5）浓缩液管接错，A 管接 B 管或 B 管接 A 管。

6）电导值超出设置的限值范围。

（2）处理

1）检查浓缩液管连接是否正确，提起浓缩液吸管，观察浓缩液是否吸入，吸入则检查透析液流量是否正常，不吸入则检查浓缩液管有否扭曲打结，接头是否漏气，过滤网是否堵塞。

2）水流量低需检查水处理系统运转是否正常。

3）排除以上原因仍不能恢复则请工程师维修。

2. 静脉压低限报警

（1）静脉压低限报警常见原因

1）血管条件差或低血压引起的低血流量。

2）静脉压测定口连接管前阻塞。

3）静脉保护器进液、进血。

4）压力传感器失灵。

5）静脉管路与针头连接松脱或静脉针脱落，这是非常危险严重的情况，在患者的透析治疗中，要绝对禁止此类事件的发生。

（2）处理

1）仔细查看穿刺部位是否有针头滑脱或静脉管路与针头连接松脱。因为患者透析时血泵抽血的速度在200ml/min以上，5分钟内可致患者大量失血休克，甚至死亡，所以护士一定要牢固地固定内瘘针，牢固连接血液管路，透析过程中应可看到血液循环回路和内瘘穿刺部位，血路管要固定在患者手上和用夹子固定在床单上，理顺摆放好，交代患者不要拉扯血路管，特别是变动体位时。

2）检查静脉管路各接口和连接处是否紧密。

3）静脉压保护器有无堵塞、进液、进血，如有上述情况及时更换保护器。

3. 静脉压高限报警

（1）静脉压高限报警的常见原因

1）静脉管路回流通道受阻或管路扭曲、折叠。

2）静脉穿刺部位肿胀。

3）无肝素或肝素用量不足致静脉壶滤网凝血阻塞。

4）患者侧卧体位，静脉受压。

5）患者静脉狭窄、血栓形成、中心静脉压增高。

（2）处理

1）查看静脉穿刺部位有无肿胀，如有肿胀，应立即停血泵，关内瘘针夹子和静脉血路管夹子，拔出静脉针，压迫止血，更换内瘘针重新穿刺。

2）管路打折时要理顺。观察静脉壶滤网有无凝块，肝素用量是否正确。无肝素透析引起的透析器凝血，阻力大，血液无法回到体内，此时千万不要把血凝块回输体内，以免发生血栓。

3）如果透析管路全部凝血，应关泵后重新更换透析器和管路。用生理盐水冲洗管路，可辨别凝血阻塞的部位。

4. 动脉压低限报警 动脉压监测是机器对血泵前动脉血流量的监测，监测从患者体内泵出血液的压力。其报警的原因与处理同静脉压低限报警。

5. 跨膜压报警

（1）跨膜压报警原因

1）管道连接有问题，透析液管道受压、折叠，有异物或者沉淀物进入发生堵塞；透析器快速接头漏气或连接不紧密。

2）患者超滤量过小，引起跨膜压值降低；超滤量过大，引起跨膜压值升高；透析结束前 30 分钟过多增减超滤量，在单位时间内超滤率过高或过低，引起跨膜压高或低报警。

３）透析器凝血、血流量过低，均会引起跨膜压报警。

（２）处理

１）检查透析液管路，保持管路通畅，检查接头连接紧密无漏气。

２）适当减少超滤量或延长透析时间，使跨膜压下降。

３）更换阻塞的透析器、管路，提高血流量。

6. 漏血报警

（１）漏血报警的常见原因

１）透析器破膜。

２）透析液管路与透析器连接不紧，空气大量进入透析液。

３）漏血探测器有脏物沉积。

４）探测器故障。

（２）处理

１）观察透析液颜色，如果是透析器破膜，应立即停血泵、停超滤，更换新透析器。

２）如未见漏血，要观察有无空气或气泡进入透析液，在透析液管与透析器接头较松的情况下容易发生漏血报警。透析液除气不良也会产生大量气泡。若无上述情况，则应暂停透析，冲洗机器。

３）若是探测器故障，请工程师维修。

7. 空气报警　　如果不及时处理，有可能发生空气栓塞。

（１）空气报警的常见原因

１）患者血流量差，动脉吸出不畅产生气泡。

２）输液器端的夹子未夹紧，透析中输液、灌输生理盐水未及时关夹子使大量空气进入血路。

３）静脉壶与超声探头有空隙，静脉壶液平面过低。

４）超声探头有污物。

（２）处理

１）低血流量产生的气泡，可用无菌注射器从静脉壶里抽出弃掉。

２）静脉壶液平面过低引起的空气报警，应调高静脉壶液平面。

３）动脉吸出不畅时要调整插管或内瘘针位置。

４）大量空气进入多从动脉血路吸入，如接头松、输液等，因此要经常检查接头连接是否紧密，输液时一定要加强巡视，防止空气进入透析管路，一旦透析管路出现严重真空现象，尤其是静脉壶里的血液也有大量空气时，切勿尝试在透析继续运作的情况下抽出气泡或把血液输回患者体内。此时应立即关泵，关闭内瘘针夹子和血路管的所有夹子，把血路管与内瘘针分开，并以生理盐水冲净内瘘针内血液，以免血液凝固，用小盖子盖住针管端，用白色连接器连接动脉与静脉管路，形成一个密闭循环，将透析器静脉端朝上，以便更有效地将气泡排出，然后打开侧管生理盐水，开动血泵（速度 150ml/min 左右），同时用空注射器先抽出动脉壶内空气，再抽出静脉壶内空气，让系统循环至完全没有气泡为止，再接上动、静脉端，将透析器动脉端朝上，继续透析。

（三）血液通路的观察护理

（1）临时血管通路：除常规观察内瘘针及体外循环血路管是否固定好、透析器有无凝血、管路有无打折、各连接处有无漏血、各岔口夹子及帽盖是否拧紧外，主要观察动静脉穿刺针有无移位、有无渗血、有无局部血肿，是否影响血流量，穿刺针是否妥善固定等。一旦出现异常应及时报告医生并协助处理。

（2）中心静脉留置导管通路：体外循环血路的观察同上，主要观察中心静脉留置导管是否移位、打折，透析所需要的血流量是否足够，患者的体位是否影响透析血流量等。如出现血流量不足，应适当调整中心静脉留置导管的方向，避免导管紧贴血管壁，影响血流量。

（3）动静脉内瘘：主要观察内瘘针穿刺处有无渗血、血肿。如有渗血可用棉签轻轻按压止血；如有小血肿，动脉端暂时按压，密切观察，静脉端需立即停血泵拔针，重新更换穿刺部位；如动脉端血肿继续肿大，应立即拔针，重新更换穿刺部位，有利于透析的进行。

（4）在血液透析过程中，透析护理人员应常规每小时观察血液通路是否通畅，有无管路折叠及穿刺部位渗血等情况；对血液通路较差的透析患者应每30分钟观察一次；对特殊透析患者应随时严密观察血液通路的情况。

（四）抗凝剂使用的观察护理

（1）血液透析中按医嘱用肝素泵追加肝素，定期查看肝素泵的运行情况，有无报警或肝素夹是否打开等；密切观察血液管路及透析器有无凝血；观察静脉壶血液的颜色是否改变、静脉压是否增加等；必要时用全血凝固时间试管法监测凝血状态。

（2）特别注意在使用抗凝剂的过程中，血液透析患者避免进行肌内注射，避免局部组织出现血肿或出血。

（3）如发生透析器或血液管路凝血时，应及时查看和监测静脉压，并积极寻找原因及时处理。

1）原因：寻找体外循环发生凝血的原因是预防以后再次发生及调整抗凝剂用量的重要依据。凝血发生常与不用抗凝剂或抗凝剂用量不足等有关。另外如下因素易促发凝血，包括：①血流速度过慢；②外周血血红蛋白过高；③超滤率过高；④透析中输血、血制品或脂肪乳剂；⑤透析通路再循环量过大；⑥使用管路中补液壶（引起血液暴露于空气、壶内产生血液泡沫或血液发生湍流）。

2）处理：①轻度凝血：常可通过追加抗凝剂用量，调高血流速度来解决。在治疗中仍应严密检测患者体外循环凝血变化情况，一旦凝血程度加重，应立即回血，更换透析器和管路。②重度凝血：常需立即回血。如凝血重而不能回血，则建议直接丢弃体外循环管路和透析器，不主张强行回血，以免凝血块进入体内发生栓塞事件。③透析器凝血程度分级：目前临床上常用肉眼判断凝血程度的百分比分级，有助于标准化数据（如纤维凝血块＜10%，1级；10%～50%，2级；＞50%，3级）。

3）预防：①透析治疗前全面评估患者凝血状态、合理选择和应用抗凝剂是预防的关键；②加强透析中凝血状况的监测，并早期采取措施进行防治，包括压力参数改变（动脉压力和静脉压力快速升高、静脉压力快速降低）、管路和透析器血液颜色变暗、透析器见小黑线、管路（动脉壶或静脉壶内）小凝血块出现等；③避免透析中输注血液、血制品和脂肪乳等，特别是输注凝血因子；④定期监测血管通路血流量，避免透析中再循环量过大；⑤避免透析时血流速度过低，如需调低血流速度，且时间较长，应加大抗凝剂用量。

（五）并发症的观察护理

详见第五章。

七、透析后及透析间期护理

透析后（也包括透析间期，即是上次透析之后，下次透析之前）护理质量的高低直接影响透析患者的生活质量或长期存活率，也是透析患者能否康复或回归社会的关键。护理人员必须根据透析患者的具体情况进行有针对性、个体化及人性化的护理，为患者提供有效护理服务。透析后的护理内容主要包括病情的自我观察、饮食指导、运动护理指导、维持性透析患者的康复护理指导、常用药物及其护理指导等。

（一）病情的自我观察

血压及血糖的测量，身体不适的反应，活动后不适的感受。血液透析患者在代谢上的紊乱，导致营养状况的改变，发生蛋白质营养不良相当常见，营养不良导致患者住院率及病死率明显升高，是血液透析患者长期存活的重要障碍之一，应积极纠正血液透析患者的贫血程度。保障透析充分是纠正营养不良的关键，也是提高患者生活质量和血液透析患者能够长期存活的关键因素。血液透析患者的血肌酐水平不仅可以反映肌肉蛋白质和近期蛋白质摄入情况，还可反映透析是否充分。

（二）透析患者的饮食指导

1. 饮食护理指标　①总能量125.52～146.44kJ（30～35kcal）/（kg·d）；②蛋白质1.2～1.3g/（kg·d）；③食盐0.15g/（kg·d），每残余尿量100ml可增加食盐0.5g/d；④钾1.5g/d；⑤饮水量15ml/（kg·d）或前一日尿量+500ml；⑥钙1000～1200mg/d；⑦磷600～800mg/d；⑧维生素，注意补充水溶性维生素（因透析丢失多），脂溶性维生素不用补充（透析不丢失）。

2. 饮食护理指导

（1）总热量：热量的摄取可随着患者的胖瘦增减，按体重计算热卡和根据患者具体活动量等因素采用高值或低值。与患者及家属共同制订饮食计划，以满足机体需求，故必须摄入足够能量，每日至少摄入热量125.52kJ/kg（30kcal/kg）。三大营养素比例分配为糖55%（糖以复合糖为主），脂肪25%（饱和脂肪酸与一价不饱和脂肪酸与多价不饱和脂肪酸的比例是1∶1.5∶1），蛋白质20%，这样的比例更适合透析患者。

（2）蛋白质：其基本构成单位是氨基酸，透析患者以高生物效价的蛋白质（优质蛋白质）为主，使饮食中的氮得到充分利用，降低蛋白分解和体内蛋白库的消耗，减少并发症的发生。透析患者蛋白质摄入量为1.2～1.3g/（kg·d），蛋白质丰富的食物如牛奶、鸡蛋、鱼及瘦肉等。

（3）糖类：是由淀粉分解而来的，存在于米、面、谷物、薯、豆类当中。糖类在体内分解代谢的最终产物是二氧化碳和水，因此亦称为"碳水化合物"。糖类是机体燃烧获能的主要来源，过多的摄入会增加体内脂肪储量引起动脉硬化，过少摄入会造成蛋白质的消耗致负氮平衡加重氮质血症，故要指导患者适当摄取。糖类应占总热量的 55%～60%，糖尿病肾病患者的糖类摄取量应在专科医生的指导下进行，摄取热量达到 30kcal/（kg·d）最低标准以维持营养状态。如 60kg 体重的患者，1 天需要总热量 8786.4kJ，其中糖类的摄入量不应超过 288.68g。

（4）脂肪：脂肪在热量中占有重要的地位，1g 脂肪彻底氧化分解产生 37.66kJ（约 9kcal）热量，它在氧化供能中产生的热量高于糖类和蛋白质。近年发现长期透析患者存在着脂蛋白代谢异常，这种异常促进了动脉硬化与心血管合并症的发生。脂肪摄取量占总热量的 25% 更为合适，同时应避免高热量饮食及限制糖类的过多摄入。以 60kg 体重的患者计算为例，每天需要总热量 8786.4kJ 中，脂肪的摄入量不超过 58.32g。

（5）水分与体重的控制：因过多的饮水量会造成患者体内水分的潴留，引起心功能不全，控制透析患者的水分摄入量仍然是患者生活中的重要问题。透析患者的干体重应控制在 3%以内；透析间期患者的干体重应不超过 5%。无尿患者饮水量（包括静脉输液量、汤、粥、饮料）为 15ml/（kg·d），有尿患者饮水量在上述标准加排出尿的量，或前一日尿量+500ml。

（6）食盐的摄入量：限制透析患者水分摄入量的同时，应该限制食盐（NaCl）的摄入量。钠离子是细胞外的主要阳离子，能吸引水分至血管及组织间液中，不仅加重外周组织水肿，而且增加血容量使血压增高，致心力衰竭的发生。部分透析患者体重增长不多却发生了心力衰竭，常常与患者体内本身有水潴留与食盐摄入过多有关，引起水、钠共存，血容量增多增加了心血管负荷，使血压升高。过高的血压使心排血量减少，引发心肌肥厚，心脏逐渐增大。患者食盐摄入过多，易引起口渴，造成水分的大量饮入，使患者体重增加过多。因此限盐是控制水分的关键。

（7）钾的摄入量：无尿透析患者摄入含钾高的食物会发生心律失常，有生命危险。钾离子为细胞内的主要阳离子，参与心肌的兴奋性。正常血钾浓度为 3.5～5.5mmol/L，若患者不控制含钾高的食物的摄入时，会导致钾在体内血液中滞留积累，当血钾浓度>6mmol/L 时，心电图可见 T 波高尖的改变，患者出现心律失常、心动过缓；当血钾浓度>8mmol/L 时，甚至会发生心脏停搏。所以要为患者提供食物含钾量表，提醒患者禁食或少食含钾高的食物，如干果、干蔬菜、柑橘、香菇、动物内脏及水产类等含钾量较高。100g 的食物中含钾量：黄豆中为 1503mg、桂圆中为 1348mg 等。应指导患者减少食物中含钾量的方法，如在烹调时，可将生蔬菜切开洗涤、浸泡或沸水焯后烹制，使钾丢失一部分再食用更为安全。由于高血钾对患者危险性大，应指导患者了解高血钾的临床表现和发生高血压的应对措施。如患者在食用较多的水果、蔬菜后，发生口唇或指尖麻木、四肢无力等症状应及时到医院就诊，以确定血钾浓度，避免发生危险。透析患者高血钾最为有效的紧急处理是依赖血液透析的清除治疗。

（8）钙、磷的摄入量：钙和磷是体内最多的无机盐，主要存在于骨骼和牙齿中并构成组织的原料。因肾衰竭后患者磷的排除障碍，磷滞留于血液中，引起一系列临床症状，所以血液透析患者普遍存在钙磷代谢紊乱。血磷浓度的增高不仅引起皮肤瘙痒，还可刺激甲状旁腺功能亢进使激素分泌增多，造成骨钙游离出骨进入血液。血钙浓度的增高不仅导致了动脉的硬化，并且使钙发生异位沉积，引起局部组织的疼痛。接受长期透析治疗的患者，特别要注意钙与磷的摄入量，预防透析性骨病及继发性甲状旁腺功能亢进症等合并症的发生。钙磷摄入量为钙 1000~1200mg/d、磷 600~800mg/d。在临床透析患者中，既要保证营养又要减少磷的摄入量，除了控制饮食以外，督促患者在医生指导下遵医嘱服用磷结合剂非常重要。

（9）水溶性维生素的需要量：长期维持性血液透析患者因透析治疗易丢失水溶性维生素，特别是在血液滤过及高效透析中丢失的水溶性维生素更多。若不及时补充维生素，患者可出现水溶性维生素的缺乏，降低机体抵抗力。另外，透析患者因食欲差和饮食限制造成维生素的摄入不足，加之尿毒症产生的代谢产物的毒素作用，阻碍了维生素的吸收，所以透析患者普遍存在水溶性维生素缺乏。应指导患者遵医嘱服用维生素类药物，适当地补充水溶性维生素。

（10）科学、合理的饮食搭配：根据季节及患者的具体情况指导患者，不仅要注意食物的色、香、味，而且要每天变换食物的种类和烹调方法，刺激透析患者的食欲，保证每天营养物质的摄入，预防营养不良的发生。

3. 饮食护理指导的注意事项　①根据透析患者的病情及目前的营养状况，与患者或家属共同制订饮食护理计划。②饮食护理计划要具有科学性、均衡营养性、实用性、可操作性等，便于实施。③患者的血钠浓度应维持在 140mmol/L 左右，根据患者血压的高低、体重增长程度，按医生要求适当减少钠的摄入量。④患者的血钾浓度应维持在 3.5~5.5mmol/L，血钾过高患者会发生心律失常，甚至有心脏停搏的危险，患者应严格控制钾的摄入。在热量摄入不足时，机体消耗自身组织氧化供能，也会使血钾升高，应密切观察监测。⑤血磷浓度超过正常值时，应严格控制高磷食物的摄入，按医嘱服用药物，减少磷的吸收。同时避免大量饮酒，防止体内乙醇含量过高影响钙的吸收，使血磷浓度增高。⑥若血脂超过正常值，应注意控制脂肪含量高的食物的摄入。植物油与动物油摄入比例为 2：1。

（三）透析患者的运动护理指导

透析患者适当运动，可以促进血液循环，增加肌肉的强度与耐力，促进糖、蛋白质、脂肪营养物质的新陈代谢，增加机体免疫和抗病能力，从而对患者机体产生积极的影响。慢性肾衰竭患者经常是在病情发展到了严重的尿毒症期才接受透析治疗，其临床症状较重且很难快速改善，并且糖耐量降低、摄氧量减少、蛋白代谢异常等，患者体力低下，生活质量较差，心理压力大，多数患者对体育运动避而远之，因而体能的恢复期长，重新回归社会的希望更加渺茫。随着科学的进步与观念的更新，近年来国外学者通过长期试验及观察发现，适当的运动锻炼对透析患者的机体功能和心理状态都会产生巨大且有益的影响。在透析护理过程中，根据患者实际情况对其进行运动和康复指导，对患者身体的康复及日后回归社会都会起到很好的作用。

1. 运动疗法对透析患者的作用　运动疗法是根据患者自身特点及疾病情况，采用器械、徒手手法或患者自身力量的体力锻炼，使身体局部或整体功能得到改善，身体素质提高的一种治疗方法，是康复医疗的重要措施。运动疗法与一般体育活动不同，必须根据患者机体的功能状态与疾病特点，选择适当的运动方法对患者进行训练，以达到促进身心功能健康，防治疾病的目的。运动时需要骨骼、关节、肌肉、韧带的参与并互相配合。因此，运动的方式方法应符合解剖学及力学原理，合理设计运动量，以便取得良好的效果。运动疗法对患者的身心都会产生有益的影响，可明显提高患者的生活质量，其应用前景很好。针对透析患者，运动治疗的作用主要有以下几个方面。

（1）提高神经系统的调节能力：由于尿毒症及肾透析疗法均可导致患者出现多种神经肌肉系统的并发症和精神疾病，如多发性神经病、尿毒症性肌病、周围神经病变、脑血管疾病及抑郁症等。运动疗法作为一系列生理性条件反射的综合形式，能加快神经冲动的传导，提高神经系统的反应性和灵活性，强化其对全身各个脏器的调节和协调能力，从而改善中枢神经系统的兴奋和抑制过程，使患者的体能得到极大的改善，同时可减轻透析患者的抑郁状态或减缓其抑郁的进程，精神状态的改变又通过神经系统作用于各器官，其结果是机体的内外协调及平衡均得到一定的恢复。

（2）增强心肺功能：心血管疾病是血液透析患者死亡的主要原因之一。部分透析患者，即使无明确的心脏损害，也可能因动、静脉内瘘及透析治疗对血流动力学的影响等引发心力衰竭。研究结果显示运动能有效改善透析患者的心肺功能。运动促使骨骼肌收缩，挤压毛细血管，使毛细血管增粗，开放的数量比安静时增加 20～50 倍，从而改善末梢循环，使心肺的功能增强。另外，运动时引起呼吸加深加快，使胸廓和膈肌的活动幅度加大，增加了气体交换；同时也给予腹腔脏器以节律性的按摩，促使心回血量增多，促进了内脏组织、器官的新陈代谢。

（3）维持和恢复运动器官的形态和功能：运动器官的形态和功能是互相影响、互相依赖的。功能活动是维护运动器官正常形态所必需的条件，若功能活动不足，必然引起运动器官形态结构上的退行性改变，如肌肉萎缩、关节挛缩和僵硬等。运动能加快血液循环，增加关节滑液分泌，改善软骨营养，保证了软骨代谢的需要；通过运动牵伸各种软组织，促使挛缩组织延伸，使肌肉逐渐肥大，肌力和耐力得到增强和恢复。

（4）增强机体对运动的耐受能力：运动可以提高透析患者活动的耐受能力，即提高单位时间运输到活动肌肉又能被利用的最大氧量，加强人体极限运动时的心肺功能和代谢水平。

（5）对代谢的影响：①对糖代谢的影响：尿毒症患者多有糖代谢障碍，导致高血糖和高胰岛素血症，不仅加重尿毒症患者水、电解质及酸碱平衡紊乱，而且能引起蛋白质和脂肪代谢异常，促进动脉粥样硬化和蛋白质营养不良。运动能增进胰岛素的功能，促进胰岛素与肌细胞上受体结合，有利于保持血糖稳定。②对脂质代谢的影响：尿毒症患者常存在脂质代谢障碍，而运动可使肌肉、脂肪组织中脂蛋白脂酶的活性增加，加快了富含三酰甘油的乳糜微粒与极低密度脂蛋白的分解，降低三酰甘油量，使高密度胆固醇量升高，并且有助于血脂的转运和利用，有一定的防止动脉粥样硬化的作用。③对钙磷代谢的影响：钙是骨骼系统的重要营养元素，人体内 99%以上的钙存于骨骼中。运动可以促进钙的吸收、利用和在骨骼内沉积，对骨质疏松症有积极的防治作用。④对周围组织代谢的影响：周围组织的代谢异常是限制透析患者运动的因素之一，运动有助于组织代谢的改善。

（6）对精神方面的影响：随着透析技术的不断改善，大大提高了透析患者的存活率，恢复了透析患者的劳动能力。但是，大多数透析患者不同程度地存在焦虑、抑郁、绝望等心理问题，这些问题降低了患者的机体免疫力，使生活质量降低。

（7）运动对透析充分性的影响：为了提高透析患者的生活质量，一定要做到充分透析（详细见第六章透析患者质量监测）。运动使透析充分性增加的原因在于运动能使全身组织血流加速，组织细胞内各种溶质转运的速度加快，参与血液循环的量增加，透析患者代谢产物排出也增加，提高了透析的效果。总之，运动对长期透析患者来说非常重要，积极鼓励透析患者参与运动锻炼，指导患者按照循序渐进和个体化的原则进行科学、有针对性的运动。

2. 透析患者运动能力的评估

（1）透析患者体力评估：①体力：是机体生命活动的能力，分为运动能力和防御能力两种。运动能力包括人体活动的肌力、精力、行动的力量、速度、爆发力、耐力和行动的协调能力，如平衡性、灵敏性、柔韧性；防御能力是机体对各种事物的应激能力，如冷热、缺氧、细菌、病毒、口渴、饥饿、疲劳、失眠等均可影响患者的防御能力。透析患者防御能力低下，常表现为细胞免疫功能的下降，易发生感染。透析患者糖耐量低下，脂蛋白代谢障碍，肌蛋白代谢亢进，循环功能较差，最大氧耗量减少，导致患者体力下降，回归社会困难和生活质量降低。②最大氧耗量（maximal oxygen consumption，VO_2max）：氧耗量是单位时间内机体能量产生所利用的氧气量。随着运动强度的增加，氧耗量达到最大值时，称为最大氧耗量（VO_2max）。透析患者的最大氧耗量是正常人的 50%。引起透析患者最大氧耗量降低的原因：肺功能下降、肺水肿、肺活量下降、肺换气和氧的扩散能力减弱；心功能下降、心率快、心排血量减少；血红蛋白浓度下降，携氧能力降低。

适当的持续运动可增强透析患者体力和改善循环系统的功能，对促进糖、蛋白质、脂肪的新陈代谢产生良好的作用；运动可以增加肌肉毛细血管密度，从而提高透析患者的最大氧耗量，提高患者运动能力。

（2）透析患者体能评估

A. 体质评估：体质是指人的生命活动、劳动及工作能力的物质基础。一个人的体质强弱主要从形态、功能、身体素质，对环境、气候适应能力与抗病能力等多方面进行综合评估。

B. 体力评估：体力是身体活动的能力，也称为进行运动或劳动所需的身体行动能力。

3. 透析患者运动的适应证

（1）接受维持性血液透析治疗至少 3 个月。

（2）血压相对稳定，原则是收缩压<130mmHg、舒张压<90mmHg。

（3）无心力衰竭表现。

（4）心功能（纽约心脏病协会分级）1～3 级。

（5）血红蛋白>80g/L。

（6）运动能力>4METs（代谢当量）。

（7）安静时或运动负荷试验<4METs 时，无心肌缺血加重或心绞痛发生。

（8）最大氧耗量>16ml/（kg·min）。

（9）患者、家属知情同意并合作。

（10）身体状况综合评估符合运动训练要求。

4. 透析患者运动的禁忌证

（1）未控制的尿毒症：血液透析前血尿素氮＞21.4mmol/L，血钾＞6mmol/L，碳酸氢根（HCO_3^-）＜20mmol/L，血磷＞1.93mmol/L。

（2）高血压：收缩压＞180mmHg，舒张压＞100mmHg。

（3）肥厚型心肌病，主动脉瓣狭窄。

（4）心功能不全，明显的心肌肥厚，心胸比＞50%。

（5）心包炎、心包积液。

（6）心律失常，如室性期前收缩、二度房室传导阻滞。

（7）不稳定型心绞痛，急性心肌梗死。

（8）感染。

（9）发生过骨折，有骨痛及肌力明显下降。

（10）外周水肿明显，体重明显增加，可诱发心力衰竭。

（11）不合作者。

（12）其他并发症，如糖尿病合并视网膜炎，有眼底出血的危险者；甲状腺功能亢进症等。

5. 透析患者运动的护理指导

（1）运动疗法方案制订：因运动是一种生理性应激，对透析患者可构成潜在性的危险，选择安全性好又能改善透析患者机体功能的运动。应严格遵循运动原则，制订系统的运动方案，在实施的同时还要进行一定程度的监护。为了更好地达到运动疗法的效果，对准备接受运动训练的透析患者，根据其年龄、性别、病情、身体状况、兴趣、爱好、环境状况等综合因素的评估，与患者及家属一起制订行之有效的运动方案，即选择患者适宜的、感兴趣的、安全性良好的、不影响病情变化的运动项目。透析患者透析间期运动方式的选择，应以有氧运动作为运动训练主题，但在完善的运动处方中亦应考虑柔韧性和力量性训练；目前有研究提出在透析治疗过程中进行下肢蹬自行车运动，会提高心、肺功能和身体的耐力。

（2）运动时让透析患者应遵守下列原则

A. 基本原则：①自我感觉良好时运动；②运动宜在饭后及饭前2小时左右进行；③穿着与环境温度相适宜的衣物，宽松舒适；④气温过热或过冷时，应减小运动强度，缩短运动时间；⑤运动前后应常规测量脉搏、血压，并做好记录，为医生评估效果、调整方案提供依据。

B. 量力而行的原则：①运动量应适宜；②运动后不易疲劳；③运动后出现明显关节疼痛或僵硬、无力或恶心、呼吸急促、交谈困难、失眠等症状，提示运动量过大，应减少运动量。

C. 循序渐进的原则：透析患者应根据自己的机体状况，选择运动方式、运动量适当的运动项目，运动结束时有出汗，无疲劳感，运动停止6分钟左右，心率应＜110次/分。

透析患者运动时应保持上述原则，缓慢开始，循序渐进，逐步适应，慢慢调整运动方式及运动量，持之以恒。

（3）运动过程中的注意事项：①运动前透析患者应做准备活动，如活动四肢关节、脊柱等，防止关节、肌肉损伤。②运动前要求患者或家属监测血压、脉搏或心率、呼吸，并记录。③患者穿着的衣物应宽松舒适，穿防滑鞋，便于活动，且不易受伤。④选择适宜运动场地，地面不能太滑，预防跌倒。⑤运动强度、频度、时间、进度应根据透析患者的机体情况调节，以患者能耐受并不出现疲劳为宜。⑥运动时若患者出现胸闷、心悸、喘息、气促等症状应停止运动，就地休息。⑦患者运动过程的全程最好有家属陪同，患者不能单独运动，便于出现不适能及时处理。

（4）运动项目的选择：①有氧耐力性项目：常采用持续训练和间断训练，如行走、骑自行车、游泳、上下楼梯等都属于有氧耐力性运动，可改善透析患者的心脏及代谢功能。②放松性项目：散步、打太极拳、放松体操、保健体操等可以放松精神和躯体，对消除身体疲乏无力和稳定血压起到一定的作用。③力量性项目：进行主动、被动、抗阻的肢体运动及能增强肌力的专门训练，可以恢复肌肉力量、关节功能，消除局部脂肪积聚并控制平衡。也可借助专门器械，如哑铃、各种肌力练习器等。

（四）维持性透析患者的康复护理指导

1. 维持性透析患者康复的概念　终末期肾衰竭是一种不可逆的疾病，在30年前，慢性肾衰竭患者长期生存的概率较小。随着医疗科学技术的不断发展，新型的血液透析设备的问世及水处理系统的不断完善，血管通路技术的提高，专业技术人员的业务水平不断提高，慢性肾衰竭患者的成活率逐渐提高。在我国依靠血液透析存活15年以上的患者占10%左右。

血液透析患者的康复与一般疾病痊愈以后的康复有不同的含义。透析患者的康复包括医学（身体）康复、心理与社会康复及职业康复三方面内容。

（1）医学（身体）康复：是指患者不存在尿毒症状态及透析所引起的各类并发症的状态。尿毒症患者，经医务人员的积极治疗，特别是通过充分的透析治疗后疾病有了很大的好转，患者的症状如水肿、贫血、食欲减退、乏力等有了改善，除存在少尿或无尿现象及生化指标的异常外，患者的感觉同正常人一样，也没有透析引起的各类并发症，这就是尿毒症透析患者医学（身体）方面的康复。在此基础上，患者社会生活完全可以自理，可以同正常人一样从事工作，并具有一定的运动能力。

（2）心理与社会康复：良好的治疗使患者对生活充满信心，其心理状态良好，不存在疾病导致的压力，认为自己不是残疾人；疾病的康复使患者具有参加工作的体力，并能感受工作的乐趣，因经常参加一些社会和社交活动也可消除悲观的情绪，从而融入社会。

（3）职业康复：是指透析患者重新走上工作岗位，具有与正常人相同的工作权利。职业康复不但能改善透析患者的情绪和心理状态，也能调节情绪，有利于疾病的治疗。职业康复增加患者和家庭的经济收入，改善患者生活条件，体现了患者自我价值，使其心理和行为上更接近健康人。

2. 康复的基本条件

（1）医疗保证：透析患者患病后能得到及时、合理、有效的治疗是最重要的也是最基本的医疗保证。同时，医务人员热情、周到的护理服务态度，良好舒适的治疗环境也直接影响患者的生活质量。

（2）家属的支持、理解和鼓励：在发病的早期，患者对疾病缺乏足够的认识，心理负担较大，家属应配合医务人员进行积极的疏导，使患者在疾病的早期心理状态稳定，促进疾病的早日康复。同时，家属应做好心理准备，当病情变化或疾病对家庭造成一定影响时，应理智对待，避免给患者带来伤害。研究证明，家庭支持是维持性透析患者得以长期生存和生活质量提高的关键。

（3）经济基础：血液透析或腹膜透析是尿毒症患者长久或终身治疗的手段，往往造成家庭经济负担加重。在没有实施医保政策前，患者常为经费问题得不到有效的治疗，如每周进行 2～3 次血液透析的只能每周透析 1 次，因价格问题无法进行血液滤过，有些患者因经费原因甚至停止透析治疗。随着医疗制度的改革，对维持性血液透析患者实施减负政策，社会的关心和家庭的和睦不仅提高了患者对疾病的治疗信心，也提高了患者的生活质量。

3. 康复护理指导

（1）心理护理：因角色的转变，透析患者的心理状态明显改变，从开始患病到接受治疗，患者经历了悲观失望（个别患者抗拒治疗）→接受→认知→配合治疗这样复杂的心理变化过程。在透析患者的复杂心理反应过程中，医务人员应特别关心和帮助患者，从心理上安抚患者，多与家属和患者沟通交流，了解患者的实际困难，赢得患者的信任，请透析效果较好的患者谈谈自己的体会，鼓励患者从患病的困境中走出来，让患者知道尿毒症的治疗效果不断提高，生活质量会得到改善，透析患者是可以长期存活并能康复的。

（2）加强与患者及家属的沟通：医务人员首先应了解患者的基本情况（如家庭结构、家庭角色、婚姻状况、学历、所在单位及单位的职务、患者的生活饮食习惯等），转变患者对治疗的态度。如患者出现不良情绪应加强心理疏导，必要时邀请家庭成员或患者的亲密朋友一同进行疏导。介绍有关疾病与血液透析方面的基本知识，提高患者对透析的认知，使患者对现代医疗水平充满信心，调整心态，积极配合治疗。

（3）建立良好护患关系：随着时间的推移和医务人员的积极努力，患者的疾病得到了控制，特别在正规透析治疗的 4～6 周后，患者食欲明显改善，贫血得以纠正，多余的水分得到清除，脸色逐渐红润，如同正常人，让患者看到了光明，患者会从心里感谢医务人员的治疗和帮助，尊重医务人员，听医务人员的指导。因此，建立良好的护患关系，可使患者心情愉快，为疾病的康复、重新走上工作岗位提供基础。

（4）血管通路的自护指导：良好的血管通路是维持性透析患者得以有效透析、长期生存的基本条件，保护好血管通路、延长其使用寿命就是延长患者生命（详见血管通路章节）。

（5）提高透析质量：医疗、净化技术是患者透析质量提高的基础，透析过程中要注意倾听患者的主诉，尊重患者的意愿，合理使用各种药物及辅助治疗措施，避免透析过程中各类并发症的发生。透析用水的质量监控、透析机的超滤性能、动静脉内瘘的护理及穿刺水平等均能体现透析技术水平，直接影响患者的康复。对维持性血液透析患者除充分的血液透析外，应开展血液滤过治疗，防止和减少远期并发症的发生。积极治疗、监测贫血是提高患者活动能力和生活质量的关键。

（6）加强营养管理：营养管理的目的是通过饮食治疗使饮食摄入既满足患者营养需要，又不超出其排泄能力。其意义在于合理的营养可减少营养不良造成的急慢性并发症，减少感染率，减少心血管并发症和透析中急性并发症的发生，同时能提高患者机体的免疫力，提高患者对饮食的自我约束力，从而提高维持性透析患者的生活质量。

（7）指导患者动静结合：对维持性透析患者来说，静是基础，包括身体的休息和心理上的平衡；动是辅助，指按照肾功能、心脏功能及患者的感觉选择适当的文娱、体育和社会活动。适当运动不仅可提高神经系统的调节能力，增强心肺功能，提高活动耐受能力，而且可减少脂肪蓄积。适当的运动和社会活动有利于患者的身心得到平衡，有利于治疗和康复。

（五）透析患者常用药物及其护理指导

1. 铁剂　铁是造血所需的主要原料之一，缺铁不仅能引起贫血，而且影响红细胞生成素（EPO）的疗效，因此要补充铁剂，改善贫血。透析患者优先选择静脉铁剂，目前认为蔗糖铁最为安全，其次是葡萄糖醛酸糖铁、右旋糖酐铁。缺铁不显著的透析患者，可以考虑口服铁剂，包括硫酸亚铁、枸橼酸铁、富马酸亚铁等。

使用静脉铁剂时部分患者会发生过敏现象，因此首次使用静脉铁剂时，严格按照产品说明书操作，输注铁剂过程及输注后的 1 小时应严密监测，配备心肺复苏设备及药物，培训如何评估及处理铁剂的不良反应。静脉补铁治疗期间需监测铁状态，避免铁过载；急性活动性感染时避免静脉输注铁剂。

2. 叶酸、维生素 B₁₂　虽然长期血液透析患者叶酸缺乏并不多见，但仍需给予叶酸，以防止产生巨幼细胞性贫血。维生素 B₁₂ 不仅有利于铁吸收，还补充了造血所需的其他原料，预防恶性贫血。不良反应为偶见轻微的胃肠道反应。

3. 碳酸氢钠　肾衰竭后酸性产物在体内潴留，造成酸中毒，由于血液透析是间断进行的，但身体内酸性物质的产生却是持续不断的，在透析后要服用碱性药物碳酸氢钠，以不断中和体内产生的酸性物质，纠正酸中毒。

4. 红细胞生成素　主要由肾脏产生，肾衰竭后人体内红细胞生成素明显不足，造成贫血。目前使用的都是通过基因工程生产的人重组红细胞生成素。注意事项：①冷藏保存；②皮下注射的吸收要比静脉注射好，注意评估注射部位；③监测血压，血压≥170/90mmHg才可慎用；④密切监测血红蛋白维持在 110～120g/L，若红细胞生成素治疗效果不佳，应检查储备铁，必要时补充铁剂；⑤分析红细胞生成素治疗效果不佳的原因。

5. 慢性肾脏病矿物质与骨异常常用防治药物　由于肾功能下降，维持透析患者骨矿物质代谢的能力下降，透析患者需要通过药物及饮食控制改善，如磷结合剂、活性维生素 D 及其类似物及钙受体增敏剂，配合透析及限制饮食来减少磷的吸收量，以控制高磷血症。

（1）磷结合剂：目前磷结合剂分为包含钙（碳酸钙、醋酸钙）和不包含钙（磷酸盐结合剂、镁碳酸盐、枸橼酸铁、镧、醇化合物、氢氧化亚铁）磷结合剂，以及不含金属磷结合剂（司维拉姆）。有专家提出选择多种磷结合剂联合应用可以提供定向磷的摄入量及钙离子的补充，从而达到改善透析患者钙磷代谢紊乱导致的骨病、心血管事件、心力衰竭及死亡等严重并发症。

使用磷结合剂控制血磷在正常或者接近正常水平，伴有高钙血症或血管钙化患者使用非含钙磷结合剂。根据医嘱及药物说明书，指导患者正确用药。口服用药经咀嚼后咽下，勿整片吞服。

（2）活性维生素 D 及其类似物：①维生素 D 缺乏选择维生素 D_2 或维生素 D_3，首选维生素 D_3，维持血清 25（OH）D_3≥50nmol/L。②继发性甲状旁腺功能亢进（secondary hyperparathyroidism，SHPT）治疗：在控制血钙和血磷水平正常的基础上，对轻度继发性甲状旁腺功能亢进且 PTH 水平处于稳定状态的患者，选择无须肾脏活化的活化维生素 D（阿法骨化醇、骨化三醇、帕立骨化醇等）治疗，选择口服给药方式治疗；对 PTH 水平进行性上升，或持续高于 300pg/ml 的患者，建议选择活性维生素 D 及其类似物间歇静脉给药治疗；也可先使用间歇口服冲击治疗，疗效欠佳时改用静脉给药。对于血钙水平偏高或存在高钙血症风险，或合并血管钙化的患者，建议采用选择性维生素 D 受体激动剂治疗。

对于正常人，普通维生素 D 进入体内后需要在肝脏和肾脏相应酶的作用下完成活化过程才能发挥生理作用，进入尿毒症患者体内的维生素 D 不能在肾脏完成活化过程，所以只能补充已经在体外活化的具备了生理活性的维生素 D。目前常用的还有骨化三醇、阿法骨化醇。

6. 拟钙剂 多项临床研究结果显示，拟钙剂（西那卡塞）能显著降低透析患者 PTH、血钙和血磷水平，提高 PTH、血钙和血磷的控制达标率，可使增生的甲状旁腺体积缩小，减少甲状旁腺切除手术，此外，拟钙剂能抑制血管钙化和减轻钙化防御，对钙磷代谢紊乱导致的骨病、心力衰竭、心血管事件及死亡等严重并发症，起到抑制或延缓作用。

（1）适应证：①同时伴发高钙血症、高磷血症和继发性甲状旁腺功能亢进患者；②伴发高钙血症或合并明显血管钙化患者；③使用活性维生素 D 治疗继发性甲状旁腺功能亢进效果不佳患者。

（2）禁忌证：对本药成分有过敏史的患者、严重低钙血症等。

7. 左卡尼汀 又名左旋肉毒碱，是一种广泛存在于机体组织内的特殊氨基酸，为脂肪代谢所必需。尿毒症维持性血液透析患者普遍存在左卡尼汀的缺乏，产生一系列并发症，如心肌病、骨骼肌病、心律失常、高脂血症，以及低血压和透析中肌肉痉挛等，可在透析时注射左卡尼汀预防治疗相关并发症。

8. 降压药 与原发性高血压相比，肾性高血压进展更快，心血管疾病的发病率和死亡率更高。降低血压可延缓肾衰竭进展，预防心力衰竭和脑出血的发生。降压药种类很多，常用降压药物如硝苯地平、酒石酸美托洛尔等。研究资料表明，20%～30%的患者在采用饮食控制和透析治疗达到合适干体重后，仍需使用降压药控制血压。对少尿或无尿的尿毒症高血压患者，除了利尿剂以外，其他各类降压药都可以选用，但需注意根据药物代谢途径、肾功能及是否可以通过透析清除进行选择。最好在透析结束后服用降压药以防透析中低血压的发生，多主张首选血管紧张素转换酶抑制剂（ACEI）和钙通道阻滞剂，或加用 β 受体阻滞剂，但后者在肾衰竭时半衰期明显延长，由于其干扰对低血糖反应的观察，糖尿病性肾衰竭需用胰岛素者，最好不用。

（1）钙通道阻滞剂——地平类。①适应证：高血压、心绞痛。②注意事项：首先要定时、定量服用降压药；其次，新增或加减药量要密切监测血压，每天至少监测三次；最后，如出现低血压症状，应避免活动，防止跌倒。

（2）α 受体阻滞剂——盐酸哌唑嗪片。①适应证：高血压、充血性心力衰竭。②不良反应：姿势性眩晕、嗜睡、头晕、乏力、心悸、恶心。③注意事项：服药初期血压会急降，因此在变动身体姿势时应缓慢以防晕倒。

（3）β 受体阻滞剂——酒石酸美托洛尔片。①适应证：高血压、心肌缺血。②不良反应：头痛、头晕、心动过缓、支气管痉挛等。③注意事项：观察心率的变化，哮喘患者要慎用，因其会引起支气管收缩。

（4）利尿剂。①适应证：高血压及肾病引起的水肿。②注意事项：嘱患者日间服用；注意观察并记录每日尿量；观察血压、电解质变化。

在使用控制血压常用的药物 ACEI、血管紧张素 Ⅱ 受体拮抗剂（ARB）等过程中需要注意以下几个方面。①注意监测血钾情况；②若使用 ACEI，注意观察有无刺激性干咳，必要时更换药物；③注意监测肾功能情况，如肾动脉狭窄、血容量不足会进一步加重肾损害，应避免使用。

第二节　血液滤过及透析滤过

一、概　　念

血液滤过（HF）简称血滤，是模仿正常人肾小球滤过和肾小管重吸收的原理，以对流的方式清除体内过多的水分和尿毒症毒素，同时还会输入体内一些成分近似于细胞外液的液体。与血液透析相比，血液滤过具有对血流动力学影响小，对中、大分子物质清除率高等优点。而血液透析滤过（HDF）是血液透析和血液滤过的结合，具有两种治疗模式的优点，可通过弥散和对流两种机制清除溶质，在单位时间内比单独的血液透析或血液滤过清除更多的中小分子物质，可减少血液透析患者的远期并发症，提高患者的生活质量。

二、适　应　证

（1）常规血液透析易发生低血压。
（2）顽固性高血压。
（3）常规透析不能控制的体液过多和心力衰竭。
（4）严重继发性甲状旁腺功能亢进。
（5）尿毒症神经病变、视物模糊、听力下降、皮肤瘙痒等。
（6）高磷血症。
（7）药物中毒。
（8）心血管功能不稳定、多器官功能障碍综合征及病情危重。

三、相对禁忌证

（1）药物难以纠正的严重休克或低血压。

（2）严重心肌病变导致的心力衰竭。

（3）严重心律失常。

（4）精神障碍不能配合血液净化治疗。

四、治疗模式及处方

血液滤过及血液透析滤过治疗 4 小时/次，建议血流量＞250ml/min。为了加强尿毒症清除效果，可以增加每周血液滤过或者血液透析滤过治疗次数。

置换液补充方式：后稀释、前稀释、混合稀释。

后稀释置换法是指置换液在血滤器后输入，此时透析器内的血液没有被稀释，后稀释的溶质清除率最高，置换液量通常为血流量的 20%～30%，治疗 4 小时后稀释置换液量 18～25L。但是当血流动力学条件受限（如蛋白质浓度和血红蛋白水平非常高）或者血流速度受限，要求更高的置换液速率时，为避免透析器内血液浓缩，可以选择将全部置换液或一部分置换液在血液进入透析器前注入（分别是前稀释、混合稀释方式）。

前稀释置换液量通常为血流量的 50%～60%，其所需要的置换液量较大，治疗 4 小时前稀释置换液量 30～50L；混合稀释法建议前稀释率：后稀释率为 1∶2。

三种置换液补充方式优缺点如表 4-1。

表 4-1　三种置换液补充方式优缺点

置换液注入方式	优点	缺点
后稀释	1. 置换液量相对其他方式更低 2. 对小、中、大分子物质清除率高	1. 降低液体和溶质的膜通透性。如潜在白蛋白的丢失；潜在报警；增加跨膜压；膜纤维内凝血；增加膜阻力 2. 血液浓缩：增加了蛋白质浓度和血细胞比容；潜在膜感染；增加黏度和胶体渗透压
前稀释	1. 血液稀释：保证血流动力学情况不佳的患者顺利进行 HDF 治疗；降低蛋白质浓度和血细胞比容，以及黏度和胶体渗透压；降低膜污染和纤维束 2. 有利于蛋白质结合溶质清除，降低膜阻力，保留透析膜通透性	1. 置换液量较大，是后稀释置换液量的两倍 2. 小、中、大分子物质清除率较后稀释低
混合稀释	1. 保证了血流动力学情况不佳的患者顺利进行 HDF 治疗 2. 避免了前稀释、后稀释的缺点	1. 需要两个注入泵的硬件条件以及特殊的血液管路 2. 要求特殊的算法及软件：增加置换液量，是后稀释置换液量的 1.3 倍；保证跨膜压在设定范围内，调整前后注入比例；计算血细胞比容和蛋白质浓度变化

五、血滤器的选择

根据治疗方式选择相应的血滤器，通常采用专用血滤器或高通量透析器。

六、血液滤过前、滤过中、滤过后护理

详见本章第一节。

七、血液滤过操作步骤

（一）血液滤过操作流程

血液滤过操作流程见图4-2。

（二）血液滤过具体操作方法

（1）准备操作前，操作者应使用流动水洗手或速干手消毒液洗手，洗手要按照正规洗手操作程序进行，待干，戴好口罩。

（2）将用物携至机器旁并开机，A、B液管分别放置于A、B液中或者连接中心供液A、B液接口，机器自检。

（3）核对患者姓名、透析器及管路型号，检查物品的有效期和外包装有无破损。

（4）评估患者神志、配合程度、内瘘肢体情况。

（5）戴手套，再次核对透析器及管路，按照体外循环的血流方向依次安装管路。

（6）预冲管路：原则是先预冲泵前，再预冲泵后；先低流量排气，后高流量预冲；先预冲膜内，再预冲膜外。预冲过程要遵守无菌操作原则。

（7）通过置换液连接管应用机器在线产生的置换液按照体外循环的方向完成密闭冲洗的过程。

（8）设各种参数，检查各管路连接情况。

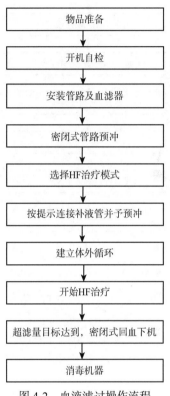

图4-2　血液滤过操作流程

（9）协助患者选择舒适体位，准备穿刺，严格消毒妥善固定穿刺针，做好四查（即循管前查、穿刺前查、上机前查及上机后查）七对（对姓名、透析方式、透析参数、机型、透析器及管路、一次性用品的有效期及抗凝方式）。

（10）引血上机。建立体外循环后，根据患者血流量、超滤率及跨膜压设置置换液量（每次补充置换液量18～40L）。

（11）整理床单元及操作用物，洗手，记录，并签名。

八、血液透析滤过操作步骤

（一）血液透析滤过操作流程

血液透析滤过操作流程见图4-3。

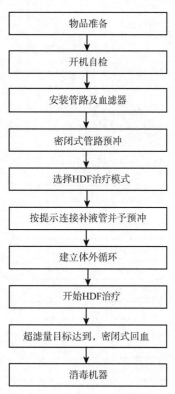

图 4-3　血液透析滤过操作流程

物品准备

↓

开机自检

↓

安装管路及血滤器

↓

密闭式管路预冲

↓

选择HDF治疗模式

↓

按提示连接补液管并予预冲

↓

建立体外循环

↓

开始HDF治疗

↓

超滤量目标达到，密闭式回血

↓

消毒机器

（二）血液透析滤过具体操作方法

（1）准备操作前，操作者应使用流动水洗手或速干手消毒液洗手，洗手要按照正规洗手操作程序进行，待干，戴好口罩。

（2）将用物携至机器旁并开机，A、B 液管分别放置于 A、B 液中或者连接中心供液 A、B 液接口，机器自检。

（3）核对患者姓名、透析器及管路型号，检查物品的有效期和外包装有无破损。

（4）评估患者意识状态、配合程度、内瘘肢体情况。

（5）戴手套，再次核对透析器及管路，按照体外循环的血流方向依次安装管路。

（6）预冲管路：原则是先预冲泵前，再预冲泵后；先低流量排气，后高流量预冲，先预冲膜内，再预冲膜外。遵守无菌操作原则，各监测设备安装一步到位。

（7）使用生理盐水预冲或通过置换液连接管应用机器在线产生的置换液按照体外循环的方向完成密闭冲洗的过程。

（8）设备种参数，检查各管路连接情况。

（9）协助患者选择合适体位，准备穿刺，严格消毒妥善固定穿刺针，做好四查（包括循管前查、穿刺前查、上机前查及上机后查）七对（包括对姓名、透析方式、透析参数、机型、透析器及管路、一次性用品的有效期及抗凝方式）。

（10）引血上机。建立体外循环后，根据患者血流量、超滤率及跨膜压设置置换液量。根据置换液量调整补液速度。

（11）整理床单元及操作用物，洗手，记录，并签名。

九、血液滤过、血液透析滤过并发症评估与处理

并发症详见第五章。HF、HDF 可能出现与血液透析相同的并发症，除此之外还可出现反超滤。

1. 原因　低静脉压及低超滤率，或者使用高超滤率的透析器时，在透析器出口，血液处的压力可能低于透析液侧，出现反超滤，严重时可导致患者肺水肿。

2. 预防　调整适当跨膜压（100～400mmHg），血流量大于 250ml/min。

十、护理注意事项

1. 护理　执行血液滤过、血液透析滤过操作时，机器运行过程的护理可参照血液透析前、透析中、透析后的护理。根据患者个体差异，选择后稀释时可适当增加肝素用量。

2. 营养　血液滤过、血液透析滤过治疗过后，可能会随着大量置换液滤出而导致氨基酸及蛋白质等部分物质丢失，应告知患者适当补充营养。

3. 水质　以对流方式参与治疗的透析用水必须为严格无菌和无致热原的"超纯水"。

4. 质量保证　具有血液滤过、血液透析滤过功能的透析机必须定期消毒，为保证超滤器对细菌、内毒素的截流能力，需根据常规方法定期监测微生物水平，根据滤器的使用次数、周期进行定期更换。

5. 血流量要求　采用 HDF 治疗的患者通常需要能满足体外血流量达到 250ml/min 以上，有欧洲学者提出最好能达到 350～400ml/min 甚至更高，更有利于进行物质交换，增加物质清除率。

第三节　连续性肾脏替代治疗

一、概　　念

连续性肾脏替代治疗（continuous renal replacement therapy，CRRT）是指一组体外血液净化的治疗技术，是所有连续、缓慢清除水分和溶质治疗方式的总称。传统 CRRT 技术每天持续治疗 24 小时，目前临床上常根据患者病情对治疗时间做适当调整。

CRRT 是目前抢救危重及多器官功能障碍综合征患者的重要治疗方法之一，与间歇性 HD 治疗相比，连续性治疗的死亡率减少 15%。因此目前在临床应用较广。这种血液净化治疗能长时间替代损害的肾功能。

由于运用血液净化的方法和滤器不同，以及患者的病情不同，目前有效的肾替代治疗方法有如下几种：①连续性动-静脉血液滤过（CAVH）；②连续性静脉-静脉血液滤过（CVVH）；③缓慢连续超滤（SCUF）；④连续性动-静脉血液透析滤过（CAVHDF）；⑤连续静脉-静脉血液透析滤过（CVVHDF）；⑥连续性动-静脉血液透析（CAVHD）；⑦连续性静脉-静脉血液透析（CVVHD）；⑧连续高通量透析（CHFD）。

CRRT 可维持血流动力学稳定；血浆渗透压变化较小；能更好地控制氮质血症、维持电解质和酸碱平衡；纠正患者的电解质和酸碱紊乱；维持内环境稳定；高效清除体内过多的液体。通过持续超滤可以满足患者的补液需求，以促进肠外营养和静脉药物治疗（如升压药、血管收缩药），对颅内压影响较小，还有可使用新型透析设备的潜在优势。目前，CRRT 临床应用时可联合其他血液净化技术，如血浆置换、内毒素吸附技术、体外膜氧合及人工肝技术等。

二、适　应　证

CRRT 适用于有高分解代谢的患者，即尿素氮、肌酐、血钾明显升高者。

1. 肾脏疾病

（1）重症急性肾损伤（AKI）：伴血流动力学不稳定和需要持续清除过多水或毒性物质，如 AKI 合并严重电解质紊乱、酸碱代谢失衡、心力衰竭、肺水肿、脑水肿、急性呼吸窘迫综合征、外科术后、严重感染等。

（2）慢性肾衰竭（CRF）：合并急性肺水肿、尿毒症脑病、心力衰竭、血流动力学不稳定等。

2. 非肾脏疾病　包括多器官功能障碍综合征、脓毒血症或败血症性休克、急性呼吸窘迫综合征、挤压综合征、乳酸酸中毒、急性重症胰腺炎、心肺体外循环手术、慢性心力衰竭、肝性脑病、药物或毒物中毒、严重液体潴留、需要大量补液、电解质和酸碱代谢紊乱、肿瘤溶解综合征、高热等。

三、禁　忌　证

CRRT 无绝对禁忌证，但存在以下情况时应慎用。

（1）无法建立合适的血管通路。

（2）严重的凝血功能障碍。

（3）严重的活动性出血，特别是颅内出血。

四、治疗前患者评估

评估患者拟行 CRRT 的适应证及禁忌证，保证 CRRT 的有效性及安全性。患者是否需要 CRRT 由有资质的肾脏科专家或者 ICU 医生决定，拥有最终决定权的为患者或家属。肾脏科专家或者 ICU 医生负责患者治疗方案的确定等。

五、治　疗　时　机

（1）出现危及生命的容量负荷过多（急性肺水肿）、电解质紊乱或者酸碱失衡时，需立即进行 CRRT。

（2）对于重症 AKI 患者，根据 2012 年改善全球肾脏病预后组织指南的要求，AKI 进入 2 期时可以考虑进行 CRRT 干预。对于心脏术后合并容量负荷的 AKI 患者，以及治疗所需的代谢及容量需求超过肾脏能力的患者，均可考虑进行 CRRT 干预。

六、治疗模式和处方、抗凝方案

临床上需根据不同病情及病因采取不同的 CRRT 模式及设定参数。SCUF 主要用于清除过多液体为主的治疗，对溶质清除能力较弱，常用于充血性心力衰竭患者的脱水治疗。CVVHD、CVVHDF 及 CVVH 是 CRRT 最为常用的治疗方式，其中 CVVHDF 及 CVVH 具有清除中大分子毒素、代谢产物及炎症因子的优势，三种模式各有特点，均可作为重症 AKI 的治疗方式。

治疗处方根据患者治疗需求和残存肾功能水平选择。至少每 24 小时对 CRRT 处方剂量和达成剂量进行评估，要求达成剂量至少大于处方剂量的 80%。当 CRRT 预计治疗时间不足 24 小时，可通过增加治疗剂量达到治疗目的。抗凝方案详见第三章。

七、血管通路的选择

CRRT 用于重症及治疗时间较长者，常规不推荐采用动静脉内瘘或者人工血管作为 CRRT 的血管通路。建议使用不带隧道涤纶套中心静脉导管，预计治疗时间超过 3 周，可使用带隧道涤纶套中心静脉导管。

八、血滤器的选择

通常采用高生物相容性血滤器，根据治疗方式选择相应的血滤器。

九、CRRT 的操作步骤

（一）CRRT 的操作流程

CRRT 操作流程见图 4-4。

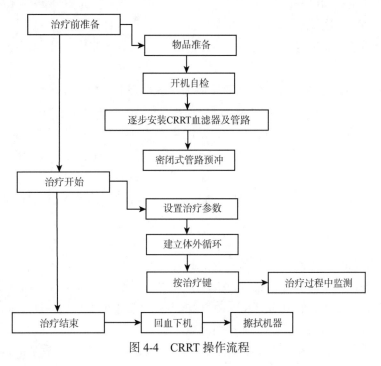

图 4-4　CRRT 操作流程

（二）操作规范

以 CVVHDF 模式，以肝素抗凝为例，具体操作方法如下。

1. 治疗前准备

（1）准备置换液、生理盐水、肝素溶液、注射器、消毒液、无菌纱布及棉签（建议使用一次性无菌透析护理包）等物品。操作者按卫生学要求着装，并洗手，戴帽子、口罩、手套。

（2）检查并连接电源，打开机器电源开关，机器通过自检。

（3）根据机器显示屏提示步骤，逐步安装 CRRT 血滤器及管路，置换液袋放于平稳安全处，连接置换液、生理盐水预冲液、抗凝用肝素溶液及废液袋，打开各管路夹。

（4）进行管路排气及预冲。

2. 治疗开始

（1）按医嘱设置血流量、置换液流速、透析液流速、超滤液流速及肝素输注速度等参数，此时血流量控制在 80～100ml/min 为宜。

（2）打开患者留置导管封帽，用消毒液消毒导管口，抽出导管内封管溶液并检测血流量是否良好后，注入生理盐水冲洗管内血液，确认导管通畅后从静脉端给予首剂肝素或机给首剂肝素。

（3）将血液管路动脉端与静脉留置导管的动脉端连接，打开管路动脉夹及静脉夹，按治疗键，CRRT 机开始运转，排出适量管路预冲液后关闭血泵，关闭管路静脉夹，将血液管路静脉端与静脉留置导管静脉端连接后，打开夹子，开启血泵治疗。

如患者血压偏低，可无须放出管路预冲液，将动脉端及静脉端一同接好予以对接引血，打开夹子进行治疗即可。如患者血容量不足，可用血浆制品、右旋糖酐液填充管路后直接将动脉端及静脉端一同接好，打开夹子进行治疗。用止血钳固定好管路，无菌治疗巾及无菌纱布包裹固定导管连接处。

（4）逐步调整血流量等参数至目标治疗量，查看机器各监测系统是否处于监测状态，整理用物。

3. 治疗过程中严密监测生命体征变化情况　进行心电监护，监测血压、心率、血氧饱和度等，每 30～60 分钟记录一次治疗参数及治疗量，核实是否与医嘱一致。

4. CRRT 运行护理　根据机器提示，及时更换置换液、透析液、处理废液袋。建议连续 24 小时治疗后或者必要时（发生凝血情况时）更换管路及透析器。CRRT 机器发生报警时，迅速根据提示进行解除报警的操作。如报警无法解除导致血泵停止运转，立即停止治疗，可手动转泵回血，并速请血液透析工程师到场处理。其余护理可参照血液透析的护理。

5. 治疗结束

（1）治疗即将结束时，准备生理盐水、无菌纱布、封管液等用物。

（2）治疗结束时，按密闭式回血下机，血流量为 80～100ml/min。

（3）根据血管通路的实际情况进行处理，如为留置透析导管患者，没有出血风险或活动性出血风险的，建议采用 1000U/ml 肝素盐水常规封管；对于有活动性出血的患者，建议采用 4%枸橼酸钠液封管，每 12～24 小时封管 1 次。

（4）按照机器提示步骤，卸载血滤器及管路，关闭电源，按照用后物品消毒规范处理。

（三）CRRT 置换液的配制

目前国内使用的 CRRT 置换液主要包括：商品化的置换液、血液透析机在线生产的（online）置换液及手工配制的置换液（表 4-2）。因置换液进入血液，为达到安全治疗，需要采用药物学的标准制备，使透析液达到高质量和标准化的要求。

表 4-2　CRRT 置换液的配制

类型	商品化置换液	在线生产的（online）置换液	手工配制的置换液
细菌学质量	优	较优	影响因素较多
保存时间	12～24 个月	24 小时内	24 小时内
溶质的稳定性	优	优	影响因素多
酸碱电解质调节	方便	不易调节	方便
个体化配制	较易	较难	容易

1. 置换液的基本组成　原则上置换液应根据人体细胞外液电解质的成分，再加上缓冲液来配制，使其所含电解质与血浆电解质基本一致（表 4-3）。

表 4-3　置换液的基本组成　　　　　　　（单位：mmol/L）

组成成分	血浆	组织间	细胞内液	参考浓度
钠	142	145	10	135～145
钾	4	4.1	155	0～6
钙（游离 45%）	2.5	1.25	<1	1.25～1.75
磷	1.0～1.5	—	15	0.7～1.0
氯	104	110	3	100～115
碳酸氢根	24	27	10	30～40
乳酸	1.0	1.2	—	
葡萄糖	4.0	4.0	4.0	5～12

　　商品化置换液基础液常不含钾离子配方，需要根据患者病情添加钾离子，按 A 液 4000ml 基础置换液；B 液 5%碳酸氢钠 250ml 的配比量，由于使用碳酸氢盐置换液，采用碳酸氢钠与置换液同比例同步输入。如果置换液改变，碳酸氢钠的输入量也需改变。计算置换液钾离子浓度方法：每加入 1ml 10%氯化钾，其浓度增加 0.335mmol/L。配制原则如下。

　　（1）无致热原质量标准：内毒素<0.03EU/ml，细菌数<1×10^{-6}CFU/ml。

　　（2）无菌原则：液体生产过程、配制过程、使用过程严格遵照无菌原则。

　　（3）电解质浓度应保持在生理水平，为纠正患者原有的电解质紊乱，可根据治疗目标进行个体化调节。

　　（4）缓冲系统可采用乳酸盐、醋酸盐、碳酸氢盐及枸橼酸盐。

　　（5）渗透压应保持在生理范围内，一般不采取低渗或高渗配方。

2. 置换液配方的调整

　　（1）置换液成分应与细胞外液一致：做到个体化治疗，其钠离子浓度常用范围为135～145mmol/L。注意减小血浆/置换液浓度差，减缓血钠变化速度，避免引起严重组织细胞受损；临床上根据需要可以调整血钠浓度方案。针对严重高钠血症患者，一般要低于正常的血钠 10mmol/L 左右，使下降的最大速度为每小时 0.5～0.7mmol/L，或每日下降幅度不超过 10%；针对低钠血症患者，一般要高于正常血钠 10mmol/L。

　　（2）置换液配方常用钾浓度：2.0～3.0mmol/L。低钾血症发生率 4%～24%，行 CRRT

时可适当提高钾浓度，在 A 液中一般加入 10% 氯化钾 8ml（2.5mmol/L），之后根据检测的血钾水平调整，通常给予 2.0～3.0mmol/L，一般不宜超过 5.5mmol/L；以维持患者血钾在 3.5～4.5mmol/L 为目标。

（3）置换液配方常用钙、镁、磷：根据监测的电解质结果调整，目前成品置换液大多使用不含磷置换液，但部分 CRRT 患者可出现低磷血症，人体血清磷浓度为 1.0～1.5mmol/L，如血磷<0.8mmol/L，可采取补磷或使用含磷置换液，并提高置换液磷离子浓度。

（4）置换液配方常用葡萄糖：超滤液每日可丢失葡萄糖 40～80g，CRRT 过程中胰岛素分泌受限制，可导致血糖升高，临床根据患者个体情况应用，也可使用无糖透析液。

（5）置换液配方常用 B 液碳酸氢钠：根据血气分析的结果决定透析液配方中的碳酸氢根目标值，确定 B 液的输入速度。碳酸氢钠补充速度（ml/h）=碳酸氢根目标值×84×置换液速度/（5%×1000）。例如：碳酸氢根目标值是 30mmol/L，置换液速度是 4L/h，其 B 液碳酸氢钠补充速度为 30×84×4/（5%×1000）=201.6（ml/h），临床工作中应用输液泵以精确使用药物。

十、停 机 时 机

AKI 患者 CRRT 停机指征：生命体征稳定、除肾脏之外的重要器官功能恢复正常、肾功能逐渐恢复、血流动力学正常、容量负荷及水电解质和酸碱平衡紊乱得以纠正。肾功能未恢复的患者可以采用间断性肾脏替代治疗或腹膜透析治疗。

十一、护理注意事项

（1）正确计算置换液进出量，确保进出液体平衡。

（2）严格执行无菌操作原则。

（3）并发症及处理同血液透析和血液滤过等技术（详见第五章相关内容），但由于 CRRT 治疗对象为危重患者，治疗时间长，故并发症发生率较高，且程度较重，处理更为困难，需要密切关注。

（4）配制置换液时的注意事项：①严格无菌操作；②配制前后核对药物，配制时注意各种药物剂量的准确性；③碳酸氢钠置换液应现用现配；④将置换液利用无菌技术注入静脉高营养袋中，形成密闭状态；⑤必要时监测置换液的电解质浓度。

第四节　单 纯 超 滤

一、概　　念

单纯超滤（isolated ultrafiltration，IUF）是通过对流转运机制，采用容量控制或压力控制，经过透析器或血滤器的半透膜等渗地从全血中除去水分的一种治疗方法。在单纯超滤治疗过程中，不需要使用透析液和置换液，没有电解质浓度和渗透压方面的变化，有利于组织中的水分向血浆转移，因此单纯超滤脱水效果好，见效快，患者耐受良好。

二、适 应 证

（1）药物治疗效果不佳的各种原因所致的严重水肿，如肾功能不全者的水钠潴留、肾病综合征的严重水肿。

（2）难治性心力衰竭。

（3）严重的急、慢性肺水肿。

三、相对禁忌证

单纯超滤无绝对禁忌证，但出现下列情形慎用。

（1）严重低血压。

（2）恶性心律失常。

（3）存在血栓栓塞高度风险。

四、血滤器的选择

根据患者的体重、体表面积、水肿程度选择适宜的透析器或者血滤器。

五、治疗模式及处方

选择单纯超滤，CRRT 也可以执行缓慢连续超滤（slow continuous ultrafiltration，SCUF），需要根据患者病情及设备条件等方面个体化调整。SCUF 持续时间可视病情需要持续延长，超滤率较低，适用于血流动力学不稳定而又需要超滤脱水的患者。单纯超滤每次超滤量以不超过体重的 4%～5% 为宜，可根据临床实际情况适时调整，原则上一次 SCUF 的超滤液总量不宜超过 4L；SCUF 超滤率一般设定为 2～5ml/min，可根据临床实际情况调整。

1. 单纯超滤前、单纯超滤中、单纯超滤后护理　详见本章第一节。

2. 血管通路、抗凝方法及操作流程　可参照血液透析及 CRRT 操作。

执行操作时需在血液透析机上选择单纯超滤模式，并开启按钮即可进行单纯超滤。

调整血流量，血流量由 50ml/min 开始，根据患者病情变化，缓慢提升血流量至 150～200ml/min，并依据临床实际情况适时调整。血流量与超滤率值一般为 4∶1，当血流量过低不能满足超滤率要求时，机器将会报警。

六、注 意 事 项

（1）选择高通量血液透析器/血滤器，有助于完成目标超滤量；但超滤过程中会因此而丢失部分营养物质。

（2）对于血细胞比容较高的透析患者，考虑减少超滤率或者适当增加抗凝药物的剂量，避免因血液浓缩、血液黏滞度上升而使血流阻力增加。

（3）高钾血症患者不宜在透析前期（上机 2 小时内）执行单纯超滤，避免血液浓缩，导致高钾血症加重。

（4）针对治疗过程中由于透析液中断无法进行血液透析，而暂时改为单纯超滤时，建议时间不宜超过 30 分钟，避免影响透析效果。

第五节　血　浆　置　换

一、概　　念

血浆置换（plasma exchange，PE）是通过血液净化技术清除血浆中的自身抗体、免疫复合物等大分子物质的一种血液净化疗法。其基本过程是将患者血液经体外循环的血泵引出，经过血浆分离器，分离血浆和细胞成分，去除致病血浆或选择性地去除血浆中的某些致病因子，然后将细胞成分、白蛋白、净化后的血浆及所需补充的置换液输回体内，并调节免疫系统、恢复网状内皮细胞吞噬及细胞免疫功能，从而达到治疗疾病的目的。

血浆置换技术根据治疗模式的不同，分为单重和双重血浆置换；血浆置换对于大多数疾病并非病因治疗，其至少可更有效迅速地降低体内致病因子的浓度，减轻或终止由致病因子导致的组织损害。因此，在血浆置换治疗的同时，需要积极进行病因治疗，使疾病得到有效控制。

二、适　应　证

目前血浆置换的治疗范围扩展至免疫性神经系统疾病、风湿免疫性疾病、血液系统疾病、肾脏疾病、急性中毒、肝脏疾病、代谢性疾病及移植等领域约 200 多种疾病，其主要适应证如下。

（1）风湿免疫性疾病：系统性红斑狼疮（尤其是狼疮性脑病）、难治性类风湿关节炎、系统性硬化症、抗磷脂抗体综合征等。

（2）免疫性神经系统疾病：重症肌无力、急性炎症性脱髓鞘性多发性神经病（Guillain-Barre syndrome）、Lambert-Eaton 肌无力综合征、多发性硬化病、慢性炎症性脱髓鞘性多发性神经病等。

（3）消化系统疾病：重症肝炎、严重肝衰竭、肝性脑病、胆汁淤积性肝病、高胆红素血症等。

（4）血液系统疾病：多发性骨髓瘤、高 γ-球蛋白血症、冷球蛋白血症、高黏滞综合征（巨球蛋白血症）、血栓性微血管病[血栓性血小板减少性紫癜/溶血性尿毒综合征（TTP/HUS）]、新生儿溶血性疾病、白血病、淋巴瘤、重度血型不合的妊娠、血友病 A 等。

（5）肾脏疾病：抗肾小球基底膜病、急进性肾小球肾炎、难治性局灶节段性肾小球硬化、系统性小血管炎肾脏损伤、重症狼疮性肾炎等。

（6）器官移植前去除抗体（ABO血型不兼容移植、免疫高致敏受者移植等）、器官移植后排斥反应。

（7）自身免疫性皮肤疾病：大疱性皮肤病、天疱疮、类天疱疮、中毒性表皮坏死松解症、坏疽性脓皮病等。

（8）代谢性疾病：纯合子型家族性高胆固醇血症等。

（9）药物中毒（如洋地黄中毒等）、药物过量、与蛋白结合的毒物中毒。

（10）其他：浸润性突眼等自身免疫性甲状腺疾病、多器官功能障碍综合征等。

三、禁 忌 证

无绝对禁忌证，相对禁忌证如下。

1. 对血浆、人血白蛋白、肝素等有严重过敏史。

2. 药物难以纠正的全身循环衰竭。

3. 非稳定期的心肌梗死、脑梗死。

4. 颅内出血或重度脑水肿伴有脑疝。

5. 存在精神障碍而不能很好配合治疗者。

四、血浆置换操作步骤

由于血浆置换存在不同的治疗模式，并且不同的设备其操作程序也有所不同，应根据不同的治疗方法，按照机器及其所用的管路、血浆分离器或血浆成分分离器等耗材的相关说明书进行操作，主要程序如下。

（一）血浆置换操作流程

血浆置换操作流程见图4-5。

（二）血浆置换具体操作方法

1. 血浆置换前准备

（1）准备并检查设备运转情况：按照设备出厂说明书进行。

（2）按照医嘱配置置换液、常规药品。置换液的种类有生理盐水、复方氯化钠溶液、血浆制品、右旋糖酐-40等，其中人血白蛋白注射液浓度为4%～5%；常规药品为钙剂及地塞米松，必要时备肾上腺素。

（3）核对患者姓名、住院号，监测患者的生命体征并记录。

（4）按医嘱给予患者抗凝剂。

（5）根据病情需要确定单重或双重血浆置换，以及血浆置换频率。

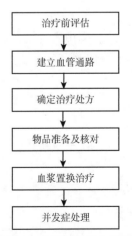

图4-5 血浆置换操作流程

2. 单重血浆置换操作方法

（1）开机自检，按照机器要求进行管路连接，预冲管路及血浆分离器。

（2）按照医嘱设置血浆置换参数及各种报警参数。

（3）置换液需要加温，血浆置换术中患者因输入大量液体，如液体未经加温输入患者体内易致畏寒、寒战，因此，所备的血浆等置换液需经加温后输入，以干式加温为宜。

（4）血浆置换治疗开始时，全血流速宜慢，观察至少 5 分钟，无反应后再以正常速度运行。通常血浆分离器的血流速度为 80～150ml/min。

（5）严密监测患者生命体征，每 30 分钟测 1 次血压、心率、脉搏等。

（6）密切观察机器运行情况，如全血流速、血浆流速、跨膜压变化、动脉压、静脉压等。

（7）血浆置换量达到目标量后回血，观察患者的生命体征，并记录病情变化及血浆置换治疗参数和结果。

3. 双重血浆置换操作方法

（1）开机自检，按照机器要求进行血浆分离器、血浆成分分离器、管路、监控装置安装连接，预冲。

（2）按照医嘱设置血浆置换参数及各种报警参数，如血浆置换目标量、各个泵的流速或血浆分离流量与血流量比值、弃浆量、分离血浆比率等。

（3）血浆置换开始时，全血流速宜慢，观察至少 5 分钟，无反应后再以正常速度运行。通常血浆分离器的血流速度为 80～100ml/min。

（4）密切观察患者生命体征，每 30 分钟测 1 次血压、心率、脉搏等。

（5）密切观察机器运行情况，如全血流速、血浆流速、跨膜压、动脉压、静脉压、膜内压变化等。

（6）血浆置换达到目标量之后，可以进入回血程序，按照机器指令进行回血，观察并记录患者的病情变化、治疗参数、治疗过程及结果等。

五、血浆置换的频率

根据患者的原发病、病情、治疗效果等个体化制订治疗方案。血浆置换的频率通常为每天或者间隔 1～2 天，一般 5～7 天为一个疗程，根据医嘱执行。

六、血浆置换剂量

单次单重血浆置换剂量以患者血浆容量 1～1.5 倍为宜，不建议大于 2 倍。

为达到一个合适的血浆置换，需评估患者的血浆容量。常见计算方式有两种，部分透析设备带有血浆置换剂量的计算功能，计算方法通常采用身高、体重和血细胞比容（hematocrit，Hct）的计算图和公式。

1. 方法一　血浆容量相当于 35～40ml/kg 体重，患者 Hct 正常时采用低限值（35ml/kg 体重），而 Hct 小于正常时采用高限值（40ml/kg 体重）。例如，一个 80kg 的患者、Hct

正常，其血浆容量（V_p）是 80×35=2800ml。

2. 方法二　预测血浆容量的公式已通过考虑个体身高（cm）和体重（kg）的曲线修整技术得出，与通过同位素（I^{131} 标记的白蛋白）稀释技术测定的实际血浆容量类似：V_p=（1–Hct）（b+cW），W=去脂体重，b=1530（男性）、864（女性），c=41（男性）、47.2（女性）。例如，一个 80kg 的男性患者、Hct（40%），其血浆容量（V_p）是（1–0.4）×[1530+（41×80）]=2886ml。

必须注意这些数值是基于去脂体重计算出的，对于肥胖患者，必须选用去脂体重，以免发生不必要的大容量置换的危险。

七、血 液 流 速

可参照血浆置换操作流程，建议采用中空纤维设备时，血液流速应超过 50ml/min 以避免凝血，理想的血液流速（Q_b）通常是 100～150ml/min。当血液流速为 100ml/min 时，血浆去除速率可达到每分钟 30～50ml。因此，进行典型的膜滤过（V_e=2800ml）所需要的时间平均约 2 小时（40ml/min×60min=2400ml/h）。

八、血浆置换前、血浆置换中、血浆置换后护理

详见本章第一节。

九、血浆置换并发症评估与处理

血浆置换可能出现与血液透析相同的并发症，除此之外还可出现以下并发症。

（1）大量输入异体血浆或白蛋白有导致患者过敏和产生超敏反应、溶血、感染传染病的危险。查明原因，予以对症处理，特别注意严格核查所输注血浆制品，停止输注可疑血浆。同时应严密监测血钾，避免发生高钾血症等。

（2）低钙血症：以白蛋白为置换液或者使用枸橼酸抗凝的患者易出现低血钙，可在治疗过程中预防性静脉输注钙剂防止低钙血症的发生。

十、护理注意事项

（1）置换液中使用新鲜的冰冻血浆时，因含有凝血因子、补体和白蛋白，其成分复杂，可诱发过敏，血浆置换过程中，严密观察患者有无过敏和产生超敏反应。一旦发生过敏应立即停止输入可疑血浆或者白蛋白，予以抗过敏治疗，出现过敏性休克时按休克抢救流程处理。

（2）维持患者水、电解质的平衡，保持血浆胶体渗透压的稳定。

（3）注意观察患者有无低钙血症的症状，如口麻、腿麻及小腿肌肉痉挛，可在治疗时静脉输注钙剂防止低钙血症的发生。

（4）血浆置换过程中，如置换液是大量的血浆制品，应在置换过程中查电解质，适时

补充钙剂，如有过敏，应使用抗过敏药物。

（5）治疗过程中，血流量不超过150ml/min，血浆成分分离器速度通常为25～30ml/min。

第六节　血液灌流

一、概　念

血液灌流（hemoperfusion，HP）是将患者血液从体内引到体外经过血液灌流器，通过吸附剂吸附毒物、药物、代谢产物，达到清除这些物质的一种血液净化治疗方法或手段。与其他血液净化方式结合可形成不同的杂合式血液净化疗法。近年来随着技术进步，血液灌流除了应用于药物或毒物中毒外，其在重症感染、尿毒症、严重肝衰竭及各种自身免疫性疾病等多种临床严重疾病的抢救与治疗方面得到了更为广泛的应用。

二、适　应　证

（1）急性药物或毒物中毒。
（2）尿毒症，尤其出现顽固性瘙痒、难治性高血压时。

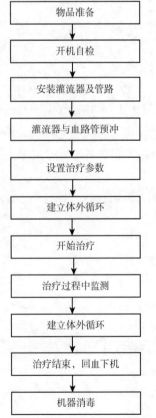

图4-6　血液灌流操作流程

（3）重症肝炎，特别是暴发性肝衰竭导致的肝性脑病、高胆红素血症。
（4）脓毒症或系统性炎症反应综合征。
（5）银屑病或其他自身免疫性疾病。
（6）其他，如甲状腺危象、银屑病、肿瘤化疗等。

三、禁　忌　证

（1）对灌流器及相关材料过敏者。
（2）休克或严重的低血压。
（3）心肌梗死、心律失常、心力衰竭。
（4）严重出血或感染、晚期恶性肿瘤、极度衰竭患者，以及因精神病不合作者。

四、血液灌流操作步骤

（一）血液灌流操作流程

血液灌流操作流程见图4-6。

（二）血液灌流具体操作方法

1. 灌流器的准备　一次性应用的血液灌流器出厂前已经消

毒，所以在使用前注意检查包装是否完整、是否在有效期内。

2. 血管通路的建立与选择　详见第二章。

3. 体外循环的动力模式　①非外源性动力模式：依靠患者良好的心功能与血压，推动体外血路中血液的循环。仅限于医院无专用设备的急诊抢救时，并且患者无循环衰竭时的治疗。②外源性辅助动力模式：利用专业血液灌流机或常规血液透析机或 CRRT 设备，驱动并调控体外循环。

4. 灌流器与血路的冲洗　按照说明书进行动态肝素化。

（1）开始治疗前将灌流器以动脉端向下、静脉端向上固定于固定支架上。

（2）动脉端血路与生理盐水相连接并充满生理盐水，然后正确连接于灌流器的动脉端口上，同时静脉端血路连接于灌流器的静脉端口上。

（3）启动血泵，速度为 200～300ml/min，进行预冲，预冲盐水总量以 2000～5000ml 为宜。如果在预冲过程中可以看到游离的炭粒冲出，提示已经破膜，必须进行更换。

（4）预冲结束前，采用肝素生理盐水充满灌流器与整个体外血路，准备开始治疗。如果患者处于休克或低血容量状态时，可在灌流治疗开始前进行体外预冲，预冲液可用生理盐水、代血浆、新鲜血浆或 5%白蛋白，从而降低体外循环对患者血压的影响。

（5）按照产品说明书操作，静态肝素化：①使用一次性 5ml 注射器，抽吸肝素注射液 12 500U。②打开灌流器一端保护帽，将保护帽放置在无菌治疗巾上。③将注射器针头取下，将肝素缓慢注入灌流器内。④重新盖好保护帽并拧紧。⑤动作轻柔反转摇匀灌流器内肝素（约 10 次）。⑥将灌流器放置于无菌治疗巾上，静置 20～30 分钟待用。

全血灌流治疗对所应用的动力设备一般无特殊要求，只需一台血泵即可进行，临床上可使用血液透析机器、专用血液灌流机器、CRRT 机器。目前多采用血液灌流器与透析器并联的方法，既清除毒素，又能维持内环境的稳定，联合应用时，可借助血液透析机的血泵动力装置、加温装置及各种监控装置。

血液灌流器需置于血液透析器前，其优势：①避免透析脱水后血液浓缩发生凝血；②有利于回血保温；③有利于透析对电解质和酸碱平衡的调节。

（6）冲洗结束后，将动脉端血路与已经建立的灌流用血管通路正确牢固连接（如深静脉插管或动静脉内瘘），然后开动血泵（以 50～100ml/min 为宜），逐渐增加血泵速度。当血液经过灌流器即将到达静脉端血路的末端出口时，与已经建立的灌流用血液通路正确地连接，并观察连接是否牢固，有无渗血。

5. 按照医嘱使用抗凝剂　详见第三章。

6. 体外循环血液流速的调整　一般以 100～200ml/min 为宜。研究表明，体外循环中血液流速与治疗效果显著相关，速度快所需治疗时间相对较长，而速度较慢则需要治疗的时间相对较短，但速度过慢，易于出现凝血。

7. 治疗的时间与次数　灌流器中吸附材料的吸附能力与饱和度决定了每次灌流治疗的时间。常用活性炭吸附剂对大多数溶质的吸附在 2～3 小时内达到饱和。因此，如果临床需要，可每间隔 2 小时更换一个灌流器，但一次灌流治疗的时间一般不超过 6 小时。对于脂溶性较高的药物或毒物而言，在一次治疗结束后很可能会有脂肪组织中相关物质释放入血的情况，应根据不同物质的特性间隔一定时间后再次进行灌流治疗。

五、血液灌流前、血液灌流中、血液灌流后护理

详见本章第一节。

六、血液灌流的并发症及处理

血液灌流可能出现与血液透析相同的并发症，除此之外还可出现以下并发症。

1. 吸附剂颗粒栓塞　除了常规透析并发症之外，血液灌流可能出现吸附剂颗粒栓塞，治疗开始患者出现胸闷、进行性呼吸困难、血压下降等情况，应考虑是否存在吸附剂颗粒栓塞现象。一旦出现，立即停止治疗，给予吸氧或高压氧治疗，同时配合相应的对症处理。

2. 出凝血功能紊乱　用活性炭进行灌流吸附治疗时可能会吸附较多的凝血因子，如纤维蛋白原等，特别是进行肝性脑病灌流时，易导致血小板的聚集而发生严重的凝血现象（酌情设置抗凝药物的剂量），而血小板大量聚集并活化后可以释放出大量的活性物质，进而诱发低血压现象。治疗中应注意观察与处理。

3. 生物不相容性　吸附剂生物不相容的主要临床表现为灌流治疗开始后 0.5～1 小时患者出现寒战、发热、呼吸困难、胸闷、白细胞或者血小板一过性下降。一般不中止血液灌流治疗，可吸氧、静脉注射地塞米松等；如经过上述处理后症状不缓解且严重影响生命体征时，需及时中止血液灌流治疗。

七、护理注意事项

（1）如果昏迷患者进行血液灌流，除了严密观察生命体征、神志外，特别注意保持患者呼吸道通畅。

（2）保持体外循环通畅，防止灌流器凝血。

（3）注意观察灌流器生物相容性反应，如出现寒战、发热、胸闷及呼吸困难等，报告医生并协助处理。

（4）患者有活动性出血或者女性患者生理期，需慎重考虑是否应用血液灌流治疗，酌情设置抗凝药物的剂量。

第七节　其他血液净化技术

一、血　浆　吸　附

（一）概念

血浆吸附（plasma adsorption，PA）是将血液引出体外，使其进入血浆分离器，应用膜式分离技术，将血液的有形成分（血细胞、血小板）和血浆分开，与固相的吸附剂接触，

以吸附的方式清除血浆中特定代谢物质，以及毒物或外源性药物等，吸附后将净化后的血浆再回输至体内，从而达到治疗目的的血液净化技术。与血浆置换比较，血浆吸附无须再补充置换液。

血浆吸附包括两大类，一类是分子筛吸附，另一类是免疫吸附（immunoadsorption）。主要是根据吸附剂的特性分类。

（二）适应证

（1）系统性红斑狼疮、狼疮性肾炎、抗肾小球基底膜病、Wegener 肉芽肿、新月体肾炎、局灶节段性肾小球硬化、溶血性尿毒综合征、免疫性肝病脂蛋白肾病、冷球蛋白血症、类风湿关节炎、单克隆丙种球蛋白血症、抗磷脂抗体综合征等。

（2）系统疾病重症肌无力、Guillain-Barré 综合征等。

（3）特发性血小板减少性紫癜、血栓性血小板减少性紫癜、血友病等。

（4）代谢紊乱严重的家族性高脂血症等。

（5）重症肝炎、严重肝衰竭尤其是合并高胆红素血症患者等。

（6）肾移植和肝移植排斥反应、群体反应抗体（PRA）升高、移植后超敏反应等。

（7）药物或毒物的中毒（化学药物或毒物、生物毒素），对于高脂溶性且易与蛋白质结合的药物或毒物，可选择血浆灌注吸附，或与血液透析联合治疗效果更佳。

（8）β_2-微球蛋白相关淀粉样变、银屑病、甲状腺功能亢进等。

（三）禁忌证

无绝对禁忌证，相对禁忌证如下。

（1）对血浆分离器、吸附器的膜或管道有过敏史。

（2）重度活动性出血或弥散性血管内凝血（DIC），药物难以纠正的全身循环衰竭。

（3）颅内出血或重度脑水肿伴有脑疝。

（4）精神障碍而不能很好配合治疗者。

（四）血浆吸附耗材及设备

吸附装置主要由吸附剂、血液管路及动力系统组成。

1. 血浆吸附柱　设计要求除吸附柱死腔小、阻力低外，必须具有良好的生物相容性，内部的吸附剂与血浆接触吸附血浆中的特异物质。一般采用聚碳酸酯或聚丙烯材料，血浆吸附柱的容量一般为 50～300ml，其滤网网孔直径在 200μm 以上，更好地防止内部微粒进入人体内；血浆吸附所用吸附剂粒径较小，一方面增加血浆与吸附剂的接触面积，有利于提升吸附效果；另一方面应与血浆流速相适应。

2. 血浆分离器　目前应用最广泛的是中空纤维膜式血浆分离器，将血液分离为血浆和血细胞，膜面积为 0.12～0.8m²；跨膜压控制在 150mmHg 以下；在血浆吸附治疗中血流量要求低于 150ml/min。

3. 管路和设备　根据设备的不同，选择相应的专用配套管路。常用的设备有 CRRT 机、人工肝机等，安装需要具备有两个血泵的设备，分别是血液循环泵、分离血浆泵。

（五）血浆吸附的优势

目前国外应用带有吸附装置的组合设备，对于重症感染性疾病、免疫损伤性疾病，采用血浆吸附，其优势如下。

1. 产生的副作用较少　吸附剂只与血浆接触，不与血细胞接触，不会对血细胞有形成分产生破坏。

2. 血浆吸附干扰因素少　更高效吸附去除致病物质。

二、高通量透析

（一）概念

高通量透析（high-flux dialysis）是指使用高通透性膜[超滤率＞20ml/（h·mmHg）]的透析器进行透析，透析过程中水通过透析膜的速率高，溶质或溶剂高效率地通过半透膜在血液侧与透析液侧移动，从而提高毒素清除的效率。

（二）高通量透析的优势

（1）高通量透析治疗要求在适当的时间内清除足够的溶质和水分，使血浆（血液）中的毒素水平接近正常，且透析后达到干体重。

（2）透析器清除溶质是通过弥散或对流方式，清除溶质的能力由透析膜的结构、膜孔大小、数量和面积等决定。

（3）高通量透析膜能清除小分子物质，而对中、大分子物质的清除率和筛选系数明显高于其他膜。

（三）高通量透析注意事项

（1）高通量透析时对水的要求较高，必须使用无致热原的碳酸氢盐透析液，反渗水的细菌菌落计数为＜50CFU/ml，内毒素＜0.1EU/ml。有条件最好提倡超纯透析，即应用超纯透析液，细菌菌落计数为＜0.1CFU/ml，内毒素＜0.03EU/ml，因高通量透析时有内滤过的存在。

（2）使用高通透性膜[超滤率＞20ml/（h·mmHg）]，建议 β_2-微球蛋白清除率＞20ml/min。

（3）长期使用高通量透析会增加可溶性维生素、蛋白质、微量元素和小分子多肽等物质丢失的风险，需要增加热量及蛋白质等的摄入。

练 习 题

一、选择题

1. 血液滤过的原理是（　　　）

A. 弥散、对流、吸附　　　　B. 对流、吸附、弥散

C. 对流、超滤、弥散　　　　D. 弥散、超滤、吸附

E. 对流、超滤、吸附

2. 血液透析滤过（HDF）的透析液流速为（　　　）

A. 300～400ml/min　　　　　　　　B. 400～500ml/min

C. 500～800ml/min　　　　　　　　D. 700～800ml/min

E. 800～1000ml/min

3. 下列有关 HDF 的说法错误的是（　　　）

A. 指血液透析滤过　　　　　　　　B. 弥散和对流的原理

C. 清除大分子　　　　　　　　　　D. 清除中小分子

E. 清除中小分子和小分子

4. 血液滤过前稀释的置换液量一般为（　　　）

A. 10～30L　　　　　　　B. 20～40L　　　　　　　C. 30～50L

D. 50～60L　　　　　　　E. 70～80L

5. 血液滤过置换液内毒素的要求是（　　　）

A. ＜0.02EU/ml　　　　　　B. ＜0.03EU/ml　　　　　　C. ＜0.04EU/ml

D. ＜0.05EU/ml　　　　　　E. ＜0.06EU/ml

6. 以下哪种方式对清除较大分子物质更有效（　　　）

A. CVVH　　　　　　　　B. CVVHD　　　　　　　　C. CVVHDF

D. CAVHDF　　　　　　　E. HDF

7. 针对脓毒症、多器官功能障碍综合征等行 CRRT，以清除炎症介质为主的情况下，提倡采用（　　　）

A. CVVH 高容量模式　　　B. CVVH 低容量模式　　　C. CVVHD 模式

D. CAVHDF 模式　　　　　E. HDF 模式

8. 行 CRRT 时，患者血管通路（临时导管）首选（　　　）

A. 股静脉双腔留置导管　　B. 锁骨下留置导管　　　C. 右侧颈内静脉插管

D. 动静脉内瘘管　　　　　E. 动静脉外瘘管

9. 血浆置换治疗过程中，肝素的使用原则为（　　　）

A. 小量应用，随时调整，及时终止　　　B. 盐水冲洗管路，不使用肝素

C. 首剂足量应用　　　　　　　　　　　D. 按血液透析常规使用肝素

E. 局部肝素应用

10. 血浆置换过程中枸橼酸钠的输入可导致（　　　）

A. 代谢性酸中毒、低钙血症　　　　　　B. 出血

C. 代谢性碱中毒、高钙血症　　　　　　D. 高钾血症

E. 高镁血症

11. 血液灌流的原理是（　　　）

A. 对流　　　　　　　　　B. 超滤　　　　　　　　　C. 弥散

D. 吸附　　　　　　　　　E. 对流与超滤

12. 行血液灌流治疗前用肝素生理盐水预冲灌流器，下列哪项操作是错误的（　　　）

A. 预冲盐水量 2000～5000ml　　　　　　B. 血泵速度 100～150ml/min

C. 保留 20 分钟　　　　　　　　　　　　　D. 如有游离炭粒冲出可继续使用

E. 预冲结束前用肝素生理盐水充满灌流器与整个体外血路

13. 依据灌流器吸附能力和饱和度, 行血液灌流治疗时间一般不超过 (　　)

A. 1 小时　　　　　　　　B. 2 小时　　　　　　　　C. 3 小时

D. 4 小时　　　　　　　　E. 5 小时

14. 如果在血液灌流治疗开始 30 分钟患者出现不适, 有胸闷、寒战、发热等症状, 一般考虑为 (　　)

A. 吸附剂生物不相容　　　　　　　　B. 吸附颗粒栓塞

C. 发热　　　　　　　　　　　　　　D. 空气栓塞

E. 热原反应

二、简答题

1. 什么是血液灌流?

2. 血液灌流中最常见的并发症有哪些? 应如何处理?

3. 单纯超滤的常见并发症有哪些? 如何预防及处理?

4. 什么是血液透析滤过? 血液透析滤过中最常见的并发症有哪些?

5. 血液滤过与血液透析滤过的区别是什么?

6. 什么是 CRRT? 它的适应证和禁忌证有哪些?

7. CRRT 中置换液输入有什么方式? 各方式有何特点?

8. 什么是血浆置换? 它的适应证和禁忌证有哪些?

9. 血浆置换中最常见的并发症有哪些? 应如何处理?

10. 血液透析的原理是什么? 在透析过程中应注意哪些问题?

第五章 透析患者常见并发症、紧急情况及处理

第一节 透析患者常见并发症

一、透析高血压

高血压是血液透析患者最常见的重要并发症之一。血液透析患者高血压包括：①透析过程高血压，透析过程中平均动脉压较透析前升高 15mmHg 及以上者；②透析间期高血压，非透析日血压情况符合高血压的诊断标准（居家自测血压连续 6 个非透析日早晨和夜间平均血压≥135/85mmHg、非透析日动态监测 24 小时平均血压≥130/80mmHg，非透析日诊室血压≥140/90mmHg）。

（一）透析高血压的主要病因及危险因素

（1）水钠潴留，容量负荷增加。
（2）心搏出量增加。
（3）肾素-血管紧张素-醛固酮系统活性增强。
（4）交感神经活性增强。
（5）药物影响，如红细胞生成素、环孢素、非甾体抗炎药等的作用。
（6）血液透析对降压药物的清除。
（7）甲状腺功能亢进。
（8）其他，如高血压、糖尿病等原发疾病。

（二）透析高血压的临床类型

透析患者血压变化较复杂，容易受到疾病本身以及容量负荷、透析过程中超滤速度等因素的影响，导致血压波动较大。患者透析前、中、后及透析间期的血压特征可分为以下几型。

（1）高-下降-正常-高型：主要由于患者容量负荷增多；患者透析前血压高，透析过程中伴随超滤增加血压逐渐下降，透析结束时血压恢复正常，透析间期（非透析日）血压逐渐升高；主要处理措施为控制患者干体重达标。

（2）高-下降-低-高型：主要由于在患者容量负荷增多的基础上，透析过程中溶质清除过快导致血浆渗透压降低，引起血管内液体再充盈不足，且合并心力衰竭或交感神经反应性不足，引发透析低血压。表现为患者透析前血压高，透析过程中伴随超滤增加血压逐渐下降，并发生低血压，透析间期血压逐渐升高。

（3）高-升高-高-高型：主要由于患者容量负荷增多合并交感神经反应性增强或肾素-血管紧张素系统活性增强，引发透析过程中血压进一步升高。患者透析前高血压，透析过

程超滤增加血压也逐渐升高，透析结束后血压有所恢复，但透析间期持续高血压。

（4）正常-高-正常-正常型：主要由于患者合并交感神经反应性增强或肾素-血管紧张素系统活性增强，引发透析过程中血压进一步升高。患者透析前血压正常，透析过程中血压逐渐升高，透析结束后血压逐渐恢复正常。

（5）低-升高/正常或高-低-低型：主要由于患者常合并心力衰竭导致透析前和透析间期低血压，透析过程中体液容量负荷清除，从而改善了心脏功能，加之合并肾素-血管紧张素系统或交感神经反应性增强，导致透析过程中血压恢复正常或引发透析高血压。透析后随着液体负荷增多，心脏功能降低，患者又出现低血压。患者透析前低血压，透析过程中伴随超滤增加血压逐渐升高至正常或发生高血压，透析结束后血压逐渐降低至低血压。

血液透析患者血液控制的靶目标是诊室透析前 60 岁以下患者血压＜140/90mmHg，60 岁及以上的患者血压＜160/90mmHg（含药物治疗）。

（三）透析高血压的处理措施

（1）做好心理护理，减轻患者紧张、焦虑心理。

（2）密切监测血压，及时遵医嘱用药，透析中患者服用降压药后，应每次监测血压15～30 分钟，预防发生低血压。

（3）对患者进行健康宣教，指导控制透析间期体液容量，使干体重达标。

（4）长期口服降压药物的患者，指导患者按时服药，配合监测透析间期血压，利于医护人员监测、评估血压波动。

（5）控制患者干体重达标，遵医嘱予以减缓患者血浆清除速度和血浆容量降低速度，调整血流量＜200ml/min，透析液流量＜350ml/min，从而降低透析效率；遵医嘱使用透析可清除的 ACEI 类药物（依那普利、培哚普利）等对症治疗。

（四）透析高血压的预防措施

（1）控制水、盐摄入量，食盐（钠盐）摄入＜5g/d，当患者透析前血钠浓度＜135mmol/L时，应限制水的摄入。

（2）控制透析间期体重增长，建议透析间期体重增长小于患者干体重的 5%；隔日血液透析患者体重增长不超过 1kg，隔 2 日体重增长不超过 1.5～2kg。

（3）评估干体重，建议每 2 周评估干体重 1 次，根据干体重随时调整透析处方。

（4）适当增加透析次数、增加透析时间，采用保持较低超滤率或低温透析、使用超滤曲线等方式，尽可能清除患者体内多余的水、钠，使干体重达标。

（5）调整血液透析模式，增加体内钠的排除，考虑采用序贯透析；个体化调整透析液钠浓度有助于维持患者体内钠平衡；必要时也可采用缓慢持续超滤治疗。

（6）遵医嘱给予降压药物，抑制患者交感神经反应性或肾素-血管紧张素系统，指导按时用药，且配合监测血压波动，建议一天定时监测 4 次血压并记录；严密观察，警惕高血压危象的发生。

二、透析中低血压

血液透析中患者血压下降一定的数值或比值，并且出现症状或体征需要进行临床干预的，可诊断为透析中低血压（intra-dialytic hypotension，IDH）。

（一）透析中低血压的原因

1. 容量相关性因素　包括超滤速度过快、设定的干体重过低、透析机超滤故障或透析液钠浓度偏低等。

2. 血管收缩功能障碍　包括透析液温度较高、透析前应用降压药物、透析中进食、中重度贫血、自主神经功能障碍（如糖尿病神经病变患者）及采用醋酸盐透析者。

3. 心脏因素　如心脏舒张功能障碍、心律失常（如心房颤动）、心脏缺血、心脏压塞、心肌梗死等。

4. 其他少见原因　如出血、溶血、空气栓塞、透析器反应、脓毒血症、高龄、重度贫血等。

（二）透析中低血压的表现

早期可表现为头晕、打哈欠、背酸痛、便意感等；典型症状包括恶心、呕吐、冷汗、肌肉痉挛；严重者可出现呼吸困难、脉搏细弱、一过性意识丧失甚至昏迷。小部分患者可表现为无症状性低血压。

（三）透析中低血压的处理措施

发现患者血压下降但无明显症状时，可先减慢血流量，暂停透析，报告医生，提高透析液钠浓度，观察 10～15 分钟，如血压平稳或回升，可遵医嘱继续血液透析治疗。对有症状的透析中低血压应立即采取措施处理。

（1）采取头低足高位。

（2）减慢血流量，停止超滤。

（3）如果体位干预及停止超滤没有改善患者的低血压，应快速补充生理盐水 100～200ml，迅速扩张血容量，但是要考虑输注过多液体不利于患者达到透析后干体重标准。

（4）建议应用高渗葡萄糖溶液、等渗或高渗盐水：①静脉推注 50%葡萄糖注射液 40～60ml。②快速静脉输注高渗氯化钠溶液，4%或 5%碳酸氢钠溶液 100～200ml；后续透析过程中考虑进行单纯超滤治疗，以清除过多的钠。避免输注过多液体导致急性左心衰竭。有糖尿病病史、血糖异常的患者，需对症用药。

（5）输注晶体液无改善的情况可以考虑输注胶体液：①快速静脉滴注 20%甘露醇 100～200ml；②每次透析静脉滴注羟乙基淀粉溶液＜100ml，合并脓毒血症和重症患者禁用；③经以上措施无改善的患者，可以考虑静脉输注人血白蛋白。

（6）经过上述治疗仍然无效的顽固性透析中低血压，必要时遵医嘱予缓慢静脉注射多巴胺注射液 20～40mg。

（7）上述治疗均无效的患者，可提前终止透析治疗。

（四）透析中低血压的预防措施

（1）对于容量相关性因素导致的透析中低血压患者，应限制透析间期钠盐和水的摄入量，控制透析间期体重增长不超过 5%或每天增重不超过 1kg 为宜；重新评估干体重；适当延长每次透析时间（如每次透析延长 10～30 分钟）或者增加透析频率等。

（2）与血管功能障碍有关的透析中低血压患者，应调整降压药物的剂量和给药时间，如改为透析后用药；避免透析中进食；采用低温透析（透析液温度＜36℃）或应用梯度钠浓度透析液进行透析；避免应用醋酸盐透析液透析，应用碳酸氢盐透析液进行透析。

（3）改善患者营养状态，增加热量供给，纠正贫血、低蛋白血症等。

（4）心脏因素导致的透析应积极治疗原发病及可能的诱因。

（5）有条件时可应用容量监测装置对患者进行透析中血容量监测，避免超滤速度过快。

（6）如透析中低血压反复出现，而上述方法无效，可考虑改变透析方式，如采用单纯超滤、序贯透析和血液滤过、连续性血液净化，或改为腹膜透析。嘱患者回家遵医嘱自我监测血压，合理服用降压药，了解低血压症状，避免低血压引起内瘘闭塞，如发生低血压及时口服糖水并到就近医院治疗。

（7）对于严重贫血者，在血液透析管路中预冲血液或透析即开始输血。

（8）对于严重低蛋白血症患者，建议在透析中输入白蛋白、血浆或其他胶体溶液，维持患者血浆渗透压。

（9）建议应用带超滤控制系统的血液透析机。

三、失衡综合征

失衡综合征是指发生于透析中或透析后早期，以脑电图异常及全身症状、神经系统症状为特征的一组病症，大多数在透析结束后 12～24 小时恢复正常。轻者可表现为头痛、恶心、呕吐及躁动，重者出现抽搐、意识障碍甚至昏迷。

（一）失衡综合征的病因

血液透析将患者血液溶质快速清除，导致其血液溶质浓度快速下降，引起血浆渗透压下降，脑组织液和血液间的渗透压差增大，大量水分进入脑组织，从而引起脑水肿、颅内压增高、颅内酸碱平衡的改变。透析失衡综合征可以发生在任何一次透析过程中，但在首次透析、快速清除毒素（如高效透析）、透析前血肌酐和血尿素氮过高等情况常见。

（二）失衡综合征的临床表现

患者恶心、呕吐、头痛，严重者出现癫痫、反应迟钝，甚至昏迷，常伴有特征性的脑电图表现，大多数在透析结束后 12～24 小时恢复正常。

（三）失衡综合征的处理措施

轻度失衡者可减慢血流速度或提前结束透析，提高透析液钠浓度，减慢血流量，吸氧。

高血压者予降血压对症处理，必要时可与高渗盐水、高张葡萄糖溶液、20%甘露醇快速输入。

中度、重度失衡者立即停止透析，高渗透液体，或 20%甘露醇静脉滴注，氧气吸入，对症治疗，保持呼吸道畅通，注意生命体征。如果出现意识障碍或者昏迷，应立即回血下机，进行抢救，并作出鉴别诊断，排除脑血管意外。透析失衡综合征引起的昏迷一般于 24 小时内好转。

（四）失衡综合征的预防护理措施

（1）对首次血液透析者特别是高毒素状态者建议经过诱导透析阶段。①使用较低血流量（180～200ml/min）；②根据患者病情及体重选用较小面积透析器；③采用短时间透析（根据病情由 2 小时开始到 3 小时、4 小时）过渡到正常透析。

（2）使用曲线透析液序贯进行透析。

（3）规律和充分透析，增加透析频率、缩短每次透析时间等，或在透析过程中给予高渗性溶液如高渗葡萄糖、高渗盐水或 20%甘露醇静脉注射等，这些措施均可预防失衡综合征。

四、肌肉痉挛

（一）肌肉痉挛的发生原因

肌肉痉挛发生的主要原因是脱水速度过快或过多造成血管内循环血量减少，致肌肉脱水、缺氧。血电解质紊乱和酸碱失衡也可引起肌肉痉挛，如低镁血症、低钙血症、低钾血症等。

（二）肌肉痉挛的临床表现

一般多出现在透析中、后期，发生局部肌肉强直性收缩，多出现在下肢，也可出现胃肠痉挛或肋间肌痉挛，患者感觉剧烈疼痛，可同时或随后伴有血压下降。

（三）透析中肌肉痉挛的处理措施

（1）暂停超滤。

（2）快速注入生理盐水 200～300ml。

（3）必要时可静脉注射 10%氯化钠或 50%葡萄糖等提高血浆渗透压的溶液。

（4）吸入氧气。

（5）局部可进行按摩、保温等护理措施。

（6）注意保护穿刺处肢体，防止穿刺处肿胀或脱出。

（四）肌肉痉挛的预防措施

（1）及时准确评估并调整干体重。

（2）防止透析间期体重增长过多，每次透析间期体重增长不超过干体重的 5%。

（3）适当提高透析液钠浓度，采用程式脱水或程式钠模式进行透析，但应注意患者血压及透析间期体重增长。

（4）积极纠正低镁血症、低钙血症和低钾血症等电解质紊乱。

（5）鼓励患者适当加强肌肉锻炼。

五、贫　血

贫血是血液透析患者最常见的并发症之一。肾性贫血是指由各类肾脏疾病造成红细胞生成素（EPO）的相对或者绝对不足，以及尿毒症患者血浆中的一些毒性物质通过干扰红细胞的生成和代谢而导致的贫血。贫血可显著增加心血管事件及死亡风险，严重影响血液透析患者的生活质量和生存。

（一）贫血的原因

（1）内源性红细胞生成素缺乏。90%的红细胞生成素由肾脏产生，肾衰竭时红细胞生成素减少。

（2）活动性失血，慢性肾衰竭时的出血倾向，低钠、高温透析液，透析器残留血液及透析用水不纯，有机氯、氯胺超标及冲洗管路中残留消毒液均可加重贫血。

（3）营养缺乏，尿毒症患者常有营养不良，血浆蛋白水平低，造血原料摄入不足，如铁剂、叶酸、维生素 B 缺乏等，也是造成贫血的原因。

（4）尿毒症毒素是红细胞生长的抑制因子，能直接抑制红细胞生长或间接通过对红细胞生成素和细胞因子的作用，对红细胞造成破坏，使红细胞寿命缩短。

（5）继发性甲状旁腺功能亢进。

（6）透析不充分。

（7）微炎症状态。

（8）合并其他疾病引起的贫血。

（二）贫血的诊断指标

在海平面地区，年龄＞15 岁非妊娠女性血红蛋白（hemoglobin，Hb）＜120g/L、妊娠女性 Hb＜110g/L、男性 Hb＜130g/L 可诊断贫血。诊断时应考虑患者年龄、种族、居住地的海拔对 Hb 的影响。0.5～5 岁儿童 Hb＜110g/L、5～12 岁儿童 Hb＜115g/L、12～15 岁儿童 Hb＜120g/L 可诊断贫血。

（三）贫血检测的指标

1. 血常规　贫血的透析患者应每月检测 1 次，非贫血的透析患者应每 3 个月检测 1 次，患者有贫血症状时应随时检测。

2. 网织红细胞计数　接受贫血治疗的患者检测频率同血常规，其余必要时进行检测。

3. 血清超敏 C 反应蛋白　对炎症情况的评估有意义。

4. 铁代谢指标　接受铁剂治疗前、后检测；治疗阶段血红蛋白相对平稳的透析患者应每 3 个月检测 1 次，贫血加重的透析患者应每月检测 1 次。

（四）贫血的治疗及护理措施

1. 充分透析　清除体内尿毒症毒素，改善食欲，增加蛋白质的摄入。

2. 补充铁剂和叶酸　根据血常规化验结果合理使用红细胞生成素适当补充铁剂和叶酸。

3. 红细胞生成素治疗　维持性血液透析患者 Hb 维持的目标范围 110～120g/L（Hct 33%～36%），当 Hb 的基线值低于靶目标水平低限（110g/L）时，应开始启动红细胞生成素等药物治疗方案。避免 Hb 降至 90g/L 以下，治疗初始阶段，建议每 1～2 周检测 1 次 Hb；在治疗维持期，EPO 治疗剂量应根据血红蛋白水平和血红蛋白变化速度及血红蛋白监测频率调整，建议每 1～3 个月检测 1 次 Hb。注意 EPO 的不良反应：高血压、头痛、皮肤瘙痒及皮疹、恶心、呕吐、关节痛、发热、血液透析血管通路血栓、眩晕及血栓栓塞性疾病等。接受血液透析治疗的患者，建议使用静脉注射或皮下注射方式给药。

4. 使用铁剂的注意事项

（1）必须按照产品说明书的要求使用，因为使用静脉铁剂容易出现过敏样症状。从输注铁剂后的 60min 内应对患者进行严密监测，并配备必要的抢救仪器与药物。

（2）当为急性活动期感染时，应该避免输注静脉铁剂。

（3）加强对铁状态的监测，避免出现铁过载。

5. 重度贫血者给予输注红细胞　尽快纠正贫血，改善缺氧状态。

6. 缺氧诱导因子脯氨酰羟化酶抑制剂（HIF-PHI）的应用　它是一种新型治疗肾性贫血的小分子口服药，目前 roxadustat（罗沙司他）和伐度司他（vadadustat）已经在中国和日本上市。值得注意的是，HIF-PHI 不应与 EPO 同时使用。

六、营 养 不 良

营养不良包括营养不足、微量营养素异常、肥胖症、恶病质、肌肉减少症等营养性疾病。慢性肾衰竭引起的代谢紊乱难以仅仅通过血液透析治疗完全纠正，营养不良是维持性血液透析患者的主要并发症之一。研究显示，中国血液透析患者的营养不良患病率为 30%～66.7%。同时，营养不良也是血液透析患者贫血、微炎症状态和心血管并发症的重要病因，以及心血管事件与死亡的危险因素。营养不良不仅影响透析患者的生活质量和预后，而且会增加患者的死亡率和住院率。

（一）营养不良的常见原因

1. 血液透析患者自身因素

（1）营养物质缺乏：①营养物质摄入不足，主要是慢性肾衰竭代谢产物在体内潴留，尿毒症的毒素对消化系统的损害导致一系列的症状，如恶心、呕吐、食欲下降等，引起患者蛋白质、热量长期摄入不足。②在非透析治疗期间，因限制蛋白质的摄入量致营养不良加重。而代谢产物在体内潴留形成酸中毒引起内分泌功能发生紊乱，阻碍体内蛋白质的合成，造成蛋白质、糖、脂肪代谢紊乱。③透析患者服用的某些药物如口服铁剂、含铝或含钙的磷结合剂及抗生素对胃肠道的刺激影响食欲。④因经济、工作或家庭问题造成的精神因素，患者对疾病的恐惧等均能使其食欲减退，妨碍营养物质的摄取。

（2）营养物质消耗：因营养不良易发生感染等并发症造成患者高分解代谢，加速体内营养物质消耗。患者病情好转活动量增加而饮食管理缺失，导致营养素摄入不足，发生负氮平衡。

2. 透析治疗因素

（1）透析治疗中营养物质丢失：不同类型的透析器，其膜材料、面积、性能不同，清除营养物质的量也不同。高通量透析比低通量透析营养物质的丢失更多；透析器和血路内残留血量丢失。

（2）透析不充分，毒素蓄积，消化道症状明显，影响摄取营养物质，加重营养不良。

（3）透析不良反应增加营养物质的消耗：透析中患者不耐受醋酸盐透析液、透析失衡、血压下降均会引起恶心、呕吐，致患者食欲减退，不仅减少了营养物质的摄取，还导致脂肪氧化及蛋白质的消耗。

（二）营养不良的临床表现

1. 人体测量指数的降低　　体重、体重指数（BMI）降低，肱三头肌皮褶厚度及肩胛下角皮褶厚度减少，上臂围减小等都显示肌肉、脂肪含量的减少。

2. 钙磷代谢异常　　低钙高磷状况得不到很好的纠正，还会存在骨钙异位沉着及身高的下降。

3. 血清蛋白质降低　　主要是白蛋白、转铁蛋白、前蛋白等浓度降低。

4. 血浆氨基酸浓度异常　　必需氨基酸减少，非必需氨基酸浓度增加。

（三）营养状态评估

血液透析患者营养状况评估

（1）临床调查：包括病史、体格检查、社会心理因素调查。

（2）生化指标：包括透析前后的尿素氮、血清白蛋白、血脂、转铁蛋白，有条件时可测定胰岛素样生长因子-1。

（3）饮食评估：连续 3 天记录患者每天摄入食物种类和量，然后分类计算。

（4）主观综合性评估：应用营养不良炎症评分法（malnutrition inflammation score，MIS）及主观全面评定（subjective global assessment，SGA）进行评价。

（5）人体成分分析：人体测量包括干体重、体重指数、肱三头肌皮褶厚度和上臂围等。有条件的单位可采用人体成分检测仪（body composition monitor，BCM）、双能 X 线吸收法、CT 或 MRI 等，进行肌肉组织指数、脂肪组织指数、肌肉组织含量、脂肪组织含量、干体重、水肿指数及容量负荷等指标的检测。

（四）营养不良的治疗及护理措施

1. 饮食护理

（1）蛋白质摄入量 1.0～1.2g/（kg·d），以优质蛋白质为主，优质蛋白的主要来源为牛奶、鸡蛋、肉类等。必要时补充复方 α 酮酸制剂 0.12g/（kg·d）。

（2）能量的摄入：透析患者需要摄入足够的热量，通常需要 30～35kcal/（kg·d），根据患者年龄、性别、体力活动水平、身体成分、目标体重、并发疾病和炎症水平等，制订个体化热量平衡计划。应多选含植物蛋白少而含热量高的食物，如淀粉类、红薯、芋头等。

（3）脂肪的摄入：每日脂肪供能比为 25%～35%，如果有高脂血症，烹调时选用植物油替代动物油，少食用油腻或油炸食品。

（4）无机盐的摄入

1）钠：选用含盐量少的食物，烹调时尽量少放盐。钠摄入量<2000mg/d（相当于食钠盐<5g/d）。

2）钾：如果尿量>1500ml/d，可适当放宽控制。透析无尿患者钾摄入量<2000mg/d，注意水果和蔬菜中的水分和含钾量。

3）磷：摄入量一般控制在 600～1000mg/d，合并高磷血症时应<800mg/d。推荐不限制蛋白质摄入的前提下限制磷摄入，选择低磷/蛋白质的食物，减少磷酸盐添加剂；根据患者个体情况在医生指导下服用磷结合剂。

4）钙：摄入量不超过 1500mg/d（包含各种药物中的元素钙）。

（5）维生素的摄入：应适当补充多种水溶性维生素和必需微量元素，鼓励患者进食含维生素丰富的水果和蔬菜。合并维生素 D 不足或缺乏的 CKD 患者，应补充普通维生素 D。

（6）肠内营养：若单纯饮食指导不能达到日常膳食推荐摄入量，建议在临床营养师或医生的指导下给予口服营养补充剂；若经口补充受限或仍无法提供足够能量，建议给予管饲喂食或肠外营养；推荐选用低磷、低钾、高能量密度的肾病专用配方的口服营养补充剂。

2. 胃肠动力药及碱性药物的应用　胃肠动力药对一些胃轻瘫、胃排空迟缓的患者有一定疗效，能促进胃排空及胃肠蠕动。代谢性酸中毒是慢性肾衰竭患者蛋白质-能量营养不良的重要原因之一，因此，纠正酸中毒、透析口服碳酸氢钠、减少高分解代谢，在理论上能改善营养状态。

3. 调整透析剂量、保证充分透析　改善尿毒症症状的前提是透析患者达到充分透析，充分透析有助于改善胃肠道症状、纠正酸中毒及减轻胰岛素抵抗，因而减少蛋白质分解代谢。目前认为，血液透析剂量应 Kt/V>1.2，最好达到 1.3 以上，PCR>1.1g/（kg·d）。有研究表明在一定范围内 Kt/V 增加，PCR 明显升高，营养指标改善，死亡率低。

4. 使用生物相容性好的透析膜　能降低蛋白质分解，改善食欲不振症状。

七、尿毒症皮肤瘙痒

尿毒症皮肤瘙痒可影响患者睡眠，造成焦虑、抑郁，严重影响患者生活质量。

（一）尿毒症皮肤瘙痒的原因

尿毒症皮肤瘙痒成因复杂，发病机制尚不完全清楚，与尿毒症本身、透析治疗及钙磷代谢紊乱等有关。其中透析过程中发生的皮肤瘙痒需要考虑与透析器反应等超敏反应有关。一些药物或肝病也可诱发皮肤瘙痒。另外与继发性甲状旁腺功能亢进、微血管病变、周围神经病变、缺铁性贫血有关。

（二）尿毒症皮肤瘙痒的临床表现

透析患者中约 60%存在皮肤瘙痒，约 37%的患者受中、重度皮肤瘙痒的困扰。尿毒症皮肤瘙痒表现为双侧不连续瘙痒，具有个体差异性，26%～49.2%患者表现为局部或全身中、重度瘙痒，多发生于背部、下肢、胸腹部、上肢及头颈。在透析间期或透析后患者皮肤瘙痒症状最明显，且夜间及冬天更剧烈，常持续数月至数年，并可随时间变化。

（三）尿毒症皮肤瘙痒的治疗及护理措施

（1）保证充分透析基础上可采取适当的对症处理措施，包括应用抗组胺药物、外用含镇痛剂的皮肤润滑油等，也可联用血液灌流治疗。

（2）针对可能的原因采取相应的预防手段，包括控制患者血清钙、磷和 iPTH 于适当水平，避免使用一些可能会引起瘙痒的药物，选择生物相容性好的透析器和管路，避免使用对皮肤刺激大的清洁剂，选用一些保湿护肤品以保持皮肤湿度，衣服尽量选用全棉制品等。

八、心 律 失 常

（一）心律失常的原因

（1）原有心脏基础疾病，如缺血性心脏病、高血压性心脏病、心肌病、心脏瓣膜病等。

（2）电解质紊乱、酸碱平衡紊乱，如高钾血症、低钾血症、低镁血症、低钙血症。

（3）体外循环的建立，如颈内静脉导管置入右心房过深；动静脉内瘘建立使心脏负荷增加。

（4）老年、儿童、初次透析的患者，透析中血流量过大可诱发心律失常。

（二）心律失常的表现

患者在透析中或透析后出现胸闷、心悸、心绞痛、低血压、心率加快或减慢、头晕、心律失常（以心房扑动、心房颤动常见），严重者可出现意识丧失，甚至猝死。

（三）心律失常的处理措施

（1）加强心理护理，消除患者紧张的心理。

（2）在透析中加强观察患者的生命体征，注意患者的主诉，如有心律失常、脉搏无力、低血压等，通知医生及时处理。对于原有冠心病、心力衰竭的血液透析患者，透析中可加强心电监护、吸氧等。

（3）急查电解质、血气分析，行床旁心电图检查明确心律失常类型，给予心电监护。

（4）高钾血症或伴有酸中毒患者，应避免纠正酸中毒、降钾过快，引发或加重心律失常。

（5）低钾血症或伴有低钙血症患者，应避免使用低钾、低钙透析液以减少心房颤动或长 QT 间期综合征引发室性心律失常和心搏骤停的风险。如已出现心律失常，补充氯化钾、氯化钙或葡萄糖酸钙。

（6）根据心律失常类型遵医嘱给予抗心律失常药物治疗。

（7）出现心搏骤停，立即启动心肺复苏，停止透析。

（四）心律失常的预防措施

（1）病因治疗，合理应用抗心律失常药物。积极纠正电解质紊乱、酸碱平衡紊乱，血流动力学稳定的患者，应紧急行血液透析治疗。

（2）预防高血钾，做好饮食指导，提醒患者控制饮食，避免高钾饮食。定期检测血钾浓度，避免高钾血症。

（3）透析前体重增长过多或容量超负荷的心力衰竭患者，可延长透析时间，超滤速度不宜过快（不超过 15ml/min）。

（4）对于重度心动过缓及潜在致命性心律失常者可安装起搏器。

九、心血管系统并发症

（一）心血管系统并发症的危险因素

（1）高血压。

（2）糖尿病。

（3）肥胖、血脂异常。

（4）慢性炎症。

（5）贫血。

（6）钙磷代谢紊乱及甲状旁腺功能亢进。

（7）血管钙化。

（8）容量负荷过大。

（9）营养不良等。

（二）心血管系统并发症的临床表现

维持性血液透析患者的心脏并发症主要表现为两类，一类是心肌疾病，导致左心室结构和功能的改变，包括左心室肥厚和左心室扩张；另一类是心脏自身血管的疾病，主要指冠状动脉粥样硬化。这两类并发症均可导致缺血性心脏病和充血性心力衰竭；另外，与血液透析相关的心包炎和心内膜炎，也是影响患者预后和生存的重要因素。

（三）心血管系统并发症的预防及护理措施

1. 加强患者容量管理

（1）保持干体重，控制透析间期体重增长<5%。

（2）限制水、钠的摄入，可增加透析频率及透析时间。

（3）定期评估调整干体重，实现干体重达标。

2. 合理使用降压药，及时调整用药剂量及时间 控制高血压和透析中低血压，避免透析过程中血压波动过大。

3. 控制骨矿物质代谢紊乱 维持血钙、血磷和 iPTH 在理想范围（透析前校正血钙 2.10～2.50mmol/L；透析前血磷 1.13～1.78mmol/L；透析前血 iPTH 150～300pg/ml）；控制饮食和药物的钙摄入，防止血管和心脏瓣膜钙化。

4. 采用碳酸盐透析有效纠正患者的代谢性酸中毒 控制透析前二氧化碳结合力（CO_2CP）或 $HCO_3^- \geqslant 20mmol/L$，且 $<26mmol/L$。

5. 定期评估透析充分性

6. 使用超纯透析液 改善微炎症状态。

7. 心血管状态不稳定的患者 建议采用血液滤过或血液透析滤过治疗模式。

8. 加强患者营养治疗 戒烟、禁酒，适当运动。

9. 控制心力衰竭的诱因和治疗并发的心肺疾病

十、透析相关脑卒中

脑卒中（cerebral stroke）是由于脑部血管突然破裂或血管阻塞导致血液不能流入大脑而引起脑组织损伤的一种急性脑血管疾病，包括出血性脑卒中（急性脑出血）和缺血性脑卒中（急性缺血性脑卒中）。

（一）出血性脑卒中

出血性脑卒中主要病因是高血压。最常见出血部位为基底节区，其出血量大且预后不良，尤其是发病后第 2 天血肿增大或脑室出血、血肿＞50ml 的患者，预后非常不佳。

1. 临床表现 局灶性神经系统症状突然出现（语言障碍、一侧面部或肢体无力或麻木等），可能出现严重的头痛、合并昏迷或意识障碍、呕吐、症状在数分钟或数小时内进展。CT 平扫是诊断脑出血的首选影像检查，也是"金标准"。

2. 透析出血性脑卒中的治疗

（1）透析中出现出血性脑卒中的临床表现，应立即停止抗凝剂输注，并迅速下机。

（2）诊断为急性脑出血的患者，建议转入脑卒中或神经内科治疗。

（3）伴颅内压升高、脑水肿的大量脑出血（预测出血量＞30ml）或脑室出血的患者，应评估外科急诊手术治疗指征，手术适应证同非透析患者。

（4）血液透析患者发生急性脑出血的颅内高压治疗，推荐静脉注射甘油果糖。

（5）建议从急性期开始积极控制血压，为预防出血性脑卒中再发，建议控制舒张压＜90mmHg；预防脑出血的发生，控制血压＜140/90mmHg 是有益的。

（6）既往发生脑血管疾病或长期高血压的患者，建议进行 CT 血管造影、MRI 无对比剂血管成像，以及数字减影血管造影检查，以发现颅内动静脉畸形、血管瘤等潜在血管病变。

（7）发生出血性脑卒中的血液透析治疗：①出血性脑卒中发病 24 小时内避免血液透析。②发病早期选择影响颅内压较小的透析方式：连续性血液透析滤过；每日低效缓慢血液透析；腹膜透析。③结合超滤治疗，在透析过程中静脉注射甘油果糖，降低颅内压。④可选用枸橼酸抗凝剂局部抗凝并且停用使用抗凝药物如华法林等。

3. 护理措施

（1）安全护理：保持呼吸道通畅，使用床挡，躁动者使用约束带约束。

（2）急性期绝对卧床休息 4～6 周，抬高床头 15°～30°，减少不必要的搬动。

（3）危重患者禁食 24～48 小时，进食困难者给予鼻饲流食。

（4）病情观察：监测神志、瞳孔、生命体征、头痛、呕吐情况。如出现意识障碍加重、剧烈头痛、喷射性呕吐、一侧瞳孔散大、血压升高、呼吸变慢，提示脑疝发生；如呼吸由深而慢变为快而不规则或双吸气、叹息样呼吸、潮式呼吸，提示呼吸中枢受到严重损坏；如呕吐咖啡样液体或解柏油样大便则提示消化道出血。

（5）健康指导：①急性期保持瘫痪肢体处于功能位，进行被动运动，病情平稳后指导患者进行康复训练；②指导患者避免暴饮暴食、情绪激动、排便用力、过度劳累等诱因。

（二）缺血性脑卒中

1. 缺血性脑卒中的危险因素

（1）透析过程中抗凝不充分。

（2）低血压：血液透析患者缺血性脑卒中多发于透析结束后 6 小时内。常见原因：①患者脑血流量调节功能障碍；②脱水引发的低血压和血液浓缩；③透析过程中低血压；④透析后直立性低血压导致的脑血流量减少。

（3）红细胞生成素应用引发的血液黏滞。

（4）高血压病、糖尿病、老年、动脉硬化、心脏病（心房颤动、瓣膜病、缺血性心脏病等）、高脂血症、睡眠呼吸暂停综合征，以及缺血性脑卒中、吸烟等既往病史和家族史。

2. 缺血性脑卒中的临床表现

（1）一侧肢体（伴或不伴面部）无力或麻木。

（2）一侧面部麻木或口角歪斜。

（3）单眼或双眼视力丧失或视物模糊。

（4）双眼向一侧凝视。

（5）理解语言困难或说话不清。

（6）眩晕伴呕吐。

（7）既往少见的严重呕吐、头痛。

（8）抽搐或意识障碍。

3. 缺血性脑卒中的治疗

（1）抗凝、溶栓治疗，适应证、禁忌证和药物选择与应用同非透析患者。

（2）取栓手术或血管内介入治疗，适应证和禁忌证同非透析患者，但应慎重选择。

（3）控制血压。

4. 缺血性脑卒中的护理措施

（1）保持肢体处于功能位，病情平稳即可进行瘫痪肢体功能锻炼，防止关节畸形和肌肉萎缩的发生。

（2）急性期卧床休息，取平卧位，头偏向一侧，保持呼吸道通畅，必要时吸痰。大面积脑梗死者，给予氧气吸入。

（3）低盐、低脂、高维生素饮食，少食奶油、蛋黄、带鱼、动物内脏及甜食等。吞咽困难者，做洼田饮水试验，必要时给予鼻饲流食。

（4）观察生命体征、神志、瞳孔、肢体活动、进食及大小便情况。如出现意识障碍加重、剧烈头痛、喷射性呕吐、一侧瞳孔散大、血压升高、呼吸变慢，提示脑疝。

（5）神志不清或躁动者使用床挡，必要时用约束带。不能自行翻身者，定时翻身拍背，预防压疮、坠积性肺炎。注意保暖，防烫伤。

（6）用药护理：①健侧输液；②使用脱水药者，快速给药，监测水、电解质及肾功能；③使用溶栓药物者，控制给药速度，观察有无颅内出血、鼻出血、牙龈出血、皮肤瘀斑、血尿、黑便等出血倾向。

十一、慢性肾脏病矿物质与骨异常

CKD 引起的系统性矿物质和骨代谢紊乱称为慢性肾脏病矿物质与骨异常（CKD-MBD），包括：①骨转化、骨容量、骨线性增长、骨矿物质化和强度异常；②钙、磷、维生素 D 和甲状旁腺激素等代谢异常；③其他软组织或血管等异位钙化。CKD-MBD 是透析患者最常见的并发症之一，几乎所有的透析患者均并发不同程度的 CKD-MBD。

（一）慢性肾脏病矿物质与骨异常的病因

（1）慢性肾衰竭，长期接受透析治疗，代谢紊乱。

（2）低钙血症及钙敏感受体下调，血钙下降刺激甲状旁腺激素的生成，降低甲状旁腺激素的降解。

（3）磷代谢异常，高磷血症。血磷主要是指血中的无机磷，正常人体血磷浓度是相对稳定的，在 0.81～1.45mmol/L 之间，当血清磷浓度超过 1.45mmol/L 时，即可诊断为高磷血症。

（4）维生素 D 代谢异常。

（5）甲状旁腺激素清除减少及甲状旁腺激素抵抗。

（6）甲状旁腺自主性增生。继发性甲状旁腺功能亢进引起全身钙、磷代谢紊乱，高转运骨病进一步发展为骨外转移性钙化、骨骼畸形。

（二）慢性肾脏病矿物质与骨异常的临床表现

1. 骨病表现　骨骼最先受累，骨痛是最常见的症状，常发生在承重骨，可伴明显疼痛。初期表现为骨骼疼痛，伴随肌无力，晚期四肢活动及肌力明显受限，表现为下蹲困难和"鸭子样步态"的行走困难，疼痛进行性加重并蔓延全身。骨折多发生在肋骨、脊柱等部位，椎体压缩骨折可导致胸廓变形、缩小、鸡胸，身高缩短等现象，也称退缩人综合征。除了骨骼畸形，儿童可出现骨生长延迟，生长受限。其他还有自发性肌腱断裂、关节畸形、关节周围炎等。

2. 骨外器官损害表现 最常见的为皮肤瘙痒、皮肤内钙质样物质沉着、皮肤小斑疹或丘疹；心血管症状表现多样，如低血压、高血压、动脉粥样硬化等；甲状旁腺激素具有神经毒性作用，表现为失眠、性格改变、周围神经病变，肌萎缩和近端肌力减退，四肢近端肌力进行性下降；不明原因的衰弱、乏力、营养不良及消瘦等。

3. 转移性钙化和心血管钙化 关节、肌肉等软组织可发生可活动、无痛性包块并进行性增大，影响关节活动，也可破溃流出膏样或白垩状物质，称为肿瘤样钙化；眼钙化、内脏钙化也很常见，其中心血管钙化是异位钙化最严重的并发症，主要是血管和心脏瓣膜的钙化。

4. 钙性尿毒症性小动脉病 临床不常见但致死率较高，其为以外周组织皮肤溃疡性形成、缺血性坏死和血管钙化为特征的临床综合征，多见于肾移植或长期透析患者。

（三）慢性肾脏病矿物质与骨异常的治疗及护理措施

治疗包括充分透析，合理营养，维持血钙、血磷水平于合理范围内，纠正低血钙和代谢性酸中毒等，建议每1～3个月检测血生化指标，监测骨密度，定期评估血管钙化，通过调整透析方案、饮食控制和应用磷结合剂长期保持血钙、血磷在靶目标范围内。

1. 控制血磷的三要素 合理低磷饮食、充分透析、正确使用磷结合剂。血磷 1.13～1.78mmol/L 的患者，控制饮食磷的摄入，出现血磷持续、进行性升高时口服磷结合剂，尽可能控制血磷在正常或者接近正常水平；血磷＞1.78mmol/L 的患者，控制饮食磷的摄入，口服磷结合剂，增加透析磷的清除。伴有高钙血症或血管钙化患者使用非含钙磷结合剂。

2. 应用活性维生素 D 主要包括骨化三醇和阿法骨化醇，治疗过程中严密监测钙磷水平。

3. 限制食物中磷的摄入 控制透析患者的磷摄入量为 500～800mg/d。

4. 充分透析 增加透析对磷的清除，增加透析次数或延长透析时间，血液灌流能使磷的清除增加。

5. 甲状旁腺切除术或介入治疗 推荐作为药物治疗无效的治疗手段，其目的是预防患者骨病、骨骼畸形和心血管钙化等并发症，改善临床预后。

6. 应用拟钙剂（西那卡塞） 能显著降低透析患者甲状旁腺激素、血钙和血磷水平，还能抑制血管钙化和减轻钙化防御。

第二节 血液透析相关紧急情况

一、透析器破膜

（一）透析器破膜的发生原因

（1）重复使用的透析器未经压力检测。

（2）透析中因凝血或短时间内超滤量过大，使跨膜压超过规定的限度。

（3）透析器本身质量不合格。

（二）透析器破膜的表现

透析机漏血报警，透析液颜色变红。

（三）透析器破膜的应急处理预案

破膜时应更换透析器，是否回输血液应根据跨膜压（TMP）的变化，如 TMP＞0 说明破膜较小，膜内仍是正压，透析液不会进入膜内，可回输血液。如 TMP≤0 说明破膜面积较大，有反超的危险，宁可废弃血液，也不应该回输给患者。

破膜后更换透析器的方法：当透析器破膜时，夹住动脉管路，打开补液口回输生理盐水，待静脉管路颜色变浅时，停血泵，将透析器与动脉管路分离，将新透析器动脉端与动脉管路连接，新透析器静脉端游离向上，开血泵以 100ml/min 的速度用肝素盐水预冲透析器，待气泡驱净后，关闭补液口，卸下旧透析器。将新透析器旁路与透析液连接，打开动脉管路夹子，将血液引至透析器静脉端时，连接静脉管路，翻转透析器使动脉端向上。开始正常透析。

（四）透析器破膜的预防护理措施

（1）做好透析前的检查准备工作。确定透析器包装完好，无潮湿、破损，在有效期内。

（2）透析中严密监测患者的 TMP，避免出现过高 TMP。单位时间内超滤量要适中，不可过多。

（3）选用质量好的透析器。

二、透析中患者休克

（一）休克的发生原因

严重低血压、贫血、心脏病、多器官功能障碍综合征等。

（二）休克的临床表现

患者面色苍白或发绀、出冷汗、呼吸困难、血压＜80/50mmHg、心率＞120 次/分、反应迟钝、意识模糊甚至丧失。

（三）休克的应急处理预案

（1）低血压引起的休克可不必先测血压，立即回输生理盐水 200～300ml，停止超滤，使患者处于头低足高位，并给予氧气吸入，必要时输入高渗液体，如 1.5%～3.0%氯化钠溶液、50%葡萄糖溶液或 5%碳酸氢钠溶液等。

（2）当患者血氧饱和度＜90%，心率减慢或严重心律失常，如频发室性期前收缩、二联律、三联律时，立即回血停止透析，并根据休克的程度及发生的原因，采取相应的措施，如气管插管、心肺复苏、开放静脉等。

（四）休克的预防护理措施

（1）监测血容量，确定患者的干体重，超滤总量小于体重的 6%～7%。

（2）做好患者的健康教育工作，透析间期体重增长＜1kg/d。

（3）透析前根据个体差异停用降压药物，透析后限制进食量。

（4）加强营养，改善贫血，必要时输血、白蛋白或血浆。

（5）危重患者必须进行心电监测、吸氧，备好除颤仪及抢救用药等。

（6）严格掌握透析适应证。

三、无肝素透析发生凝血

（一）凝血的发生原因

当尿毒症患者伴发脑出血、蛛网膜下腔出血时，常采用无肝素透析，由于血流速度减慢或回输生理盐水不及时等原因，常发生透析器及管路的凝血现象。

（二）凝血前表现

静脉压升高、透析器颜色变深、静脉壶过滤网有凝块、外壳变硬、液面上有泡沫。

（三）凝血的应急处理预案

（1）出现上述情况立即增加肝素量或用生理盐水冲洗透析器和管路，并找出引起凝血的原因及部位。

（2）当生理盐水冲管过程中发现动、静脉壶有较大的活动性血凝块，可能会随时堵塞管路或透析器时，应立即回血更换管路和透析器。

（3）无肝素透析过程中，透析器凝血程度达到三级，经盐水冲管无效，应立即回血更换管路和透析器。

（4）回血方法：回血前严禁停泵，可将血流速度减慢至 100～150ml/min，在不停血泵的情况下（防止因停血泵而造成体外循环凝血），将内瘘针与动脉端分离，将动脉端与盐水瓶上大针头连接，用生理盐水回血，回血过程中严禁用止血钳敲打透析器动、静脉壶及透析器两端，以防血凝块脱落堵塞管路致血液无法回输。

（四）凝血的预防护理措施

（1）透析前用 100mg 肝素加生理盐水循环管路 10～30 分钟，使透析器充分肝素化，上机前将肝素盐水排净。

（2）透析过程中各监测装置应到位，避免中途停泵时间过长或过低流量透析。

（3）在透析中避免输入血制品及乳化脂肪等高浓度液体。

（4）无肝素透析时根据凝血情况每 20 分钟或 30 分钟阻断一次动脉端血流，用 100～200ml 生理盐水冲洗透析器及管路，冲洗量计算在超滤总量内。

（5）采用高通量透析器、高血流速度进行透析。

四、透析中发生动静脉内瘘血肿

（一）动静脉内瘘血肿的发生原因

患者血管较细、硬化、末梢循环较差，操作者技术欠佳，患者活动等均可造成透析过程中动静脉淤血或肿胀。

（二）动静脉内瘘血肿的表现

透析过程中随着血流的加快，患者静脉出现肿胀、淤血、疼痛等表现。

（三）动静脉内瘘血肿的应急处理预案

（1）当透析过程中患者自诉静脉突然肿胀疼痛时，立即停止血泵，将动、静脉针上的夹子夹闭，同时将动、静脉管路夹子分别夹住并分离穿刺针，用无菌的连接器将动、静脉管路连接好后打开夹子，开血泵将流速减至 100ml/min，并关闭超滤（UF）键，将静脉壶下端的管路从监测器中拉出，进行离体血液循环，有效防止患者血液凝固。

（2）护士重新找血管进行穿刺，穿刺成功后，静脉用生理盐水 50ml 快速推入，患者无疼痛感，查看穿刺局部无肿胀证实静脉血管通畅；关闭血泵，连接动、静脉管路，恢复透析状态，打开超滤键。此种方法循环时间应小于 10 分钟，因时间太长会导致部分红细胞破裂，有引起溶血的危险，尽量避免。

（3）肿胀穿刺点应予以有效压迫，并根据肿胀程度予以冷敷，减轻局部充血和出血，减轻疼痛。

（四）动静脉内瘘血肿的预防护理措施

（1）对于血管条件较差的透析患者，应由穿刺技术过硬的护士进行穿刺。
（2）透析前可用热水袋保暖（特别是冬天），促进血管充盈、扩张，有利于穿刺。
（3）透析开始时应缓慢提升血流速度，使静脉逐渐扩张。
（4）对神志不清或躁动者要固定牢固并要有专人看护。
（5）透析过程中加强巡视，嘱患者不要过度活动。

五、透析中发生热原反应

（一）热原反应的发生原因

热原反应主要是水处理系统没有定期消毒、执行无菌操作不严等，使细菌或内毒素进入体内而引起。

（二）热原反应的表现

致热原是引起透析患者发热的物质，主要包括革兰氏阴性杆菌内毒素及其碎片、肽聚糖及外毒素等，内毒素不能通过透析膜，但其碎片能通过透析膜，引起患者发热、寒战等。

透析开始 0.5～1 小时出现畏寒、寒战，继而发热，体温在 38℃以上，持续 2～4 小时，血常规检查可见白细胞与中性粒细胞均不增高，血培养阴性。

（三）热原反应的应急处理预案

（1）患者出现畏寒、寒战时给予地塞米松 5～10mg 静脉注射，如寒战不能控制，可给予肌内注射哌替啶 50mg。

（2）患者出现高热时给予降温处理，如肌内注射柴胡注射液或使用冰袋降温。

（3）如果透析后 2～3 天体温仍升高，需做血培养，不必等血培养结果应及时给予抗生素治疗。

（四）热原反应的预防护理措施

（1）水处理系统（包括管道）至少 3 个月消毒一次，防止反渗膜及管道内壁产生微生物及其内毒素。

（2）透析时应严格执行无菌操作技术。

六、透析中发生溶血

（一）溶血的发生原因

血泵或管道内表面对红细胞的机械破坏、高温透析、血流速度快、穿刺针孔小、透析液低渗、消毒剂残留、异型输血、回输血液时止血钳多次夹闭血液管路等均可造成红细胞破裂而发生溶血。

（二）溶血的表现

血路管呈淡红色。患者有胸痛、胸部压迫感、呼吸急促、心绞痛、腹痛、低血压、寒战等表现，严重者发生昏迷等。

（三）溶血的应急处理预案

（1）立即停止血泵，夹闭血路管道。

（2）溶解的血液中钾离子浓度很高，不能回输，应丢弃。

（3）严密监测血钾变化，对症治疗高钾血症、低血压、脑水肿等并发症。

（4）给予患者氧气吸入，注意保暖，安慰患者，缓解其焦虑紧张情绪。

（5）贫血较重者可输新鲜血液。

（6）查明溶血原因后，尽快恢复血液透析。

（四）溶血的预防护理措施

（1）定期检测血液透析机，防止恒温器及透析液比例泵失灵，血泵松紧要适宜。

（2）防止透析液被化学消毒剂污染，透析器中的消毒剂要冲洗干净。

（3）血液管路与穿刺针应配套使用。

（4）血液透析结束回输血液时，不可用止血钳反复夹闭血液管路。

（5）严格执行输血查对制度，防止异型输血。

七、透析中发生空气栓塞

（一）空气栓塞的发生原因

空气栓塞多为技术操作及机械装置失误所致，如血液管路安装错误、衔接部位漏气、空气探测器报警失灵、回血操作错误等均可导致空气栓塞。

（二）空气栓塞的临床表现

患者突然惊叫，并伴有呼吸困难、咳嗽、胸闷、气喘、发绀，严重者昏迷或死亡。

（三）空气栓塞的应急处理预案

（1）立刻夹闭静脉管路，停止血泵。

（2）患者取头低足高左侧卧位，使空气积存在右心房的顶端，切忌按摩心脏，并嘱患者深呼吸。

（3）若进入右心室空气量较多，在心前区能听到气泡形成的冲刷声，有条件时可行右心室穿刺抽气。

（4）给患者吸纯氧，有条件时在高压氧舱内加压给氧。

（5）遵医嘱静脉注射地塞米松减少脑水肿，注入肝素和右旋糖酐-40改善微循环。

（四）空气栓塞的预防护理措施

（1）血液透析管道连接方向必须正确。

（2）预冲管道及透析器必须彻底，不能留有空气。

（3）避免在血液回路上输血、输液。

（4）透析结束时，禁止使用空气回输血液的方法。

八、透析时电源中断

（一）电源中断的发生原因

电源中断的发生原因为突然停电、透析机短路、电线老化等。

（二）电源中断的表现

电源中断的表现为停电报警、血泵停止。

（三）电源中断的应急处理预案

（1）先将静脉壶下端的管路从监测器中取出，再用手摇血泵，防止凝血；同时要精力集中，防止空气进入血液管路。

（2）如果是透析机故障，应回血结束透析。如果是短时停电，暂时不急于回血，因透析机内有蓄电池可运行20～30分钟。

（四）电源中断的预防护理措施

（1）血液净化室应采取双路供电。
（2）定时对透析机进行检修维护。

九、透析时水源中断

（一）水源中断的发生原因

水源中断的发生原因为驱水泵发生故障、输水管道断裂、水源不足或水处理机发生障碍等。

（二）水源中断的表现

水源中断的表现为透析机低水压报警。

（三）水源中断的应急处理预案

（1）立刻将透析改为旁路或采取单纯超滤程序透析。
（2）寻找故障的原因，如在1～2小时内不能排除故障，应中止血液透析。

（四）水源中断的预防护理措施

（1）血液透析室应采取双路供水或备蓄水罐。
（2）定期维修水处理机、驱水泵、输水管等设备，保证血液透析的正常供水。

十、水 质 异 常

（一）水质异常的发生原因

（1）反渗机出现故障。
（2）水处理系统未定时反冲或没按时消毒及维护。

（二）水质异常的临床表现

患者血压下降、贫血、心脏异常、呕吐、骨软化、痴呆、致癌。

（三）水质异常的应急处理预案

（1）患者出现异常时，应立即抽血进行检查寻找原因。
（2）发现由水质异常造成的合并症后必须停止透析，并及时更换水处理系统。

（3）明确原因后尽快恢复透析。

（四）水质异常的预防护理措施

（1）水处理系统每半年维护一次、3个月消毒一次。

（2）每年检测水质情况，以美国 AAMI 或欧洲药典相关规定为标准。

（3）发现异常立即报告并处理。

练 习 题

一、选择题

1. 对患者进行透析前护理，下列哪项不正确（　　　）

A. 心理护理　　　　　　　　　B. 病情观察

C. 血管通路的评估　　　　　　D. 不用签署知情同意书

E. 凝血功能检测

2. 血液透析机运行中常见的报警哪项除外（　　　）

A. 空气报警　　　　　　　　　B. 水压报警

C. 漏血报警　　　　　　　　　D. 患者血压高

E. 电导度报警

3. 肌肉痉挛最常见的原因不包括（　　　）

A. 透析中低血压　　　　　　　B. 低血容量

C. 超滤速度过快　　　　　　　D. 应用低钠透析液治疗

E. 血电解质紊乱和酸碱失衡

二、简答题

1. 饮食护理的原则是什么？饮食护理的注意事项有哪些？

2. 透析患者运动的原则是什么？在运动中需注意哪些问题？

3. 血液透析中应严密观察哪些并发症？透析中低血压应如何预防？

三、案例分析

患者，男性，58岁，干体重55kg，规律血液透析5年，3次/周，每次4小时，平时透析中血压120～150/70～90mmHg，心率65～90次/分，本次超滤量3500ml，透析中3小时时患者出现头晕、心悸、打哈欠，测血压80/50mmHg，心率100次/分。请问患者出现不适的主要原因是什么？应如何处理？如何预防？

第六章 血液净化护理质量管理

管理是管理者通过计划、组织、人事、领导、控制等各项职能工作，合理有效地利用和协调组织管理所拥有的资源要素，与被管理者共同实现组织目标的过程。护理质量管理是以提高护理质量和工作效率为主要目的的活动过程。

血液净化治疗 80%~90%的工作主要靠护理人员完成，血液净化护理质量的好坏直接影响患者的生活质量及透析安全。血液净化护理工作过程中应进行持续性的质量控制，及时发现工作中存在的问题，并及时给予解决，不断强化护理管理，提高血液净化临床护理水平及专科护理质量。

第一节 血液净化护理工作范畴及特点

一、血液净化护理工作范畴

血液净化护理工作主要包括以下内容：血液净化人力资源管理、血液净化感染控制管理、血液净化技术操作、透析前中后患者护理、护理教学及培训管理、透析耗材管理、突发事件及不良事件管理、血液净化患者疾病宣教、通路使用及评估管理、心理护理、透析安全及透析质量管理等。部分血液透析护士还兼负血液透析工程师职责，如透析设备维护保养、消毒，甚至部分维修工作。

二、血液净化护理工作特点

1. 护理技术专业程度要求高 血液净化护理人员不仅需要具备基础护理专业知识，还需要掌握血液净化专科知识，并接受专业知识考核，达到从事血液净化护理工作的相关条件并获得上岗证书后方可独立从事血液净化护理工作。在临床工作中，仅有 3 个月的血液净化工作经验是不够的，血液净化护理人员常常需要培训 1~3 年以上才能熟练掌握各项急危重症处理流程，并逐渐具备判别、处理突发事件及并发症的能力。

2. 涉及学科多 随着医学技术的不断发展，血液净化技术的适应证越来越广，不仅可用于急、慢性肾脏病替代治疗，还广泛应用于中毒、肝衰竭、免疫物质积累等多学科的急危重症患者的急救工作。

3. 仪器设备使用程度高 血液净化护理人员通过操作血液透析机，通过人机对话进行透析治疗。血液净化治疗涉及水处理系统、透析液集中供液系统、各种品牌的血液透析机等，血液透析护士不仅要熟练操作各种仪器或系统，还要熟悉其性能、各种报警的处理及维护等。

4. 患者群体较特殊　慢性肾衰竭患者终身需要依赖规律透析维持生命。由于病程长、经济压力大，家庭、社会等各方面因素，透析患者大多数有抑郁、焦虑、悲观等心理问题。透析护士良好的服务态度及适当的心理疏导对透析患者非常重要。并且护士还需熟练掌握患者各种血管通路的使用和保护方法等。

5. 感染控制要求高　血液净化治疗区域属于特殊区域，每天需要接待 2～3 个班次透析患者及家属，由于人员流动性大、患者血液被反复频繁引出体外及接触体外异物（净化装置）等特点，故对感染控制的要求较高。国内外曾有血液净化中心乙型肝炎、丙型肝炎、肺结核等传染病暴发的案例。血液净化感染控制应严抓不怠，警钟长鸣，做到医护人员人人熟知并掌握感染控制要求及消毒隔离、手卫生措施，并落实到位。

第二节　血液净化中心的布局及护理人力资源管理

一、血液净化室（中心）布局及分区管理

血液净化室（中心）是一个特殊的环境区域，应当达到《医院消毒卫生标准》中规定的Ⅲ类环境。根据医疗机构要求，在装修设计初期就应遵循环境卫生学和感染控制的原则，做好布局规划和设计，分区明确、标识清楚，工作流程顺畅。其具备的功能区如下。

清洁区：医护人员办公室和生活区、治疗准备室、水处理间、配液间、清洁库房等。

潜在感染区：透析治疗室、专用手术室/操作室、接诊室/区及患者更衣室等。

污染区：透析器复用间、污物处理室及洁具间等。

（一）候诊区和接诊室

候诊区和接诊室应设置在透析室前方，既是患者称体重及等候区域，也是医护人员分配患者透析单元、评估生命体征、制订治疗方案，以及开处方和检验单等的工作区域，应注重该区域的秩序管理。

（二）透析治疗室分区

为预防交叉感染，透析治疗室应分以下治疗区，即普通透析治疗间（区）、传染病隔离透析治疗间（区）和急诊透析治疗间（区）。

传染病隔离透析治疗间（区）按血源性传播病种设乙型肝炎透析间（区）、丙型肝炎透析间（区）、梅毒透析间（区）、艾滋病透析间（区）。

有条件的血液净化中心建议设立具备呼吸道传染病防控设施的透析间（区），用于接待结核病、新型冠状病毒感染等呼吸道传播疾病患者。

透析治疗室须配备空气消毒装置、空调等，保持光线充足，通风良好。透析治疗室的地面建议使用防酸材料，并设置地漏。

每个透析治疗区域配置洗手池、非手触式水龙头、洗手液、速干手消毒剂、干手设施

等，以满足工作和感染控制的需要。

血液透析治疗室建议采用大间多床位式设计，一台透析机与一张床（或椅）称为一个透析单元。每个血液透析床/椅间距不小于 1m，避免分隔，以保证视野开阔。每一个透析单元应当有电源插座组、反渗水供给接口和透析液废液排水接口（中心供液系统要有透析液接口），血液净化室（中心）应配备供氧装置、中心负压接口或可移动负压抽吸装置。根据环境条件，可配备网络接口、耳机或呼叫系统等。

（三）血液透析治疗准备室

治疗准备室是放置各种药物和无菌物品的清洁区域，设置在血液透析室（中心）清洁区的位置。每班次应设置专职护士进行相关操作，非医护工作者不得入内。

（四）清洁库房

血液净化清洁库房应符合《医院消毒卫生标准》中规定的Ⅲ类环境。分别设置干性物品库房和湿性物品库房，干性物品库房用于存放透析器、管路、穿刺针、护理包等耗材；湿性物品库房用于存放浓缩透析液（透析粉）、消毒液、0.9%氯化钠注射液等。不同物品必须分开存放并标识清晰。

（五）水处理间与配液间

（1）水处理间与配液间应达到《医院消毒卫生标准》中规定的Ⅲ类环境。

（2）水处理间应具备良好的隔音和通风条件。水处理设备应避免日光直射。保持地面清洁、干燥，不得堆放杂物。

（3）水处理间、配液间应授权封闭管理。

（六）污物处理室

污物处理室是暂时存放医疗及生活废弃物的场所，医疗废物具体包括感染性、病理性、损伤性、药物性、化学性废物。各项垃圾应按感染控制要求分类放置。

（七）洁具间

洁具间是存放各种保洁工具及其清洗、消毒的场所。应保持干净整齐，通风良好，无异味。

清洗拖布的水池不能混用，根据分区设普通区水池与隔离区水池。清洁用具按不同区域分开存放使用，并有明显标识。

二、血液净化人员管理及岗位设置

护理人力资源是指能够满足社会护理需求，推动护理专业发展的，具有智力劳动和体力劳动的护理人员的总和。它主要包括护理人员的数量、质量、学历层次、职称层次和健康状况等。

　　血液净化护理人力资源是血液净化工作中的主要技术力量，护理人力资源的配置、培训及管理水平直接影响透析患者的透析质量。目前，由于血液透析患者数快速增长、血液净化中心规模不断扩大，导致部分血液净化中心护理人力资源配备的速度跟不上透析患者数量增长的速度，出现血液净化护理人员紧缺的情况。因此，血液净化护理管理人员应每年评估透析患者增长的速度及数量，提早做好护理人力资源储备及人员培养。血液净化护理人员配置须满足日常血液净化治疗及对透析患者抢救的需求。

　　血液净化室（中心）医护人员应毕业于正规的医学院校，并获得执业证书，通过不少于3个月三级医院的血液净化专业培训，达到从事血液净化医疗、护理工作的相关条件并获得上岗证书后方可独立从事日常医疗、护理工作。

　　护士人数应根据透析机和患者的数量、班次安排及透析布局等合理配备。护理排班应具有科学性、合理性、全面性、连续性、可行性，做到班班衔接，紧密连贯，原则上下机时间段保证一名护士管理5～6张透析床位，满足上、下机时间段护理工作需要。上机后根据工作量及患者病情，可适当进行弹性排班。为保障工作安全，建议责任护士进行床旁观察病情。也可适当设置办公班、治疗班、准备班等辅助班次。

　　血液净化中心护理岗位主要有护士长、责任护士及辅助护士。除此之外，条件允许的情况下可设立导诊、质控、教学、CRRT护士等岗位。

　　根据科室管理及质量控制需要，规模较大的透析中心可以适当设置质控及亚专科管理组，由组长带领组员协助护士长分管护理质控及进行专科管理，如质量检查组、教学培训组、绩效运营管理组、科研论文组、优护宣教组、通路管理组、营养及运动管理组等。

第三节　血液净化感染控制管理

　　患者每周2～3次前往血液透析室（中心），血液透析室（中心）人群高度集中、频繁接触，是各种感染的高发场所。维持性血液透析患者因免疫力低下属于易感人群。感染是血液透析患者重要的并发症和死亡原因之一，严重影响了透析患者的生活质量。因此，应重视透析患者的感染问题，建立防治交叉感染的标准化操作规程，达到预防和控制血液净化室（中心）感染性疾病传播的目的。

一、血液净化室（中心）感染常见传播途径

　　（1）血液净化室（中心）环境如空气、物体及机器表面的污染。

　　（2）医务人员的手污染：医务人员在治疗或护理时，接触感染患者或已被污染的物体表面，通过接触易感患者的皮肤、黏膜、血管通路等传播病原菌。医务人员及患者的皮肤破损也容易导致感染。

　　（3）开放性、创伤性操作，如血液透析操作、内瘘穿刺、血液透析导管置管术、注射药物、抽血、处理伤口等。

　　（4）接触或输注被病毒污染的血或血制品。

（5）透析用水、透析液及其管道的污染。

（6）透析机及其他设备的污染。

二、感染控制监测及措施

（一）透析室物体表面和空气监测

（1）每月对透析室空气、物体表面、机器表面及部分医务人员的手抽样进行病原微生物的培养监测，保留原始记录，建立登记表。

（2）空气平均细菌菌落总数应≤4CFU/（5min·9cm 直径平皿），物体表面平均细菌菌落总数应≤10CFU/cm²，医务人员卫生手消毒后手表面细菌菌落总数应≤10CFU/cm²。

（二）血液透析患者感染控制管理

1. 血液透析患者传染病病原微生物监测

（1）首次开始血液透析的患者、由其他血液透析室（中心）转入或近期接受血液制品治疗的患者，必须在治疗前进行乙型肝炎、丙型肝炎、梅毒及艾滋病的相关检查。即使血源性传染性疾病标志物检测阴性，至少3个月内重复检测传染病标志物。对于乙型肝炎病毒（HBV）抗原阳性患者，应进一步行 HBV-DNA 及肝功能指标的检测，对于丙型肝炎病毒（HCV）抗体阳性的患者，应进一步行 HCV-RNA 及肝功能指标的检测。保留原始记录，登记患者检查结果。

（2）长期透析的患者应每6个月检查1次 HBV、HCV、梅毒螺旋体及人类免疫缺陷病毒标志物，保留原始记录并登记。

（3）存在不能解释的肝脏转氨酶异常升高的血液透析患者，应进行 HBV-DNA 和 HCV-RNA 定量检测。

（4）透析过程中出现 HBV、HCV 阳性的患者，应立即对使用同一台血液透析机或相邻透析单元的患者等密切接触者进行 HBV 或 HCV 标志物检测，包括 HBV-DNA 和 HCV-RNA 检测，检测阴性的患者应3个月内重复检测。

（5）建议 HBV 易感（HBsAb 阴性）患者接种 HBV 疫苗；建议丙型肝炎患者进行药物治疗。

（6）对于需要紧急血液透析治疗，且血源性传染性疾病标志物检测结果尚未回报的患者，可安排用急诊的血液透析机治疗，透析结束后对血液透析机表面和内部进行严格消毒。

（7）建议人类免疫缺陷病毒阳性或确诊传染性梅毒的血液透析患者到指定传染病医疗机构接受透析治疗，或进行居家透析治疗，或者转腹膜透析治疗。

2. 血液透析患者感染控制措施

（1）告知患者血液透析可能带来的血源性或呼吸道传染性疾病感染的风险，要求患者遵守血液透析室（中心）消毒隔离、定期监测等相关规定，并签署透析治疗知情同意书。

（2）告知合并呼吸道感染/传染病的患者进入透析室，应全程佩戴口罩，做好个人防护。

（3）呼吸道传染病疫期内，透析前应检测患者体温，可疑和确诊患者应在呼吸道隔离病房接受透析治疗。

（三）医疗机构内感染和传染病上报

（1）血液透析室（中心）发生医疗机构内感染按照《医院感染管理办法》的要求进行上报。

（2）医疗机构经调查证实发生以下情形时，应当于 12 小时内向所在地的县级及以上地方人民政府卫生健康行政部门报告，并同时向所在地疾病预防控制机构报告。

1）5 例以上医疗机构相关感染暴发事件。

2）由于医疗机构相关感染暴发导致 3 人以上人身损害后果。

3）由于医疗机构相关感染暴发直接导致患者死亡。

（3）医疗机构发生以下情形时，应当按照《国家突发公共卫生事件相关信息报告管理工作规范（试行）》的要求进行报告。

1）10 例以上的医疗机构相关感染暴发事件。

2）发生特殊病原体或者新发病原体的医疗机构相关感染。

3）可能造成重大公共影响或者严重后果的医疗机构相关感染。

（4）血液透析室（中心）新发传染病患者按照《突发公共卫生事件与传染病疫情监测信息报告管理办法》的要求进行上报。

1）甲类传染病和乙类传染病中的肺炭疽、脊髓灰质炎、传染性非典型肺炎、人感染高致病性禽流感，或其他传染病和不明原因疾病暴发，2 小时内上报。

2）其他乙、丙类传染病患者或疑似患者诊断后，24 小时内上报。

3）新发传染病的血液透析患者应填写传染病报告表。

（四）血液透析室（中心）工作人员职业安全防护

（1）工作人员上岗前应掌握和遵循血液透析室（中心）感染控制制度和规范。

（2）建立工作人员健康档案，至少 1 次/年进行健康体检，以及乙型肝炎病毒、丙型肝炎病毒、梅毒螺旋体和人类免疫缺陷病毒标志物检测，并管理及保存体检资料。

（3）个人防护装备的使用：医护人员在执行可能暴露于血液、体液的操作时，应遵循标准预防的个人防护装备使用要求，合理选择所需的个人防护装备。

处置传染病患者时，应遵循《中华人民共和国传染病防治法》和《国务院办公厅关于加强传染病防治人员安全防护的意见》，在基于标准预防的基础上根据传播途径采取额外的隔离措施，并选择不同防护级别的个人防护装备。

（4）工作人员遇锐器伤后处理：应遵循《血源性病原体职业接触防护导则》的要求处理。

1）紧急处理办法：从近心端向远心端挤出伤口部位的血液，避免挤压伤口局部，尽可能挤出损伤处的血液，再用流动水冲洗，黏膜用生理盐水反复冲洗，然后用碘伏或 75%乙醇等其他消毒液进行消毒并用防水敷料包扎伤口。

2）填写医务人员职业暴露登记表，上交医院感染防控管理部门备案。

3）锐器伤后传染病预防措施，被乙型肝炎病毒阳性患者血液、体液污染的锐器刺伤：①未接种乙型肝炎病毒疫苗者，应注射乙型肝炎病毒免疫球蛋白和接种疫苗；②接种过疫苗并且 HBsAb 阳性者，无须处理；③接种过疫苗但 HBsAb 阴性者，应注射乙型肝炎病毒免疫球蛋白和接种疫苗；④乙型肝炎病毒感染状况不明确，应注射乙型肝炎病毒免疫球蛋白和接种疫苗，同时检测乙型肝炎病毒血清学标志物，根据结果确认是否接种第2、3剂疫苗。建议在最后一剂疫苗接种 1~2 个月后进行病毒抗体追踪检测。

被丙型肝炎病毒阳性患者血液、体液污染的锐器刺伤，目前不推荐采用接触后预防性药物治疗。建议于接触 4~6 个月后进行丙型肝炎抗体和谷丙转氨酶（又称丙氨酸氨基转移酶）基线检测及追踪检测。

被人类免疫缺陷病毒阳性患者血液、体液污染的锐器刺伤，应由专业人员根据暴露级别和病毒的载量水平，考虑是否进行预防性治疗。

（五）血液透析室（中心）工作人员手卫生规范

血液透析室（中心）工作人员进行操作中应严格遵守国家卫生健康委员会《医务人员手卫生规范》，严格按指征进行手卫生。

1. 下列情况医务人员应洗手和（或）使用速干手消毒剂进行卫生手消毒

（1）接触患者前、后。

（2）清洁、无菌操作前，包括进行侵入性操作前。

（3）暴露患者体液风险后，包括接触患者黏膜、破损皮肤或伤口、血液、体液、分泌物、排泄物、伤口敷料后。

（4）接触患者周围环境后，包括接触患者周围的医疗相关器械、用具等物体表面后。

2. 手部没有肉眼可见污染时宜用速干手消毒剂进行卫生手消毒

（1）下列情况应洗手，不可单纯使用速干手消毒剂进行卫生手消毒。①当手部有血液或其他体液等肉眼可见的污染；②可能接触艰难梭菌、肠道病毒等对速干手消毒剂不敏感的病原微生物。

（2）下列情况医务人员应先用流动水洗手，然后进行卫生手消毒。①接触传染病患者的血液、体液和分泌物，以及被传染性病原微生物污染的物品；②直接为传染病患者进行检查、护理、治疗或处理传染患者污物。

3. 戴手套的时机　戴手套不能代替手卫生，戴手套前和脱手套后应进行卫生手消毒。

（1）接触患者或透析单元内可能被污染的物体表面时戴清洁手套。

（2）注射药物、抽血、处理血标本、处理插管及通路部位、处理或清洗透析机等操作时戴清洁手套。

（3）接触不同患者、进入不同治疗单元、清洗不同机器时应洗手或使用速干手消毒剂进行卫生手消毒，并更换清洁手套。

（4）进行深静脉插管、拔管和连接血管通路，以及移植物内瘘穿刺时戴无菌手套。

（5）处理医疗污物或医疗废物时要戴清洁手套。

4. 血液透析操作过程可以不戴手套的时机

（1）透析前准备（透析机检测、安装及冲洗管路和透析器）。

（2）测量患者血压等体检操作。

（3）离开透析单元时，应脱下手套，并进行洗手或卫生手消毒。

（4）配制各种药品。

（5）接触医疗文件。

（6）接触门把手、电脑、键盘、电话等公用物品。

（7）接触手机等个人用品。

（六）环境、物品、设施感染控制管理要求

（1）透析治疗室/区应通风，保持空气清新。每班次透析结束后进行有效的空气净化/消毒。

（2）门把手、扶手、椅子及候诊室等表面应每日进行清洁、消毒。

（3）参照《医疗机构环境表面清洁与消毒管理规范》，每次透析结束后对透析单元内所有的物品表面（如透析机外部、透析床/椅、小桌板等）及地面进行清洁消毒。

（4）每班次患者使用的床单、被套、枕套等物品需一人一用一更换。

（5）物品表面擦拭消毒剂：采用500mg/L的含氯消毒剂或其他有效消毒剂。如果有血液污染，应立即用2000mg/L的含氯消毒剂一次性布巾擦拭或者使用可吸附的材料清除血迹后，再用500mg/L浓度的含氯消毒剂擦拭消毒，并做好消毒工作的记录。

（6）进入潜在感染区域和（或）污染区域的被污染物品，未经消毒不得返回清洁区域。

（7）应配备感染患者专用的透析操作用品车，治疗车不能在传染病区和非传染病区交叉使用。

（8）感染患者使用的设备和物品如病历、血压计、听诊器、治疗车、机器等应有标识。

（9）严格执行一次性使用物品（包括穿刺针、透析管路、透析器等）的规章制度。

（10）重复使用的消毒物品应标明消毒有效期限，超出期限的应当根据物品特性重新消毒或作为废品处理。

（11）透析管路预冲后必须4小时内使用，否则要重新预冲。

（七）透析机感染控制管理要求

1. 透析机器外部消毒

（1）每次透析结束后，如没有肉眼可见的污染时，应采用500mg/L浓度的含氯消毒剂擦拭透析机外部。

（2）如果血液污染到透析机，应立即用2000mg/L浓度的含氯消毒剂的一次性布擦拭去掉血迹后，再用500mg/L浓度的含氯消毒剂擦拭消毒机器外部。

2. 机器内部消毒

（1）每次透析结束时应对机器内部管路进行消毒。

（2）透析时如发生破膜、传感器渗漏，在透析结束时机器应立即消毒，消毒后的机器方可再次使用。

（3）透析废水应排入医疗污水系统。

（八）药品保存及配制的相关感染控制要求

（1）各种药品标识明确，独立存放，毒麻药双人双锁专人管理。

（2）静脉用、口服用、外用药物及一次性使用医疗物品标识明确，根据不同药物特性放入冰箱或药柜中保存，按照时间顺序分类放置。

（3）定期检查治疗室存放药品的有效期，及时更换过期药品。

（4）进入透析治疗区域的药品不得再次进入治疗准备室。

（5）在治疗准备室配制血液透析过程中所需的肝素溶液、低分子量肝素制剂、红细胞生成刺激剂、铁剂等药品。

（6）药物配制流程

1）药品准备：①医护人员应严格执行无菌操作原则，衣帽整洁、戴口罩；②每次配药前对治疗台面进行清洁消毒擦拭，确保治疗台干净整洁；③根据医嘱仔细核对药名、剂量、有效期，有无破损、变色、渗漏、沉淀等，保证用药安全性；④生活垃圾桶加盖，摆药、配药后产生的垃圾及时分类、及时处理。

2）药品配制：①操作台上同时摆放或配制多种药物时，要分开处理，避免混淆；②配药时不得交叉使用注射器，应遵循一药一具；③药品配制后有标识，配药者签名，便于查对。

3）药物使用：①配制好的药品放置在专用无菌治疗盘内备用，需注明患者姓名，药品名称、剂量及配制时间，建议 2 小时内使用；②药品配制前后应二人查对并签名，药品使用前应再次进行查对，出治疗准备室进入患者透析单元的药品不得再送回治疗准备室；③指定患者配制的、已进入透析单元的未使用药品，不能用于其他患者；④所有接触过患者的可复用物品如治疗车、托盘、仪器等必须经过清洁、消毒后才可再次进入治疗准备室，所有接触过患者的药品或一次性使用物品直接丢弃。

（九）医疗及生活废弃物的管理

1. 遵循各种医疗废弃物处理原则　在透析治疗区第一时间进行分类处理，封闭包装、转运。外包装严禁渗漏和散开。锐器、生活与医疗废物应分开放置。

（1）透析穿刺针、注射针头等锐器须放置于专用锐器盒中。

（2）透析器、管路、注射器、棉签、手套等医疗用品须放置于黄色医疗废物袋中。

（3）生活废弃物品一律放置于黑色垃圾袋中。

（4）治疗结束后应将透析器膜内、外及管路内液体密闭排放，通过污水管道排出，减轻医疗垃圾重量及污染环境的概率。

2. 污物处理室消毒及环境要求

（1）污物处理室保持干净整洁，通风良好，无异味。

（2）污物间台面、地面、门把手和保洁车等，每天用含氯消毒剂（500mg/L）进行消毒。

（3）各种医疗、生活废弃物密闭存放，存放时间不能超过 24 小时。

第四节　血液净化患者管理

血液净化室（中心）患者大多为门诊、规律、长期血液透析患者，许多研究者采用不同的生活质量量表调查均表明了血液透析患者的生活质量显著低于一般人群。随着医学、护理模式的发展，病死率的降低不再是血液透析治疗追求的唯一目标，而加强维持性血液透析患者的管理及监测是保证透析效果、提高患者生活质量、改善患者预后的重要手段。

一、建立系统完整的病历档案

血液透析室（中心）应制订严格的接诊制度，对血液透析患者实行实名制管理。每个新透析患者均需建立病历记录，按照相关规定期限登记、上报全国血液净化病例信息登记系统。透析患者完整的病历档案如下。

（1）病历首页：患者的相关信息如有效证件号码、联系电话、住址、工作单位等；透析病史；患者原发病；目前的并发症和合并症情况。

（2）相关检查、检验报告：患者的实验室和影像学检查结果等。

（3）透析及病情记录：透析记录单上应记录患者血液透析前、中、后的生命体征，透析方案，参数的设置，病情观察，不良反应，治疗、处理记录，透析后小结，超滤量等。

（4）阶段小结：包括患者病情记录、用药、治疗方案的调整等。

（5）各种血液净化治疗、有创治疗（如深静脉置管术）、大额费用等知情同意及沟通资料等。

（6）完整的病历档案有利于医护人员全面了解患者病情，及时调整透析治疗方案，最终提高患者生活质量和长期生存率。

二、透析间期的患者管理

1. 提高患者依从性 透析患者的治疗是终身的、长期的，医护人员应对患者做好疾病知识的健康教育，包括用药，如药物的种类、剂量、使用方法、作用及不良反应等；治疗目的、方法；饮食；并发症的预防等，说明配合治疗的重要性；纠正患者不良生活习惯，如戒烟、戒酒、生活规律等。

2. 做好饮食管理 包括控制营养素、水和钠盐摄入，控制饮食中磷的摄入，少食高磷食物；控制饮食中钾摄入，以避免发生高钾血症。保证患者每日蛋白质摄入量达到 1.0～1.5g/kg 体重，并保证足够的碳水化合物摄入，以避免出现营养不良（详见第五章）。

3. 控制透析间期的体重增长 每天测量体重，控制透析间期体重增长不超过 5%或每日体重增长不超过 1kg。

4. 指导患者做好自我监测 指导患者记录每日尿量及每日体重情况，并保证大便通畅，教育患者有条件时每日测量血压并记录。

5. 指导患者适当运动 适当的体力锻炼可以增加骨骼肌肉的供氧，改善体内钙、磷代谢异常，增强食欲、改善睡眠，改善患者的营养状况、患者精神状态以提高患者的生活质量。但运动要循序渐进，以不加重心脏负担为前提，运动过程中注意生命体征变化，防止不良反应发生（详见第五章）。

三、透析患者血管通路的质量管理

（1）建议血液透析室（中心）建立由肾科医生、透析护士、手术医生、超声医生、放射介入医生、技师、患者等组成的血管通路维护团队，定期对患者的血管通路进行监测与维护，保证患者血管通路的畅通性及有效性。

（2）启用新的动静脉内瘘前，建议由血管通路团队采用物理评估（详见第二章血管通路）和辅助检查手段（如多普勒超声检查）评估当前内瘘的实时情况，建立血管穿刺规划图，并留存影像资料，由经过专科培训、有丰富内瘘穿刺经验的资深护士进行穿刺，保证成功率。建议每3～6个月评估一次，对数据进行综合评估，制订进一步的穿刺计划。

（3）对采用动静脉内瘘者每日应对内瘘进行检查，包括触诊检查有无震颤，也可听诊检查有无血管杂音；自体动静脉内瘘应根据内瘘血管自身条件选择"绳梯式穿刺"或"扣眼穿刺"，移植物内瘘应采用"绳梯式穿刺"。

（4）当动静脉内瘘出现出血、狭窄、血栓、感染、动脉瘤、窃血综合征等并发症时，应及时处理。

（5）对中心静脉置管患者每日应注意观察置管部位敷料情况，置管口有无出血、局部分泌物和局部不适表现等，注意预防导管脱出、出血、感染、打折等，一旦发现异常应及时就诊。进行透析时严格执行无菌操作、采用正确的正压封管，防止导管血栓及纤维蛋白鞘的形成。

四、血液透析充分性的监测管理

血液净化治疗使终末期尿毒症患者的生命得以维持，很多透析患者存活超过10年。在透析过程中，毒素的清除程度及范围反映透析剂量是否足够，直接影响透析患者的生活质量。血液透析充分性测定是规范化透析治疗的重要组成部分，与患者存活率显著相关。

广义的透析充分性指患者通过透析治疗达到并维持较好的临床状态，包括血压和容量状态、营养、心功能、贫血、食欲、体力、电解质和酸碱平衡、生活质量等。狭义的透析充分性指标主要是指透析对小分子溶质的清除，常以尿素为代表，即尿素清除指数（Kt/V）[包括单室 Kt/V（$spKt/V$）、平衡 Kt/V（eKt/V）和每周标准 Kt/V（std-Kt/V）]和尿素下降率（URR）。

（一）尿毒症毒素

慢性肾衰竭患者不论排出的尿量是否减少，其体内都会聚集各种溶质，即尿毒症毒素。尿毒症毒素影响细胞的基本功能，引起组织器官功能异常，其中胃肠道及中枢神经系统影响最明显，表现为食欲下降、恶心、体重降低、注意力不集中、疲劳、瘙痒、味觉障碍、女性月经失调等。尿毒症毒素的分类如下。

1. 以往常用的分类方法 根据尿毒症毒素分子质量的大小来分类，据此可将尿毒症毒素分为以下三类。

（1）小分子物质（分子质量<500Da），其代表物质有尿素、肌酐、胺类（脂肪族胺、芳香族胺和多胺）、酚类等。

（2）中分子物质（分子质量 500～12 000Da），代表物质有 β_2-微球蛋白（β_2-MG）、甲状旁腺激素。

（3）大分子物质（分子质量>12 000Da），其代表物质有瘦素（leptin）、中性粒细胞抑制蛋白 I（GIP-I）、中性粒细胞抑制蛋白 II（GIP-II）、终末氧化蛋白产物。

2. 根据毒素的性质不同分类 可将其分为矿物质、氮代谢产物、多肽类、蛋白质类、脂质类等。

（二）血液透析充分性测定方法

1. 小分子毒素清除测定方法

（1）尿素清除率指数：主要是根据尿素动力学模型，通过测定透析前后血尿素氮水平并计算得到。目前常用的是 spKt/V、eKt/V 和 std-Kt/V，其中 spKt/V 因计算相对简单而应用较广。单室尿素动力学模型是基于质量守恒定律，即任何物质在体内的蓄积是输入与排出之间的差，或生成与清除（透析与残余肾功能）之差。K：透析器尿素清除率，单位为 L/min，它是单位透析面积的清除率和血液流速与透析液流速的函数。t：透析治疗时间，单位为分钟。V：尿素分布容积（体重×0.58），单位为 L。ln：自然对数。UF：超滤量（L）。Kt 是尿素清除分数，Kt/V 是无单位的比值，反映每次透析的尿素清除分数，也称为尿素清除指数，是评价小分子溶质清除量的重要指标。其公式如下：spKt/V=-ln[透后血尿素/透前血尿素-0.008×治疗时间]+[4-3.5×透后血尿素/透前血尿素×（透后体重-透前体重）/透后体重。治疗时间单位：小时。

（2）尿素下降率（URR）：是指单次透析清除尿素的分数。其中，R 为透析后尿素/透析前尿素。其公式：URR（%）=100（1-R）。

（3）时间平均尿素浓度（TACurea）。

（4）溶质清除指数（SRI）：SRI 根据溶质清除量评估透析的充分性，即时间段内溶质净清除量应等于溶质净生成量。溶质清除指数与 TACurea 呈负相关，TACurea 升高，提示与饮食摄入的氮质量相比，透析清除量偏低，导致体内尿素积聚。

（5）排废透析液尿素清除量测定：建立透析液侧的尿素动力学模型有多种方法，包括收集全部或部分排废透析液，测定尿素清除量、电化学法持续测定排废透析液尿素清除量、联机监测尿素清除量。该法可以通过 Kt/V 和 SRI 两个动力学参数来监测血液透析效果。

（6）联机动态尿素清除率监测：在透析机中安装联机动态尿素清除率监测器（OCM），通过两个电导度传感器对透析器前后透析液进行测量来测定血液钠离子的变化，可在透析的同时进行 Kt/V 计算，既方便临床监测，又可随时调整透析参数。

2. 中、大分子毒素清除的测定方法 通常采用 β_2-MG 下降率测定：β_2-MG 相对分子质量为 11 818，其对流清除大于弥散清除，β_2-MG 下降率测定可反映中、大分子物质的清除效率。

（三）影响血液透析充分性的因素

1. 蛋白分解率（PCR）　在血液透析患者中，nPCR 变化依赖于 Kt/V 的变化，校正的蛋白分解率（nPCR）决定尿素氮的生成速率和生成量，只有保证摄入足够量的蛋白质，以 Kt/V、URR、TACurea 判断透析是否充分才是可靠的。

2. 残余肾功能（RRF）　慢性肾衰竭患者透析初期，都存在一定的 RRF，但是随着维持性透析时间的延长，RRF 会逐渐丧失。

根据美国国家肾脏基金会（NKF）透析质量评估标准（DOQI）要求，由于 RRF 在血液透析过程中会逐渐丧失，要求患者在 RRF 丧失后延长透析时间而患者不易做到，或 RRF 丧失不易识别导致血液透析不充分，故建议计算 Kt/V 时不考虑 RRF。

3. 血管通路再循环（AR）　是指静脉端已透析过的血液，沿血管通路逆流至动脉端，再次进入体外循环的过程。由于存在 AR 的血液未经体外循环而进入透析器，造成无效透析，影响透析效果。一般的血管通路存在 AR 造成的后果可以忽略，只有当血管通路血流量欠佳，不能满足体外循环血流量要求，透析器血流速度超过血管通路血流速时，才会产生 AR。因此，透析过程中应注意观察血流量情况，如出现血路管流量观察球被吸扁、动脉压较低、动脉壶血流柱抽吸幅度较大、动脉端血液颜色变深等情况时，应注意判断是否存在 AR，并适当减慢血流量，利用多普勒超声等方法评估内瘘流量及功能，必要时进行经皮腔内成形术等处理。

4. 透析器的复用　目前，我国大多数透析单位较少重复使用透析器，透析器重复使用有可能会导致透析器内残余血量堵塞纤维，使透析膜有效面积减少，Kt/V 下降。

5. 透析膜的性能　透析膜根据材料可分为纤维素膜（如双醋酸纤维素膜、铜仿膜）、改良或再生纤维素膜（如血仿膜、三醋酸纤维素膜）、合成膜（聚砜膜、聚醚砜膜）；一般认为超滤率≥20ml/（h·mmHg）的透析膜为高通量透析膜，超滤率<10ml/（h·mmHg）为低通量透析膜。较好的透析膜应具备清除率及超滤率高，生物相容性好，能防止透析液污染物通过及引起的透析相关性疾病少。

6. 超滤量（UF）　在血液透析过程中，由于存在 UF，造成尿素分布容积减少和溶质清除增加，因此 Kt/V 可随 UF 而增加。但是，UF 过量又可导致低血压，继而使 Kt/V 下降。因此，仅仅 UF 改变对 Kt/V 的影响并不显著。

7. 透析后尿素反跳（PDUR）　Kt/V 和 R 值的计算均是根据透析前、透析后的尿素氮浓度计算求得的，特别是透析后的尿素氮值应力求准确，否则会使 Kt/V 和 R 值明显偏离实际值，导致错误的判断。PDUR 约 30 分钟才能达到平衡状态，由于存在 PDUR 透析结束后尿素氮很快回升，使得透析结束时采血检测的尿素氮浓度偏低，计算出的 Kt/V 值偏高。

8. 其他因素

（1）血流量：血流量不足将影响透析充分性，一般要求血流量每分钟至少达到体重的 4 倍。

（2）透析液流量：一般常规设置透析液流量为 500ml/min，透析液流量增加，透析器清除率也增加。

（3）治疗时间：尿素的清除量与透析时间长短及透析器的尿素运转面积系数（K_0A）有关，高 K_0A 的透析器清除血浆尿素量所需的时间较短。

（4）治疗频率：有研究表明在每周透析总时间相同的情况下，透析频率越高越有益。

（5）透析低血压：在透析过程中，由于超滤量过大、贫血、心脏病变或其他因素造成的低血压会导致血流量减少，透析时间缩短，结果导致透析不充分。

（四）评价血液透析充分性血样本采集方法

血液透析前、后的血标本必须采自同一次血液透析。

1. 透析前样本　必须采自透析开始之前，在连接动脉管路前，可由动脉或者静脉端采血，必须确保采血前穿刺针或管腔内没有生理盐水或者肝素，如内瘘针预冲或通过留置导管透析，先抽出 10ml 血，再收集血样本，以避免血样被稀释。

2. 透析后样本　被再循环或回血生理盐水混淆，将过高估计透析剂量。透析后样本采用慢泵或停泵技术采集。

慢泵技术：将超滤速度设置为零，维持血泵转速在 50～100ml/min，持续 15 秒，从动脉管路采样点采集。

停泵技术：透析完成后，关闭透析液或减至容许的最低血液流速，停止超滤，立即关闭血泵，夹闭动静脉端管路，夹闭动脉内瘘针管，从动脉管路采样点采集或者分离动脉管路后，由动脉穿刺内瘘针直接采血。采血完毕后立即启动血泵进行回血操作。

3. 测定　透析前后血标本应在同一次透析治疗时采集，及时送检，同批测定。

（五）血液透析充分性评价频率

血液透析充分性评价频率为每月评价一次，若出现下列情况，应增加评价次数。

（1）患者对血液透析治疗顺应性差，需提前结束透析。

（2）透析中低血压或心绞痛发作缩短了透析时间。

（3）透析中出现意外情况，如血流量不足、治疗中断及透析器凝血等。

（4）调整血液透析方案。

（六）血液透析充分性的标准

（1）患者自我感觉良好。

（2）适当的肌肉组织[肌酐产生率至少 125μmol/（kg·d）]。

（3）血压得到良好控制（<140/90mmHg）。

（4）没有明显的液体负荷（<3%体重）。

（5）轻微酸中毒（HCO_3^-≥22mmol/L），轻度高血钾或高磷血症。

（6）血清白蛋白≥35g/L。

（7）血红蛋白>100g/L，血细胞比容>30%。

（8）轻微肾性骨病。

（9）周围神经传导速度和脑电图正常。

（10）$Kt/V \geqslant 1.3$，URR$\geqslant 70\%$，nPCR>1.0g/（kg·d）。

（七）增强血液透析患者充分性的措施

（1）加强患者教育，提高治疗依从性，以保证完成每次设定透析时间及每周透析计划。

（2）控制患者透析间期容量增长。要求透析间期控制钠盐和水分摄入，透析间期体重增长不超过干体重的5%，一般每日体重增长不超过1kg。

（3）定期评估和调整干体重。

（4）加强饮食指导，定期进行营养状况评估和干预。

（5）通过调整透析时间和透析频率、采用生物相容性和溶质清除性能好的透析器、调整透析参数等方式保证血液透析对毒素的有效充分清除。

（6）通过改变透析模式（如进行透析滤过治疗）及应用高通量透析膜等方法，努力提高血液透析对中大分子毒素的清除能力。

（7）定期对贫血、钙磷和骨代谢异常等尿毒症合并症或并发症进行评估，并及时调整治疗方案。

（八）定期评估与处理并发症和合并症

（1）血液透析患者因肾衰竭，极易发生贫血及电解质酸碱平衡紊乱，需进行血常规、肾功能、血电解质（包括血钾、血钙、血磷、血糖、血脂、HCO_3^-或CO_2CP等）的监测。发现异常应及时调整透析处方和药物治疗。

（2）铁指标：一旦发现血清铁蛋白<200ng/ml或转铁蛋白饱和度$<20\%$，需进行铁剂治疗。

（3）血红蛋白：最好维持于$110\sim120$g/L的水平，如血红蛋白<110g/L，则应及时调整红细胞生成素用量。

（4）血PTH水平：血清钙水平维持在正常低限，即$2.10\sim2.37$mmol/L（$8.4\sim9.5$mg/dl）；血磷水平维持在$1.13\sim1.78$mmol/L（$3.5\sim5.5$mg/dl）；血钙磷乘积维持在55mg/dl及以下；血PTH维持在$150\sim300$pg/ml。必要时使用钙磷调节的药物或者外科手术治疗。

（5）营养及炎症状态的评估包括血清营养学指标、血超敏C-反应蛋白水平、nPCR及营养相关的体格检查指标等。

（6）Kt/V和URR的监测：要求spKt/V至少1.2，目标为1.4；URR至少65%，目标为70%。

（7）心血管结构和功能测定包括心电图、心脏超声、外周血管彩色超声等检查。

（8）内瘘功能的评估：每次内瘘穿刺前均应检查内瘘皮肤、血管震颤、有无肿块等改变。并定期进行内瘘血管流量、血管壁彩色超声等检查。

（9）传染病学指标检查包括乙型肝炎病毒、丙型肝炎病毒、梅毒螺旋体和人类免疫缺陷病毒标志物。

常规监测指标及评估频率见表6-1。

表 6-1　血液透析患者常规监测指标及评估频率

监测指标	评估频率
乙型肝炎病毒、丙型肝炎病毒、梅毒螺旋体和人类免疫缺陷病毒标志物	1. 新导入或新转入患者即时检测 2. 长期透析患者每 6 个月 1 次 3. 阳性转阴性患者前 6 个月每月 1 次，后 6 个月每 3 个月 1 次 4. 新发患者的密切接触者即时检测
血常规，肝、肾功能，血电解质（包括血钾、血钙、血磷、HCO_3^- 或 CO_2CP 等）	每月 1 次
血糖、血脂等代谢指标	每 1～3 个月（有条件者）1 次
铁状态评估	每 3 个月 1 次
血 PTH 水平	每 3 个月 1 次
营养及炎症状态评估	每 3 个月 1 次
Kt/V 和 URR 评估	每 3 个月 1 次
心血管结构和功能	每 6～12 个月 1 次
内瘘血管检查评估	参照第二章

第五节　透析设备及耗材管理

一、透析设备管理

血液净化治疗主要设备有水处理系统、集中供液系统、血液透析机等。由于血液净化设备仪器数量较多、要求较高，其运行情况直接影响患者的透析安全、透析质量与长期预后。

血液透析室（中心）应配备具有电气基本原理与操作技能等相关资质，并参与相关专业知识与技能培训的工程师/技师负责设备运行、维护与管理。

每一台血液净化设备按相关要求进行编号并建立档案，档案内容应包括仪器出厂的相关信息、使用信息（如使用情况和消毒情况等）、故障、维修、保养等事项。

（一）透析用水处理设备及水质监控的基本管理要求

透析用水来自自来水，血液透析患者每次透析使用 120L 左右的透析用水，透析用水处理设备输送透析用水质量的好坏直接关系到患者的透析质量，须符合并达到透析用水国家相关行业标准《血液透析及相关治疗用水》（YY0572—2015）的要求。水源中的杂质成分过高，会对患者和机器产生不良的影响。水质不良不仅会导致机器寿命缩短，还会引起透析患者出现硬水综合征、急性溶血性贫血、热原反应、透析性骨病、透析性脑病等并发症。

1. 透析用水和透析液监测方法及标准

（1）监测方法：样本取样口开启并放水至少 60 秒后，使用 75%乙醇对样本取样口进行消毒，可消毒擦拭出水口外表面 3 次，待乙醇完全挥发后方可采样。不建议使用其他消毒剂进行消毒。可以在不同检测口进行取样，但每次的取样点应包括供水回路的末端。

（2）监测频率：每年每台透析机应至少进行 1 次透析液的细菌和内毒素检测；透析用水和透析液每月 1 次进行细菌检测；至少每 3 个月进行 1 次内毒素检测。

（3）细菌检测要求：保持细菌数量≤100CFU/ml；细菌数量＞50CFU/ml 应进行干预。

（4）保持透析用水内毒素≤0.25EU/ml 及透析液内毒素≤0.5EU/ml；超过最大允许水平的 50%应进行干预。

（5）透析用水的细菌和内毒素水平合格，而透析液的细菌或内毒素水平超标，应对所有同型号透析机进行透析液细菌和内毒素检测，并校验透析机消毒程序。

（6）透析用水的细菌或内毒素水平达到干预水平，应对水处理系统进行消毒。对于不符合或达到干预标准的水处理系统和（或）透析机，必须重新消毒且符合标准后方可使用。

2. 透析用水处理设备管理要求　透析用水处理设备须按相关要求进行定期保养、消毒、检测、调校，有问题随时维修，并在设备档案上进行相应记录。

（1）每天监测水处理设备的各项参数，按要求定期进行软水硬度、残余氯、细菌数、内毒素、化学污染物等检测。

（2）透析用水处理设备的滤芯、活性炭、树脂、反渗膜等需根据水质检测结果或按照设备说明要求进行定期维护、保养与更换，并记录存档。

（3）透析用水处理设备应定期进行全面的维护、保养和检测、调校，确保设备的正常运行。并应有相应的维护记录。

（4）透析用水处理设备消毒：透析用水处理设备应根据使用说明书要求及水质情况确定消毒周期。透析用水处理设备消毒分为热消毒和化学消毒。热消毒时水温需达到规定的温度（反渗透膜：80℃≤水温≤85℃，供水管路回水端水温≥85℃）；温度维持足够的时间（＞20 分钟）。透析治疗前热消毒温度必须降至常温。化学消毒时应注意监测消毒剂的有效浓度（过氧乙酸 1500～2000mg/L）。化学消毒完成后，必须对水处理设备主机和供水管路进行充分的冲洗。

消毒结束后注意检测管路各处消毒剂残留量是否在安全范围内。消毒剂残留量超标（过氧乙酸≥1mg/L、总氯≥0.1mg/L）者，严禁启用透析治疗。

（二）集中供液系统的质量控制

（1）集中供液配制室应位于透析室清洁区内相对独立区域，周围无污染源，符合《医院消毒卫生标准》中规定的Ⅲ类环境。保持环境清洁，每日进行空气消毒 1 次。配制室房间的选择应满足供液系统安装的要求。

（2）集中供液配制室面积应为集中供液装置占地面积的 1.5 倍以上，周围有足够的空间进行设备检修及维护；地面承重应符合设备要求；地面应进行防水处理并设置地漏。

（3）集中供液配制室应保持干燥，水电分开；具有良好的隔音和通风设施，满足中心供液设备所需的温度、湿度和气压。集中供液设备应避免日光直射。

（4）集中供液配液所用的反渗水应符合《血液透析及相关治疗用水》（YY0572—2015）的标准，反渗水供应量应满足透析液的配液要求。

（5）集中供液设备应建立独立的工作档案，且透析液（A 液、B 液）配制，应由经过培训的工程师/技师、护士完成，应做好设备维护及透析液配制记录，并有专人核查登记。

配制好的 A 液在 72 小时内使用，B 液宜现配现用，不建议超过 24 小时，避免微生物生长造成污染。

（6）A 液配制桶和管路不需要常规消毒，但新装管路或管路有明显污垢时需要冲洗和消毒。每周至少消毒 B 液配制桶及管路 1 次，并更换 1μm 过滤器的滤芯。必须使用具有所在地省级卫生行政部门发放的卫生许可证的消毒剂商品。消毒时应对消毒液的有效成分进行监测，确保消毒的有效性；消毒后应对残留成分进行监测，确保患者安全，同时做好登记。

（三）血液透析机的质量控制管理

（1）建立透析机使用档案，能溯源到透析使用患者。

（2）透析机每次使用前应该进行自检，自检全部通过以后方可进行治疗，不允许人为跳过自检程序。

（3）每次透析结束后应该进行透析机的内部消毒，外部清洁消毒。

（4）正确判断及处理透析机的各项报警，如为机器故障，应排除故障后才能使用，不允许带故障使用机器。

（5）每半年对血液透析机进行技术参数的校对并记录，定期维护与保养记录数据齐全。

二、耗 材 管 理

血液净化治疗常见的耗材：透析器、血液净化用血路管、灌流器、血滤器、穿刺针、护理包等。血液净化治疗每天所需要的耗材数量较多，因此做好耗材物品规范领用、存储、分发等管理工作，可有效保证耗材质量及有效使用，降低库存量，减少物资积压、流失、失效等造成的损失。有条件的医院可使用信息化管理手段进行耗材物品管理。

（一）耗材出入库管理原则

（1）医院使用的医用耗材医疗用品（三类）或进口的医用耗材医疗用品，应具有国家药监局颁布的医疗器械注册证。

（2）医院在验收医用耗材医疗用品时，验收部门必须对以下几个环节进行验收：查验每箱（包）产品的内外包装应完好无损，产品的检验合格证、包装标识等应符合国家标准。

（3）根据耗材使用、消耗速度做好科室内部透析耗材物资最少库存数量的基数，每样耗材储存量少于该基数时，应及时向医院做好申领计划，保障耗材数量满足工作需要。

（4）血液净化耗材入库须核对耗材的名称、数量、规格、生产厂家、合格证、生产批号、生产日期、有效期、包装是否完整。没有送货发票、包装不整洁或者破损等情况应拒收，并报医院设备物资部门处理。

（5）确认血液净化耗材入库数量与发票、入库单等信息一致才能在领料单和出库单上签字。

（6）血液净化耗材出入库及使用情况应建立账目档案，专人管理，做到登记账目及时，耗材数量账目准确清晰，损耗有相应记录，账物相符。

（7）每月有耗材出入库及管理小结，数目不相符时有据可查。

（8）透析器等耗材使用时，建议在透析档案记录上登记条形码或产品批号，便于追溯。

（9）如发现某一种批号在临床使用中出现问题（先排除临床用方法错误），如过敏反应等，应立即封存此类物品，联系厂家进行更换，查找原因，避免同类问题的发生。

（二）血液净化耗材库房管理要求

血液净化各种耗材的存放及管理不同于普通物品，须保存在符合条件的库房，具体设置要求如下。

（1）血液净化耗材库房应设置在清洁区，分为干库房、湿库房。透析器、管路、穿刺针等耗材存放干库房，预冲液、透析液等储存于湿库房。各种物品按类别存放，标识清晰。

（2）血液净化耗材库房应符合《医院消毒卫生标准》中规定的Ⅲ类环境，湿库房应通风良好，湿度＜70%。透析液存储必须防止阳光直射，采取避光保存。

（3）血液净化耗材应分类、定点存放，有明显标识。有条件的医院，可分为外包装存放间及密闭存放柜。外包装一旦拆开，须入柜密闭存放。外包装货架应离地面20cm，离天花板50cm，离墙5～10cm。

（4）耗材摆放时应按生产批号及失效期的先后顺序码放，将接近有效期的耗材放在上面或前面，耗材放置及取用应遵循"先进先出"原则。按有效期远近依次出库，确保近有效期的先出、远有效期的后出，严禁出现过期的物品。

（5）提取透析器时注意检查透析器材有无过期及破损等现象。发现异常情况，如透析器材超过有效期、包装破损、透析器破裂等及时向护士长汇报，及时登记于透析器材不良反应记录本上。

（6）保持库房整洁。外包装箱存放的库房，建议室内每天进行紫外线消毒。库房室内外不能有污染源和积水。

（7）血液透析室耗材必须由专人管理，工作人员进入库房要衣帽整洁、戴口罩，非工作人员不得随意进入库房。管理要设权限，随时上锁，下班前注意检查。注意安全，库房内严禁私拉乱接电源及电器，保持通风、干燥、清洁，做到防火、防盗、防爆、防潮，严禁烟火。

练 习 题

一、选择题

1. 透析用水细菌培养应每月1次，要求细菌数（　　　）。

A.＜100CFU/ml　　　　　　B.＜200CFU/ml　　　　　　C.＜300CFU/ml

D.＜400CFU/ml　　　　　　E.＜500CFU/m^3

2. 血液净化中心清洁区应当保持空气清新，每日进行有效的空气消毒，空气培养细菌应（　　　）

A.＜100CFU/m^3　　　　　B.≤200CFU/m^3　　　　　C.＜300CFU/m^3

D.≤400CFU/m^3　　　　　E.＜500CFU/m^3

3. 维持性血液透析患者每6个月评估（　　　）

A. 血清铁蛋白　　　　　B. 血 iPTH 水平　　　　　C. 心电图

D. Kt/V 和 URR　　　　E. 血 Hb

4. 透析管路预冲后必须（　　　）内使用，否则应重新预冲后才能使用（　　　）

A. 2 小时　　　　　　　B. 4 小时　　　　　　　C. 6 小时

D. 7 小时　　　　　　　E. 8 小时

6. 下列透析液成分中，阴离子有（　　　）

A. 钾离子　　　　　　　B. 钠离子　　　　　　　C. 氯离子

D. 镁离子　　　　　　　E. 钙离子

二、简答题

1. 试述血液透析充分性的标准?

2. 试述血液透析后血样本采集方法?

3. 试述透析液成分?

第七章　特殊患者的血液透析技术及护理

随着血液透析患者数逐年增加，临床上常常出现一些特殊的透析群体，如小儿、老年人、糖尿病患者、传染病患者、妊娠女性等。这些群体具有一定的特殊性及不同的临床特点，因此，在透析治疗时更应加强观察护理。

第一节　小儿患者血液透析技术及护理

一、概　述

胎儿期指受孕至分娩；新生儿期指出生后（脐带结扎）至 28 天；婴儿期指出生 28 天至 1 周岁；幼儿期指 1～3 周岁；学龄前期指 3～7 周岁；学龄期指 7 岁至青春期来临（一般为女 11 岁，男 13 岁）；青春期开始阶段仍属于儿童范围，14 岁为儿童年龄的上限。

（一）小儿常见肾衰竭的原因

1. 急性肾衰竭　分为肾前性、肾性、肾后性。肾前性：多是由于肾灌注量减少导致肾小球滤过率降低。肾性：多由肾脏缺血或肾毒性物质损害小管细胞、急性肾小球肾炎、急性弥漫性狼疮性肾炎或急性间质性肾炎、肾血管疾病等导致急性肾衰竭。肾后性：急性尿路梗阻所致，常见病因有结石、肿瘤、前列腺增生、肾乳头坏死堵塞、腹膜后肿瘤压迫等。

2. 慢性肾衰竭　主要原发病为慢性肾炎、肾病综合征，也有先天/遗传性疾病，以肾发育异常和肾囊性病为主。

（二）小儿的肾替代治疗方法

目前临床儿童的肾替代治疗方法主要是血液透析、腹膜透析和肾移植三种。1967 年美国儿童血液透析中心成立，之后许多国家或地区相继开展了小儿血液净化治疗技术。

（三）国内小儿肾替代治疗情况

由于小儿透析技术和经验方面存在差距，以及缺乏从事小儿透析的肾科医生和治疗机构等原因，小儿透析主要在成人透析中心进行。小儿处于生长发育阶段，其肾脏生理和血管通路的特殊性，给血液透析治疗带来一定难度。此外，血液透析对小儿的营养、代谢及心理会产生很大影响，因此透析过程中的护理工作显得尤为重要。

二、适 应 证

（一）慢性透析指征

具有以下任何一项均应开始透析。

（1）患儿估算肾小球滤过率降至 10ml/（min·1.73m²），或血肌酐＞620μmoL/L，尿素氮＞35.7mmoL/L。

（2）高钾血症，血钾＞6.5mmoL/L，伴有心电图异常。

（3）药物治疗难以纠正的严重水肿、高血压、左心衰竭等。

（4）保守治疗伴发严重的肾性骨病、严重营养不良及生长发育迟缓者。

（5）贫血（Hb＜60g/L）、严重的酸中毒（HCO_3^-＜10mmol/L）、高磷血症（血磷＞3.2mmoL/L）、电解质紊乱。

（二）急性透析指征

（1）少尿或无尿 2 天以上。

（2）肿瘤化疗后引起严重的高尿酸血症。

（3）尿毒症性脑病，尤其是癫痫发作的患者。

（4）急性药物或毒物中毒。

（5）严重水钠潴留或有充血性心力衰竭、肺水肿和脑水肿。

（6）难以纠正的酸中毒（HCO_3^-＜13mmol/L）。

（7）药物不能控制的高血钾，血钾＞6.5mmol/L。

（8）血尿素氮增长速度每日大于 9mmol/L，肌酐增长速度每日大于 44.2～88.4μmol/L。

三、透析方式的选择

透析方式选择的一般原则如下。

（1）由于血管细小、血容量少等原因，3 岁以下、体重＜20kg 的慢性肾衰竭小儿建议首选腹膜透析。

（2）青少年及儿童肾衰竭患者可以选择血液透析、腹膜透析或肾移植手术。

（3）6 岁以上儿童因建立动静脉内瘘比较方便可选择血液透析，但选择腹膜透析对小儿生长发育更为有利。

四、血 管 通 路

由于小儿血管细小且术中合作不好，能否建立有效的血管通道是血液透析成功的关键。但随着技术水平的提高，婴儿甚至新生儿已有成功置管实施血液透析治疗的报道。小儿血液透析的血管通路同成人，一般分为暂时性血管通路和永久性血管通路。

（一）暂时性血管通路

暂时性血管通路包括直接穿刺法和中心静脉置管法，适用于急性血液透析，或需要做维持性血液透析但自体动静脉内瘘未成熟的患者。对于体重轻、年龄较小、血管细的患儿，可以经皮在股静脉或锁骨下静脉留置导管（必须选择儿童导管，严禁用成人导管代替，防止发生意外）。

（二）永久性血管通路

（1）常用部位：在非惯用侧上肢做桡动脉-头静脉吻合，由于血管细，手术难度大，多用于年长儿童。

（2）体重<20kg的患儿建立静脉通道有一定难度，术后内瘘成熟时间应足够，成熟时间为1～6个月，与小儿自身血管条件有关。

（3）内瘘成熟期的护理指导同成年人（详见第二章）。

五、小儿血液透析的特点

（一）透析器和透析管路

小儿血液透析中并发症与透析器的面积、顺应性及管路内血液的容积有着密切关系。小儿血容量约为体重的 8%，一般透析器及透析管路内的血量不能超过患儿血容量的 10%（<8ml/kg）。如果透析器面积过大，透析管路内的总容量也过大，可使体外循环血量与患儿的体重不成比例，则容易产生循环血量不足导致的低血压。如果患者超滤受到限制，透析不充分时，也可发生高血压及肺水肿。

高效透析器易使患儿发生失衡综合征，因此，应选择预冲量小、低通透性、膜面积小、具有与患儿体重相适应的清除率及超滤率的透析器。透析器的面积需根据患儿体重来选择。

1. 体重<20kg 者 选择 0.1～0.4m²。

2. 体重 20～30kg 者 选择 0.4～0.8m²。

3. 体重 30～40kg 者 选择 0.6～1.0m²。

4. 体重>40kg 者 可使用成人透析器，以小儿血液管路容量 13～77ml 为适宜。

（二）血流量

根据小儿年龄，血流量在 50～250ml/min。

1. 婴儿 40～60ml/min。

2. 幼儿 80～100ml/min。

3. 学龄儿童 100～200ml/min。

4. 体重>40kg 的小儿 250ml/min。

（三）透析液流量

透析液流量一般为 500ml/min，婴幼儿为 250～300ml/min。

（四）超滤量

超滤量一般少于体重的 5%，婴幼儿少于体重的 2%。

（五）抗凝剂的应用

1. 使用常规肝素抗凝　小儿剂量为成人的一半，常用首剂 25～50U/kg，维持量为 10～25U/（kg·h），透析结束前 30 分钟停用肝素。

2. 对于有出血倾向和高血压的患儿可使用低分子量肝素抗凝　用法：①体重＜15kg 者用 1500U；②体重 15～30kg 者用 2500U。③体重 30～35kg 者用 5000U，透析前静脉端一次给予，低分子量肝素具有的抗凝效果，透析过程中不需要追加。

3. 4%枸橼酸钠抗凝　排除肝衰竭和呼吸衰竭患者。用法：前置换与后置换比初始设置为 1:1。枸橼酸钠抗凝剂（4%，规格为 200ml:8g），采用输液泵从动脉端泵入，4%枸橼酸钠速度（ml/h）=（1.2～1.5）×每分钟血泵流速。

4. 有出血倾向者应减少肝素用量或使用无肝素血液透析　透析过程中注意观察透析器及管路有无凝血，及时处理。

六、小儿血液透析的护理指导要点

（一）心理护理指导

透析小儿不仅要接受长期依赖透析生存的现实，还得应对特殊治疗带来的问题（如穿刺的疼痛、透析过程的不适、饮食的限制、与同龄儿童的隔离及对死亡的恐惧等心理变化），这些常常导致小儿情绪低落，精神抑郁，故医护人员应尽量多与患儿沟通交流，谈他们感兴趣的话题，成为他们的好朋友，根据患儿的需要，透析期间可允许患儿家属陪伴，提升患儿的安全感和配合度，并注意如下事项。

（1）提高穿刺技术水平，减轻患儿疼痛。

（2）做好生活护理，满足患儿需求。

（3）对家属及较大患儿做好健康教育。告知疾病相关知识，透析的必要性，血管通路的护理方法，饮食控制知识等，鼓励患儿建立生活信心，战胜疾病。

（4）强调提高生活质量，主张回归社会，让患儿尽可能参加体育运动。

（5）帮助患儿合理安排透析时间，并与同龄儿童一样入学完成学业。

（二）一般护理指导

1. 根据患儿的情况使用不同的透析处方　如透析方式、透析液的温度和浓度。了解患儿的一般情况，如体重、年龄、血压、体温、有无出血倾向、有无并发症等。确定使用何种透析器、血流量、超滤量、抗凝剂的种类剂量等。

2. 患儿血管条件差，穿刺难度大　应由资深且穿刺技术过硬的护士对患儿进行血管穿刺，尽量做到"一针见血"，有利于内瘘的保护，以及减轻患儿穿刺疼痛感、穿刺时的恐惧心理。

3. 在透析过程中加强观察　常规检查管道安装是否妥当，有无扭曲和折叠；观察穿刺处有无渗血，透析机运转是否正常，管路内血液颜色是否正常；血流量是否正常；严密观察患儿意识、体温，15～30 分钟监测血压、脉搏情况等。应经常询问患儿有无肌肉痉挛、恶心、头痛、头晕和胸闷等不适症状。由于患儿年龄小，往往对不良反应敏感度较低，或不能正确描述，不能做到出现不适时及时告知医护人员，因此，应通过对生命体征的严密观察，及早发现一些不良反应的早期征象，及时处理。

4. 出现不同病症的透析患儿　对于有低蛋白血症的患儿，在透析中可使用人体白蛋白或输注血浆制品，提高血浆胶体渗透压；对于严重低血压或严重贫血的患儿，可增加预冲液量，或使用新鲜血预冲体外循环系统，或在透析中使用升压药，维持其血压；对于体重增长过多使心脏超负荷或伴有急性肺水肿的患儿，必须减少预冲液量或输液量；对急性左心衰竭的患儿，在不伴有高钾血症时，可以先行单纯超滤，再进行血液透析。

5. "干体重"的监测　由于小儿自我控制能力较差，对水、盐的摄入不能很好控制；透析间期食欲不佳，常并发营养不良；加之处于生长发育时期，随年龄的增加或肌肉增长等，干体重也随之变化，所以每次透析都应精确计算脱水量，防止容量负荷过高导致心力衰竭，或脱水过多导致血压降低。

6. 当体外循环血量达到血容量的 10% 时，使用血浆或者全血预冲管路和透析器　以防止循环衰竭。采取预冲体外循环管路的方法，透析器及血路管容积可适度增大，血流速度可适度增快，但注意在预冲透析器和管道过程中要防止血液或血浆凝固。

7. 建议体重轻的透析患儿使用带电子秤的床　时刻监测超滤量，并结合胸片、B 超，以及心率、血压等判断患儿的血容量。

（三）营养管理指导

儿童处于生长发育阶段，新陈代谢率高，对营养素的要求也高，而慢性透析小儿食欲不佳，加之透析丢失营养物质，常常造成营养不良。透析儿童的生长与能量的摄取有关，能量摄取应高于同龄正常儿童，只有充足的热量供给，才能保证机体利用摄入的蛋白质维持正常的生长发育，不增加蛋白质的分解。透析患儿所需热量一般为 40～70kcal/（kg·d），婴儿达 100kcal/（kg·d）。饮食以碳水化合物为主，增加饮食中热量的摄入，如糖、果酱、蜂蜜及脂肪类（花生油）等。蛋白质需要量占总热量的 8%～10%，为 1.5～2.0g/（kg·d），可给予含多量必需氨基酸的高生物价蛋白（优质蛋白）。应严格限制水、钠、钾、磷等的摄入，少吃或者不吃含钠高的调味品及高钠配料，以植物脂肪为主，如豆油、玉米油等，注意控制好水分的摄入，透析期间体重增长不超过总体重的 5%。补充钙剂和维生素，补钙要注意磷的摄入，补充适当新鲜水果和蔬菜，注意避免食用含钾高的蔬菜、水果。

（四）并发症及其护理指导

小儿血液透析的远期并发症和急性并发症与成人基本相同。远期并发症可有严重贫血、高血压、肝炎、心包炎和肾性骨营养不良等。急性并发症有低血压、失衡综合征、心血管并发症和肌肉痉挛等，其中，以低血压和失衡综合征较为常见。

1. 低血压　是最常见的并发症，发生于开始透析后的 30 分钟，小儿对血流动力学的改变非常敏感，每次透析都应遵循水超滤量少于体重的 5% 的原则，婴幼儿少于 3% 或水超滤速度小于 10ml/（kg·h）的原则。其他原因：选用大血室容量透析器或血液管路；应用醋酸盐透析液等，应根据体重选择透析器和血液管路。透析中仔细观察患儿生命体征及神志改变，最好配备血容量监控装置，随时监测。透析结束回血时，生理盐水不能过多（尽量不超过 100ml）。

当患儿血容量相对和绝对不足时，如重度贫血、低蛋白血症和较低体重（<25kg），血液透析时没有相适应的小透析器，而只能选择较大面积透析器时，可在透析前预冲血液或血制品（如血浆或白蛋白）于透析器和管路中，预防低血压发生。透析中低血压的处理主要是输注生理盐水或白蛋白或高渗溶液。为了保证安全有效的液体清除和血压控制，很多患儿需要给予每周 3 次以上透析，在透析过程中婴幼儿往往会在无征兆情况下发生低血压，并且无法和医护人员沟通，应特别警惕。

2. 失衡综合征 若透析前尿素氮明显升高或使用大面积高效透析器都易发生失衡综合征，常常表现为头痛、恶心、呕吐或癫痫样发作。主要原因是血液中的溶质（主要为尿素）浓度急速下降而脑细胞、脑组织溶质由于血-脑屏障而未能及时消除，致血液和脑组织间产生渗透压差，使大量水分进入脑组织，造成一过性脑水肿或脑脊液压力增高。小儿失衡综合征的预防在于积极做好诱导透析，诱导透析时要注意限制血流量及治疗时间，避免过快地清除毒素，一般将尿素清除率设定为 3ml/（kg·min）较合适。

（1）若透析前尿素氮>71.4mmol/L，应进行多次、短时间的诱导透析处理。

（2）将透析液的 Na^+ 浓度调至略高于血浆中的水平，静脉滴注甘露醇 0.5～1.0g/kg，也可静脉注射 50% 葡萄糖液或提高透析液葡萄糖的浓度。

（3）患儿发生呕吐时，应立即将其头侧向一边，保持呼吸道通畅。如伴有神志不清、牙关紧闭者，需应用开口器撬开牙关，清除口腔内呕吐物，保持呼吸通畅，防止窒息发生。

3. 高血压 多与透析时液体排出量不足或液体摄入量限制不严格有关。其他因素是高血钠、高血浆肾素活性剂、干体重偏高等，表现为明显头痛、烦躁不安，可行胸片或腹部 B 超检查，重新评估干体重，指导脱水，避免干体重过高。慢性维持性透析患儿（5～6 岁以上），可增加血液滤过，1～2 周/次，以清除血管活性物质及中分子毒素。

4. 肌肉痉挛 多由对干体重掌握不准确、超滤过多过快、低钠低钙血症等因素引起。处理：立即停止超滤，快速注入生理盐水 50～150ml，或静脉注射 50% 葡萄糖液 20ml+10% 葡萄糖酸钙 10ml，透析液钠浓度调到 140～145mmol/L。

5. 恶心、呕吐 多由电解质紊乱、重度代谢性酸中毒、重度氮质血症、透析中低血压、失衡综合征等因素引起。可以给予 50% 葡萄糖液静脉注射，烦躁不安者可酌情给予地西泮镇静，注意防止呕吐物反流引起窒息。

6. 其他并发症 如贫血、肾性骨营养不良、生长发育迟缓、性成熟延迟、精神情绪障碍等，目前认为其主要原因是尿毒症导致的内分泌紊乱影响生长激素的分泌，同时也影响胰岛素和其他生长介质的分泌，须根据具体情况给予针对性的治疗及护理。

总之，在小儿透析过程中早发现、早处理并发症是防治血液透析急性并发症进展的关键。加强对患儿及家属的健康教育工作，做好饮食管理，积极运用个体化透析，防治远期并发症，提高透析患儿生存率和生活质量。

第二节　终末期糖尿病肾病患者血液透析技术及护理

随着我国经济的发展，人们日常生活水平提高，生活方式逐渐改变，糖尿病的发病率不断上升，发病年龄日趋年轻化。据相关文献统计，目前中国糖尿病的患病人数已接近 1.3 亿，糖尿病肾病是糖尿病常见且严重的并发症，也是终末期糖尿病肾病的主要原因之一。血液透析作为一种肾脏替代治疗，可以延长终末期糖尿病肾病患者的生存期。

一、透析时机的选择

普遍认为，不能单纯采用血肌酐值作为开始透析的指标，当糖尿病肾病进展到终末期肾病（ESRD），患者存在活动减少、肌肉减少和营养不良等情形时，会造成肌酐值过低，不能真实反映肾功能状态。

无论是腹膜透析还是血液透析，终末期糖尿病肾病患者应比非糖尿病肾病患者开始透析治疗时间早，这样可降低心脑血管并发症及死亡率，然而很多患者因为接受肾脏病专科治疗过晚，开始透析时间较迟。

（1）K/DOQI 指南强调，糖尿病患者在出现明显尿毒症表现前就应开始透析，通常标准是在内生肌酐清除率（Ccr）≥15ml/min 时开始透析。

（2）如果糖尿病肾病患者有明显的尿毒症症状、心力衰竭、难以控制的高血压、难以控制的高容量、视网膜病变等宜更早开始透析治疗。有研究发现，在透析开始前的 1～2 年是糖尿病视网膜病变进展最快的时期。糖尿病患者尽早开始透析治疗有望延缓视网膜病变的发展。

（3）糖尿病肾病患者与非糖尿病肾病患者相比，即使血肌酐和尿素氮水平还不太高，但尿毒症症状表现已较明显。建议根据患者的并发症及症状决定开始透析时间，在无并发症的患者，也尽量在 eGFR≥6ml/（min·173m^2）时开始透析。

对于如糖尿病肾病这类并发症多的 ESRD 患者，还是要尽早接受肾脏病专科治疗，及早做好透析准备，出现并发症相关症状要及早透析，从而避免出现生命危象时才紧急透析。

二、终末期糖尿病肾病肾脏替代模式特点

对于终末期糖尿病肾病患者的透析治疗模式选择，需要根据当地医疗条件、患者病情及个人意愿，在治疗过程中，可以根据需要变换血液透析或者腹膜透析治疗（表 7-1）。目前报道对于终末期糖尿病肾病患者，肾移植仍然是首选，其生存和康复情况显著优于透析治疗。胰-肾联合移植和胰岛-肾联合移植，可维持长期正常血糖，减少血糖对身体各器官的损害，尤其是心脏和肾脏。

表 7-1　终末期糖尿病肾病患者不同透析方法的比较

透析方式	血液透析	腹膜透析
优点	1. 长期透析患者生活质量和存活率略高于腹膜透析	1. 血流动力学稳定，心力衰竭发生率低，血压容易控制
	2. 集中治疗，有利于随访	2. 透析通路容易建立
	3. 患者活动不受限，可以自由活动	3. 可通过腹腔内注射胰岛素，血糖控制效果好
	4. 透析效率高	4. 严重低血糖反应少、残余肾功能保护效果好
		5. 心血管并发症发生率低
		6. 进行性视网膜病变轻
		7. 血行传染性疾病少
		8. 出血并发症减少
		9. EPO 需要量减少
缺点	1. 血容量波动大，血流动力学不稳定，易发生心力衰竭	1. 透析效率低，不利于随访
	2. 需要血管通路，通路失败率高	2. 腹膜炎、出口和隧道感染风险高
	3. 透析中低血压发生率高	3. 常发生低血钾
	4. 必须使用肝素，易发生肝素相关副作用	4. 高血糖多难以控制
	5. 终末期糖尿病肾病患者透析中易发生低血糖	5. 蛋白质丢失量大
	6. 容易丢失残余肾功能	6. 超滤衰竭后容量控制差

三、血液透析并发症的护理指导

（一）低血压

1. 原因　糖尿病患者在透析过程中，较其他原因导致的终末期肾病患者更易发生低血压。主要原因：①恶心、呕吐引起血容量不足；②缺血性心脏疾病导致左心室的顺应性和舒张功能下降；③肾病综合征和营养不良导致的低血浆白蛋白血症；④肾性贫血使血管的紧张性下降；⑤高温透析液使患者的血管紧张度下降。严重和持续的低血压会加重冠心病、心绞痛，以致出现心肌梗死。

2. 护理指导

（1）透析中密切观察患者有无神志改变、脉搏细速、面色苍白、皮肤湿冷、出冷汗等，如有异常，立即停止超滤，减慢血流速度，迅速输入生理盐水，同时报告医生。

（2）密切观察患者的血压、脉搏，如脉压<30mmHg，说明有效循环血量不足，应注意患者脉搏力度与节律的变化，观察有无心律不齐、脉搏细弱等低血压的先兆，应及时处理。

（3）糖尿病患者在透析过程中出现低血压，必须判断发生的原因，可通过患者体重增长、超滤量的设定及低血压出现的时间来判断，通过测量血糖判断是否存在低血糖。低血糖引起的低血压出现在透析开始后的 1~2 小时，输入生理盐水不易缓解，而静脉注射高渗糖水可立即缓解；如果是体重增长过多，或单位时间内水分超滤过多导致有效循环血量不足引起的低血压，多发生于透析结束前 1 小时左右，经补充生理盐水、减少超滤量可迅速缓解。

（4）加强与糖尿病透析患者的沟通，及时了解患者有无不适，告诉患者有任何不适都应告诉透析护士。

（5）根据低血压的原因选择的处理措施包括：使用高钠（140～145mmol/L）或碳酸氢盐或透析液；准确评估干体重；透析技术或方法的改进，如降低超滤率、采用序贯透析、血液滤过或低温透析；用EPO纠正贫血，使血细胞比容＞30%；服降压药治疗者，透析前停药；低血浆蛋白者静脉滴注白蛋白或血浆；透析中不进食；用生物相容性好的透析膜；易发生心绞痛的患者可在透析前吸氧或给予舌下含服硝酸酯类药物，但已经发生低血压者要慎用。

（二）高钾血症

1. 原因　在透析间期，糖尿病肾病患者胰岛素缺乏及抵抗、醛固酮不足、高血糖时细胞内外液转移，使其更容易发生高钾血症。

2. 护理指导

（1）加强对患者的健康教育，特别是新患者的教育工作，告诉患者饮食及胰岛素治疗的重要性，要求患者严格做好饮食管理，控制含钾高的饮食，控制血糖。每天监测血糖浓度调整胰岛素剂量，按时完成胰岛素治疗，定期查糖化血红蛋白，了解胰岛素治疗的效果。

（2）告诉患者如出现肌无力、四肢发麻，应警惕高钾血症，立即就医，行紧急血液透析。

（三）高血压

1. 原因　糖尿病的慢性并发症、全身血管发生病变使糖尿病肾病患者高血压的发生率比非糖尿病肾病患者高，且此类患者多为容量依赖型高血压。

2. 护理指导

（1）严格控制透析间期体重的增长，正确评估患者的干体重。

（2）加强透析管理，使患者做到充分透析。

（3）对服用降血压药物的患者应告知透析当天避免服用。

（4）对服用血管紧张素转换酶抑制剂或血管紧张素受体拮抗剂的患者，要监测有无高钾血症。

（5）降压治疗的同时需防止降压幅度过大而致低血压。

（6）血管扩张剂与钙通道阻滞剂可作为一线选择用药。

（7）β受体阻滞剂可掩盖低血糖症状及加重高血钾，应避免使用。

（四）感染与营养不良

1. 原因　糖尿病肾病患者食欲差；血糖控制不佳导致糖原异生和肌肉分解；蛋白质合成障碍；透析液及尿液中丢失蛋白质，使患者更易发生营养不良，影响伤口愈合，易发生感染；长期高血糖引起周围血管硬化，引起穿刺后血管修复缓慢，易致穿刺失败、血肿、动静脉内瘘闭塞和感染。

2. 护理指导

（1）严格执行无菌操作，注意穿刺部位皮肤的清洁卫生，穿刺时应进行严格消毒，防止感染。

（2）糖尿病患者伤口愈合较慢，血管条件差，为防止自体动静脉内瘘伤口裂开后大出血，延迟拆线时间。

（3）要求患者做好个人卫生，勤洗澡、更衣，饭前饭后应漱口，防止皮肤及口腔感染。

（4）为减轻患者的痛苦，提高穿刺的成功率。穿刺前透析护士要做到看清、摸清，如果患者的血管条件差，应安排穿刺水平高的透析护士进行穿刺。

（5）季节变换时注意保暖，避免去人多的地方，防止呼吸道感染。

（6）加强营养素的摄入，膳食总热量应达到 20～30kal/（kg·d），其中 50%的热量来自碳水化合物。蛋白质摄入量达到 1.3～1.5g/（kg·d），少尿、无尿的患者应控制水分、钠及钾的摄入。

（五）视网膜病变

因糖尿病患者的视网膜病变表现为增生性视网膜病变和半点状水肿，血液透析不能治愈糖尿病肾病视网膜病变，已发生出血者可以激光止血，必要时行视网膜切除。许多患者因视网膜病变导致失明，行动极为不便，在生活上给予患者细致的照顾，如协助患者进食，透析结束后护送患者出透析室。加强与患者沟通，及早发现患者的心理问题，给予疏导，帮助患者树立战胜疾病的信心，以良好的心理状态接受透析治疗。另外，应指导患者加强饮食控制，透析间期遵医嘱严格执行胰岛素治疗，告诉患者饮食和胰岛素治疗对于预防和减少并发症的重要作用。血液透析期间注意控制血压，同时经常进行系统的眼科检查，延缓视网膜病变进展。

（六）周围血管病变

1. 原因　糖尿病患者出现肢体溃烂、坏疽的约为 6%，血糖控制不佳、感染、外周血管神经病变是糖尿病患者截肢致残的主要原因。

2. 护理指导

（1）注意保持足部皮肤清洁、干燥，经常检查趾缝、皮肤皱褶处。

（2）尽量选择宽松、舒适的鞋袜。

（3）冬天注意保暖，使用热水袋时注意水温适宜，避免烫伤。

（4）修剪指甲时注意避免受伤、感染。

（5）加强饮食管理，建议食用谷类、高膳食纤维食物，忌食动物油脂及油炸食物。

（6）严格按医嘱使用胰岛素，定期监测糖化血红蛋白，了解胰岛素的治疗效果。

（七）透析间期体重增长过多

1. 原因　糖尿病肾病患者透析间期体重的增加量较非糖尿病患者群平均升高 30%。多与血糖控制不好、患者感口渴饮水较多有关。

2. 处理 积极控制患者血糖，控制饮食，控制钠和热量的摄入。

（八）低血糖

1. 原因 引起糖尿病透析患者发生低血糖的原因：透析不充分，食欲降低，患者进食减少；尿毒症时随着肾功能的下降，肾脏胰岛素降解率下降，内源性胰岛素增加；使用 β受体阻滞剂干扰糖的代谢；使用无糖透析液；充分透析后患者对胰岛素敏感性增加；糖尿病胃瘫可导致患者胃排空延迟，出现餐后低血糖。通常糖尿病患者应该进行严格的饮食控制，但透析的糖尿病患者如果严格饮食控制则可能出现致命低血糖。

2. 血糖控制和胰岛素调节

（1）对血糖的控制也是糖尿病患者血液透析治疗要关注的问题，即使进入维持性血液透析治疗后，良好的血糖控制（糖化血红蛋白<7.5%）对减少并发症和改善生存率有积极的影响，并且高血糖会导致患者口渴、增加液体摄入，同时使水分和钾离子从细胞内转移到细胞外，导致循环血容量增多和高钾血症。

（2）维持性血液透析的糖尿病患者对胰岛素敏感性可升高或降低，其胰岛素调节困难。开始血液透析的患者应严密监测血糖的变化，血液透析效果较好的患者，建议肾小球滤过率<10ml/min 时，胰岛素要减少 50%，患者自我监测可以更好地调节胰岛素剂量。

（3）透析效果欠佳的患者可适当加大胰岛素的用量。如果透析液不含糖，血液透析前一次的胰岛素应减量，血液透析后停用当次胰岛素。如果患者透析中出现顽固的低血糖，则可考虑应用含糖（0.2%）透析液。

第三节　传染病患者血液透析技术及护理

随着血液净化技术在医疗中的广泛应用，某些传染性疾病患者，如乙型肝炎、丙型肝炎、梅毒、艾滋病患者需要进行血液透析治疗。这类患者既是传染源，也是医院感染的易感者，在医院感染预防与控制方面存在着特殊性。

血液透析患者常见的传染性病原如下。①细菌：革兰氏染色阳性球菌、革兰氏染色阴性杆菌、结核杆菌。②病毒：乙型肝炎病毒（HBV）、丙型肝炎病毒（HCV）、人类免疫缺陷病毒（HIV）。③其他：梅毒螺旋体（TP）。

一、传染性疾病在血液透析患者中的流行过程及特点

（一）传染源

患者、隐性感染者、病原携带者和受感染的动物。

（二）传播途径

血源性传播性疾病在医院内的传播途径有输血、血液透析机污染、血液透析医护人员

中介、血管通路。

1. HBV 主要传播途径 母婴传播、医源性传播（输血和血制品、污染的医疗器械）、破损的皮肤或黏膜传播及性接触传播。我国部分地区是乙型肝炎高发区，未感染过乙型肝炎、未接种过乙型肝炎疫苗者均易感，特别是 HBsAg 阳性者的家属、反复输血及血制品者（如血友病患者）、血液透析者、多个性伴侣者、静脉药瘾者、接触血液的医务工作者等。HBeAg 阳性或 HBV-DNA 阳性者传染性较强。

2. HCV 主要传播途径 血源性传播、医源性传播（输血和血制品、污染的医疗器械）、破损的皮肤和黏膜传播；也可见母婴传播和接触传播，但不是主要传播途径。人类对 HCV 普遍易感。在血液透析环境中血液污染的潜在危险较高，短期存活的 HCV 可能更易引起感染，HCV 感染持续状态者会成为一个巨大的传染源。

3. 肺结核主要传播途径 主要经飞沫传播，患者咳嗽，特别是打喷嚏的时候，结核杆菌可经飞沫直接感染近距离者，也可因患者随地吐痰，痰液干燥后结核杆菌随尘埃飞扬远距离散播。人群普遍易感，感染者免疫力低下时易发病。血液透析患者结核病的感染率约为普通人群的 10 倍。我国结核病疫情严重，表现为高感染率、高患病率、高病死率及耐药率。

4. 梅毒主要传播途径 性接触传播、母婴传播、生活密切接触、医源性传播（输血和血制品）和通过器物间接触传播，患者为唯一感染源，成年男女普遍易感，全国的发病率呈增长趋势，梅毒螺旋体在人体外不易生存，对热和干燥敏感，耐寒力强，在 0° 冰箱内可存活 48 小时。

5. HIV 主要传播途径 性接触传播、母婴传播、血液传播，人群普遍易感。成人高危人群包括静脉注射吸毒者、同性恋者、血友病或经常输血和血制品者、非法采供血者、意外暴露者。在室温下，液体环境中的 HIV 可存活 15 天，被 HIV 污染的物体至少在 3 天内有传染性，含有 HIV 的离体血液可以造成传染；HIV 对热敏感，56℃、30 分钟内能灭活；一般消毒剂均能灭活该病毒。

6. 大肠埃希菌 主要通过粪口途径传播，很多病例与食用未煮熟或污染的猪肉和牛肉、被污染的蔬菜、游泳、喝了被污染的水有关。大肠埃希菌能生产毒力很强的志贺毒素，进入血液引起毒血症，病变在肾时可导致溶血性尿毒症（HUS）。家禽和家畜为主要感染源，7～9 月份为流行高峰期，世界性分布。

7. 耐甲氧西林金黄色葡萄球菌（MRSA） 感染多发生于免疫缺陷者、大面积烧伤者、大手术后患者、长期住院及老年患者。MRSA 极易导致感染的流行和暴发，治疗困难，死亡率高，MRSA 主要通过医护人员的手，在患者、医护人员、患者之间播散。另外，衣物、敷料等物品可携带 MRSA，促进 MRSA 在医院内的流行。患者一旦感染或携带 MRSA，该菌可存在于患者身上达数月之久。

（三）易感因素

患者自身的免疫缺陷状态、透析的持续时间、血液透析中心收治了传染性疾病患者、输血、对感染患者未行有效隔离等都是影响患者易感性的重要因素。

二、传染性疾病患者血液透析时的处置

血液透析患者定期门诊透析，流动性大、透析区域人员密集等，一旦某个环节出问题，就可能会导致传染病暴发。国内外均有报道发生血液透析感染乙型肝炎、丙型肝炎、结核病等传染病暴发的严重医疗安全事件，因此在透析工作中应从传染源、传播途径、操作流程等方面加强管理，杜绝传播的可能性，要求医护人员工作过程中必须严格遵循标准预防。

标准预防是针对医院所有患者和医务人员采取的一组预防感染措施，是指认定患者血液、体液、分泌物、排泄物、呕吐物及被污染的物品均具有传染性，医务人员在接触上述物质时，必须采取防护措施。

针对传染性疾病患者血液透析，医务人员应规范手卫生；根据预期可能的暴露选用手套、隔离衣、口罩、护目镜或防护面屏；安全注射。同时，还应根据疾病的传播途径，采取针对空气、飞沫、接触的隔离措施。强调双向防护，既要防止疾病从患者传至医务人员，又要防止疾病从医务人员传至患者；既要防止血源性疾病的传播，也要防止非血源性疾病的传播。

（一）经血液及体液传播传染性疾病的血液透析患者的处置

常见的主要疾病有乙型肝炎、丙型肝炎、梅毒、艾滋病。

1. 处理原则　透析室工作人员均应严格执行"防止通过血液及体液传播病原体感染的全面防控措施"的基本原则。

（1）首次透析患者透析前进行感染病学筛查，对 HBsAg 阳性患者需做 DNA 和肝功能检查，对抗-HCV 阳性患者需做 RNA 和肝功能检查，维持性血液透析患者应定期监测感染病学指标。

（2）每次治疗后，对透析单元所有的物品表面（如仪器、小桌板等）及地面进行擦拭消毒。

（3）避免在患者之间共用血压计、听诊器、止血钳、压脉带等。

（4）床单、被套、枕套等物品一人一用一更换，并配备专门的医用护理车。

（5）严格执行手卫生制度，注意勤洗手及使用一次性橡胶手套。

（6）必要时使用护目镜或者面屏防护服等防护用品。

（7）建议乙型肝炎病毒阳性患者在独立的区域并用独立机器进行透析。

（8）建议丙型肝炎患者在独立的区域进行透析。

（9）隔离：在标准预防基础上，患者应采用血液或体液传播的隔离和预防措施。

2. 控制感染的措施

（1）建立健全医院感染防控措施、消毒隔离制度、医疗废物处置制度。

（2）对医务人员进行医院感染相关知识、管理规范和有关法律法规知识培训。

（3）建立合理的血液净化流程，各级人员牢固掌握专业知识及有关消毒、隔离、防止感染的相关知识，提高保护自己、保护患者、减少环境污染的意识。

（4）环境布局要合理，医务人员严格按划分区域进行工作管理；设置隔离透析治疗专区或专用房间，如不能分设乙型肝炎、丙型肝炎、梅毒等不同传染病患者隔离透析专区或专用房间，则指引 HIV 携带者或艾滋病患者到指定的传染病医院或开设专区的医院进行透析治疗，有条件的透析中心最好设立观察区域或专机对窗口期患者进行透析治疗，且增加感染病学的检测频率。

（5）加强室内空气消毒，定期通风换气，建立完整的空气处理系统，治疗期间持续空气净化。室内空调每月清洗，每月 1 次进行空气培养。

（6）工作人员管理：培训医务人员落实和执行各项消毒隔离技术，做好标准预防，定期检查和指导；如不慎被污染锐器刺伤，要立即处理伤口，同时上报医院感染管理科，按照要求进行登记、评估、监测并指导用药。

（7）根据消毒隔离规范，做好医疗用品、医疗垃圾处理和环境、物品消毒。

（8）患者及陪护人员的管理：血液透析中心是一个特殊的治疗场所，应尽量减少人员进出，严格做好家属陪护管理，防止交叉感染。

（9）做好透析用水、透析液的监测和管理。

3. 患者的管理

（1）透析前护理：评估患者病情和心理问题，根据患者情况进行耐心细致的解释和沟通，减少患者焦虑和恐惧。介绍疾病相关知识和隔离措施以及预后等，增强患者及其家属的康复信心。注意保护患者隐私，取得患者的信任。提供有效的隔离措施，帮助患者配合医务人员进行治疗。

（2）透析中护理：具有传染性的患者，需在专门区域或地区进行治疗；除了常规治疗外，需由专门医务人员进行治疗护理，同时需严格执行消毒隔离规范，防止交叉感染。治疗中仍应进行心理干预，特别是当患者身处特别治疗区域感觉孤独或自卑时，护士应及时与患者沟通，交流并加强观察。

（3）透析后护理：①指导患者在家里采取相应措施，如不共用剃须刀、指甲剪、牙刷等生活用品，被患者血液污染的床单和衣物浸泡在漂白剂里半小时后再清洗，保持培养良好的生活习惯，勤洗手、擦身，餐具用后煮沸或浸泡消毒；②急性期应增加休息，病情稳定后可适当活动锻炼，以不疲劳为度；③饮食宜高热量、富含维生素，注意饮食卫生和营养均衡搭配，忌烟酒，长期使用抗病毒药物的患者，应注意减少脂肪的摄入；④按医嘱服药，按时按量，勿滥用药物，同时注意观察药物的副作用，并定期检测；⑤正确对待疾病，保持心情平和，避免焦虑、愤怒等不良情绪；⑥注意观察牙龈出血、皮肤瘀斑、鼻腔出血、便血、呕血等出血情况，如有伤口，需妥善包扎护理，不要让自己的血液、体液污染物品。

（二）经空气传播传染性疾病的血液透析患者的处置

1. 结核病患者的处置　血液透析患者如果出现不明原因发热、不能解释的高血钙、体重减轻、恶心、肝脾大、淋巴结肿大，以及不明原因的肺部浸润、胸腔积水、腹水等时，须积极评估结核病的可能性。据报道，透析患者的结核病表现变异大，有一半以上的患者是肺外结核，早期诊断困难。

（1）处理原则：当血液透析患者确定或怀疑有结核病时，可以采取相对应的隔离措施，早期明确诊断。肺外结核一般不会传染，除非患者合并肺结核。肺外结核如有开口的结节，其结核菌浓度很高，因此在标准预防的基础上，采用针对飞沫、空气传播传染病的隔离措施，并建议患者住在有通风系统的病房。

（2）控制感染的措施：告诉患者结核病的传播途径及患者被隔离的原因，教育患者即使是在隔离房间内打喷嚏、咳嗽时也要用纸巾盖住口鼻，然后将纸放入密闭容器内及时焚烧，以防止飞沫散入空气，严禁随地吐痰，床边可放置有盖痰杯，痰杯每日消毒处理。保持病房通风、空气新鲜、清净，紫外线消毒每日2次，地面湿式清扫。

（3）患者的管理：①对疑似开放性结核病的血液透析患者，应安置在相对独立的隔离房间治疗，如果条件不允许，可给结核病患者戴外科口罩，并将患者置于下风处，工作人员进入该治疗区需要戴防护口罩，如N95以上的防护口罩；②小心处理患者呼吸道分泌物，避免传染给其他人员，在患者痰杯内加入等量浓度为500mg/L的含氯消毒液浸泡1小时后弃去；③接触患者痰液后需用流动水彻底清洗双手；④根据患者不同的心理特点做好心理护理，指导良好的卫生习惯，强调用药的规律、全程、合理，适当锻炼，增强抵抗力；⑤加强营养，保证营养供给。

2. 其他呼吸道传播疾病患者的处置　发现透析患者患有呼吸道疾病，如新型冠状病毒感染、流行性感冒、流脑、流行性腮腺炎等，建议做好床旁隔离措施：医护人员及患者全员戴好口罩，严格做好手卫生，保持室内和周围环境清洁，开窗通风，保持室内空气新鲜，必要时进行单间隔离透析，治疗结束后做好空气消毒措施。

（三）耐甲氧西林金黄色葡萄球菌感染血液透析患者的处置

耐甲氧西林金黄色葡萄球菌为医院及社区感染的主要病原菌之一，具有较强的致病力，能引起皮肤组织感染、血流感染及全身各器官感染。对于感染该菌进行血液透析的患者，建议在传染病医院接受治疗，如条件不允许，可以采取单独隔离，专门护理。

（1）采用接触、飞沫传播的隔离措施。

（2）进行导管护理及静脉输液等操作时，必须严格执行无菌操作及手卫生。

（3）避免人员探视，防止交叉感染。

（4）病室内湿式清扫，更换床单、被子时勿抖动，避免尘埃飞扬，以减少感染机会。

（5）医务人员有感染症状时应积极治疗，避免直接接触患者，以防引起院内感染。

（6）健康教育，让患者了解疾病的传播途径及预防方法，注意保持皮肤清洁完好，有皮肤破损时及时消毒包扎，出现皮肤或全身感染症状时应及时就医。

（四）血液透析合并肠出血性腹泻伴溶血性尿毒症者的处置

肠出血性腹泻伴HUS常见致病菌为大肠埃希菌O_{157}，多见于儿童，起病急骤，伴有腹泻前驱症状，肾脏损害重于脑部病变，需及早进行透析支持治疗。护理措施如下。

1. 隔离　在标准预防的基础上，采用接触传播的隔离与预防措施。医务人员应加强手卫生。对患者接触的物品、餐具、病室物品表面，以及呕吐物、排泄物予以消毒处理。

2. 加强护理及病情的观察　因该类患者多为儿童，血液透析时应加强护理及病情的观察。

（1）注意透析中腹痛的性质、部位和程度：观察大便的次数、性状、颜色和量，并及时记录；保持水电解质平衡。

（2）注意观察患者神志变化，观察患者尿液的颜色和量，记录出入量。

（3）注意观察患者的面色、眼睑结膜、口腔黏膜、甲床的变化，观察皮肤、黏膜有无瘀点、瘀斑和出血点。

（4）注意监测生命体征变化。

（5）有腹泻、腹痛、呕吐时应进行对症治疗。

（6）健康教育：向患者宣教病因、传播途径、消毒隔离等相关知识。

第四节　妊娠患者血液透析技术及护理

终末期肾病（ESRD）维持血液透析患者因各种内环境紊乱和毒素等因素的影响，存在多种并发症，降低了妊娠的成功率，通常不建议 ESRD 和透析患者妊娠。但随着透析技术的发展和人类重组红细胞生成素（EPO）的应用，该类患者妊娠成功率明显改善了。

正常人妊娠后，肾脏的生理负担明显加重，妊娠早期和中期肾血浆流量增加 50%～70%，在晚期肾血浆流量也超过正常的 40%，在妊娠第 4 周肾小球滤过率开始增加，到第 13 周可超过正常的 50%。慢性肾脏病患者妊娠会增加高血压和蛋白尿的严重程度，同时也加速肾功能的损害。据报道，慢性肾衰竭未透析的患者，可能因为妊娠各种病理、生理的变化，加速肾衰竭的进展，妊娠本身对孕妇体内环境要求高，未透析的患者往往会提前进入透析流程。因此，对于慢性肾衰竭准备妊娠的患者，要提前做好透析准备。

一、妊娠患者血液透析常见并发症

（一）高血压

高血压是严重的妊娠并发症，发生于 80% 的妊娠期透析患者，血压控制不良，将对孕妇造成极大危害，必须尽早采取恰当的治疗措施，预防高血压危象。与非妊娠的透析患者一样，治疗妊娠期透析患者高血压的首要步骤是保证足够的透析超滤，避免水钠潴留。如果是先兆子痫造成的高血压，低血容量将加重器官的低灌注。整个妊娠期都需要动态评估孕妇的液体状态，其干体重需随时根据孕龄的改变而重新调整、评估。

（二）贫血

妊娠透析患者因疾病原因，本身存在肾性贫血，妊娠期贫血加重。妊娠期血浆容量可增加 3～4L，正常女性在妊娠前 3 个月红细胞数量会增加，因此可不发生贫血，终末期肾病女性妊娠期红细胞数却不能相应增加，出现贫血或贫血加重。妊娠透析患者血红蛋白常降至 60g/L，血细胞比容降低明显，对母亲及胎儿均有害，故应积极纠正贫血。建议一旦确诊妊娠即增加 50%～100% 的 EPO 用量，静脉补铁，目前研究未发现 EPO 及铁剂药物对胎儿有明显的副作用，需要严密监测血红蛋白和铁储存情况，同时补充叶酸。

（三）营养不良

患者透析频繁，营养物质大量丢失，加上孕妇营养物质需求增加，容易造成营养不良，妊娠期女性应注意定时监测血清铁、叶酸、血浆白蛋白、血红蛋白水平等。

（四）感染

感染是维持性透析患者常见并发症之一，透析患者在妊娠期面临感染的危险。据文献报道有 40%的患者出现尿路感染，部分患者合并腹膜炎，导致胎儿早产或死亡。

（五）钙磷失衡

透析患者妊娠母体高钙可导致胎儿低钙和高磷，影响胎儿骨骼发育，建议每周检测钙磷水平。原发性甲状旁腺功能亢进可使胎儿死亡率增加 10%～20%，继发性甲状腺功能亢进对胎儿影响尚不清楚。建议妊娠期间继续使用 1, 25-（OH）$_2$D$_3$ 纠正甲状腺功能亢进和活性维生素 D 缺乏；小剂量的维生素没有毒性作用，根据钙磷水平，每周调整剂量。频繁的透析可导致低磷血症，必要时透析患者妊娠需要根据钙磷水平口服磷制剂或者建议高磷饮食。

（六）先兆子痫

维持性血液透析患者妊娠后发生先兆子痫的危险性很大，是可威胁孕妇和胎儿生命的严重并发症。但缺乏典型的 HELLP（hemolysis, elevated liver function and low platelet count, HELLP）综合征表现（微血管病性溶血、转氨酶升高和血小板减少），则诊断较为困难。当前在非肾衰竭患者使用的先兆子痫诊断标准，对于 ESRD 患者均不适用。有报道称低剂量阿司匹林可预防维持性血液透析患者妊娠后先兆子痫的发生。

二、妊娠患者血液透析注意事项

（一）透析时间

对于妊娠患者，延长透析时间或强化透析可减少早产和提高出生体重，每周透析时间要延长到 20 小时以上，有残余肾功能与没有残余肾功能者相比，新生儿存活率分别为 80%和 40%。

（二）透析频率

增加透析频率对患者及胎儿均有很大好处。

（1）由于透析患者妊娠时处于高代谢状态，建议每周透析 4～6 次，或者考虑每天/隔天透析，每次 3～4 小时，可更好地控制体液和血压。透析期间体重减少、单次透析超滤量减少、每次透析超滤量小于 1.5kg 可避免低血压和胎儿窘迫，降低胎盘缺血而自然流产的风险。

（2）母体血压变化小也减轻了胎盘血液灌注的变化。

（3）增加透析频率可放宽对液体和饮食摄入的控制，以适应孕妇的生理需要。

（4）增加透析频率可避免羊水过多而导致的早产。

（三）透析液

个体化的透析液是妊娠期患者透析方案的重点。

（1）由于妊娠期食欲减退、恶心、呕吐等，透析时预防低血钾发生是关键，应将透析液钾浓度调整为 3～4mmol/L。

（2）由于妊娠期生理上存在呼吸性碱中毒，正常母体碳酸氢盐浓度在 18～20mmol/L，透析患者肾脏缺乏代偿能力，每周透析 4～6 次有可能导致代谢性碱中毒，透析液的碳酸氢盐浓度建议调整在 25mmol/L。如果透析单位无法达到上述要求，可通过增大超滤量和补充无碳酸氢盐的置换液来清除过剩的碳酸氢盐。

（3）妊娠过程中胎儿要从母体获取钙，透析液的浓度以 1.5mmol/L 比较合适。

（四）透析器

由于每周透析 4～6 次，不需要过多超滤，通常使用低通量、小面积、生物相容性较好的透析器。透析器及管路在应用前必须规范预冲，防止出现过敏反应。

（五）抗凝剂

由于妊娠患者透析频率增加，应适当减少抗凝剂用量，妊娠患者常处于高凝状态，抗凝剂用量不足可增加体外循环凝血的风险，目前尚无明确的指南建议抗凝剂的用量。有文献报道，用无肝素或小剂量肝素透析，或低分子量肝素抗凝，可防止出血和早产。

三、妊娠患者血液透析的护理

（一）心理护理

透析患者一旦确认妊娠，大都会有以下问题，如能否产下健康婴儿、能否母子平安、能否顺利生产等，因此应做好以下心理护理。

（1）应该重视患者出现的一系列心理反应，需及时进行沟通、交流，认真听取患者叙述，将成功案例告知患者，鼓励患者树立信心。

（2）加强与家属的交流、沟通，寻求支持并维持家庭的融洽气氛。

（3）向患者及家属宣教妊娠后透析的重要性、严格按照医嘱控制水分摄入、合理摄入营养、控制血压、合理用药等。

（4）指导患者可通过阅读、听音乐、散步等放松心情，保持良好的心理状态。

（5）指导患者减少透析并发症，如高血压、贫血、营养不良等，延缓分娩，避免早产。

（二）干体重评估

干体重的评估也只是临床经验性判断，可能会有一定的误差，妊娠期透析患者由于妊娠后体重增加，干体重的估计更加难以准确，要注意避免过度超滤造成低血压。孕妇的干体重应随时根据孕龄的改变进行重新评估和调整，在妊娠的前 3 个月，体重至少增加 1～1.5kg，3 个月以后几乎以每周 0.5kg 的速度增加。孕中晚期需要严密观察和反复评估。

（三）饮食护理

透析患者妊娠时注意补充能量与营养，合理摄取蛋白质、叶酸、维生素等。建议热量摄入增加到 126～147kJ/（kg·d），蛋白质的摄入量 1.5g/（kg·d），钙摄入量 1500～2000mg，叶酸摄入量 4mg/d，维生素 C 摄入量 150mg/d，维生素 B_1 摄入量 3mg/d，维生素 B_6 摄入量 15mg/d，烟酸摄入量 20mg/d。

（四）血压监测

血压控制不良会对孕妇造成极大危害。应告知患者注意休息；保持大便通畅；控制透析期体重增长；保证足够的透析超滤，避免水钠潴留；定时监测血压，血压超过 140/90mmHg 应及时告知医生，根据医嘱合理应用降压药。

（五）透析时的护理

由于透析过程是一个体外循环过程，往往导致血流动力学的改变，妊娠患者血液透析在治疗过程中应注重专业护理。

（1）在引血过程中保留预冲液量，防止引血造成有效循环血量减少，引起患者血压骤降。

（2）开始透析时，血流速度要慢，前 30 分钟血流速度设在 150ml/min，逐渐加量，建议不超过 200ml/min。血流量过大，会加重孕妇心脏负担。

（3）透析过程中给予低流量吸氧，以防胎儿宫内缺氧。

（4）每 30 分钟测胎心一次，必要时给予胎心监护，血液透析时体外循环造成血流动力学改变，在透析中或透析后可能会诱发宫缩而引起早产，故应严密监测胎儿情况。

（5）预防低钙反应，若孕妇平时存在低钙血症，可先用维生素 D 及碳酸钙纠正，透析中如有离子化钙下降则可以静脉补充钙剂。对已发生的肌肉强直，最有效的方法是快速注入生理盐水 200～300ml 以增加血管内容量，使有效循环量增加，局部保温、按摩以缓解疼痛。

（6）透析过程中严密监测患者生命体征，倾听患者主诉，当出现不适时及时寻找原因并报告医生。

（六）纠正贫血

透析患者合并妊娠时，应常规使用红细胞生成素，血红蛋白的目标值为 100～110g/L。患者除了摄入足够的营养素外，红细胞生成素的用量要增加 50%～100%。并根据医嘱静脉补铁，使铁饱和度达到 30% 以上，并小剂量维持，同时每日补充叶酸。

（七）预防感染

透析过程中应严格执行无菌操作技术，防止医源性感染；透析合并妊娠患者中有 40%

发生尿路感染，因此这些患者应每月进行尿培养，如存在症状性菌尿，应治疗 2 周，并在以后的妊娠期进行抑制剂量的抗生素治疗。在围产期，尽量避免器械检查。

四、妊娠患者血液透析并发症的护理

妊娠患者血液透析的急性并发症与常规透析患者的并发症基本相同，但由于疾病的特殊性，更易发生失衡综合征、低血压、高血压、钙磷失衡，相关护理详见第五章。

练 习 题

一、选择题

1. 儿童开始透析时血肌酐水平正确的是（　　　）

A. 血肌酐＞450μmoL/L　　　　　　　　　B. 血肌酐＞500μmoL/L

C. 血肌酐＞550μmoL/L　　　　　　　　　D. 血肌酐＞600μmoL/L

E. 血肌酐＞620μmoL/L

2. 小儿对血流动力学的改变非常敏感，每次透析水超滤量应少于体重的（　　　）

A. 2%　　　　　　B. 4%　　　　　　C. 5%　　　　　　D. 6%　　　　　　E. 7%

3. 慢性肾衰竭患儿生长迟缓的主要原因是（　　　）

A. 精神因素　　　B. 贫血　　　　C. 肾性骨病　　　D. 营养不良　　　E. 高血压

4. 下列哪项不是儿童血液透析紧急透析指征（　　　）

A. 少尿或无尿 2 日以上　　　　　　　　　B. 出现尿毒症症状，尤其是神经精神症状

C. 严重水钠潴留　　　　　　　　　　　　D. 血钾大于 6.0mmol/L

E. 难以纠正的酸中毒

5. 糖尿病患者血肌酐达到多少时接受透析治疗（　　　）

A. 328μmol/L　　　　　　　　　　　　　B. 428μmol/L

C. 528μmol/L　　　　　　　　　　　　　D. 628μmol/L

E. 728μmol/L

6. 糖尿病透析患者高血压一线选择药为（　　　）

A. 血管紧张素转换酶抑制剂　　　　　　　B. 利尿剂

C. 钙通道阻滞剂　　　　　　　　　　　　D. β受体阻滞剂

E. 肾上腺素能受体阻滞剂

7. 糖尿病肾病患者透析中，频繁发生低血压的主要因素错误的为（　　　）

A. 自主神经病变　　　　　　　　　　　　B. 低血糖

C. 超滤过少　　　　　　　　　　　　　　D. 心肌收缩力下降

E. 透析间期体重增长过多

8. 下列哪项不是 HBV 的主要传播途径（　　　）

A. 母婴传播　　　　　　　　　　　　　　B. 输血和血制品

C. 性接触　　　　　　　　　　　　　　　D. 破损皮肤和黏膜传播

E. 飞沫传播

9. 在室温下，液体环境中的 HIV 可以存活 15 天，被 HIV 污染的物品至少在几天内有传染性（　　　）

A. 3　　　　　　　　B. 5　　　　　　　　C. 7　　　　　　　　D. 10　　　　　　　　E. 15

10. 妊娠妇女每周透析时间要延长到几小时以上（　　　）

A. 14　　　　　　　　B. 16　　　　　　　　C. 18　　　　　　　　D. 20　　　　　　　　E. 22

11. 妊娠患者透析血红蛋白的目标值是（　　　）

A. 90～100g/L　　　　　　　　　　B. 100～110g/L

C. 110～120g/L　　　　　　　　　　D. 120～130g/L

E. 130～140g/L

12. 妊娠过程中胎儿要从母体获得钙，透析液的浓度以多少 mmol/L 比较合适（　　　）

A. 1.25　　　　　　　B. 1.5　　　　　　　C. 1.75　　　　　　　D. 2　　　　　　　E. 2.25

13. 糖尿病肾衰竭 eGFR 多少时，即可建立动静脉内瘘（　　　）

A. <10～15ml/（min·1.73m^2）　　　　B. <15～20ml/（min·1.73m^2）

C. <30～35ml/（min·1.73m^2）　　　　D. <40～45ml/（min·1.73m^2）

14. HIV 对热敏感，以下何措施能灭活（　　　）

A. 56℃　30 分钟　　　　　　　　　B. 52℃　30 分钟

C. 56℃　60 分钟　　　　　　　　　D. 52℃　120 分钟

二、多选题

1. 糖尿病肾衰竭患者的透析指征有（　　　）

A. 严重代谢性酸中毒　　　　　　　B. 血肌酐>528μmol/L

C. Ccr<15ml/min　　　　　　　　　D. 严重心力衰竭

E. 高钾血症，血钾>6.5mmol/L

2. 糖尿病血液透析患者常发生高血钾，主要原因有（　　　）

A. 长期注射胰岛素　　　　　　　　B. 胰岛素缺乏和抵抗

C. 醛固酮不足　　　　　　　　　　D. 高血糖

E. 营养缺乏

3. 妊娠妇女血液透析患者增加透析频率对患者自身及胎儿的好处有（　　　）

A. 更好地控制液体和血压，避免低血压和胎儿窘迫

B. 降低因胎盘缺血而自然流产的风险

C. 母体血压变化小减轻了胎盘血液灌注的变化

D. 可放宽对液体和饮食摄入的控制

E. 可避免因羊水过多导致的早产

4. HCV 的主要传播途径有（　　　）

A. 血源性传播

B. 医源性传播（输血和血制品、污染的医疗器械）

C. 破损的皮肤和黏膜传播

D. 母婴传播

　　E. 接触传播

　　5. 透析室所有工作人员，应严格执行"防止通过血液及体液传播病原体感染的全面防控措施"（　　　）

　　A. 每次治疗后，清洁及消毒器械、仪器及物品表面

　　B. 避免在患者之间使用共同物品、器械

　　C. 勤洗手及使用一次性手套

　　D. 必要时使用护目镜、面罩、口罩和防护服

　　E. 建议丙型肝炎患者在独立的区域进行透析

三、简答题

　　1. 什么是标准预防？

　　2. 小儿慢性肾衰竭透析指征有哪些？

　　3. 糖尿病肾病患者常见并发症有哪些？

四、案例分析

　　1. 患者，女性，32 岁，妊娠 23 周，慢性肾小球肾炎 5 年余，因"双下肢水肿，尿少 10 天"收治入院。辅助检查：血压 170/100mmHg，肌酐 1120μmol/L，在血液透析 2 小时后，出现头痛、恶心、呕吐、烦躁等症状，护士应如何处理？

　　2. 患儿，女性，8 岁，反复水肿 5 个月，尿少 10 天，查血肌酐 790μmmol/L，血钾为 5.69mmol/L，血压 165/100mmHg，首次透析约 1 小时，出现头痛、恶心、呕吐胃内容物一次，测血压 159/99mmHg，此时护士应采取哪些措施？

　　3. 患者，男性，65 岁，糖尿病肾病，维持性血液透析 2 年余，患者长期皮下注射胰岛素，空腹血糖维持在 6.0～8.3mmol/L。患者在某次血液透析 2 小时时，出现出汗、饥饿、心悸、颤抖、面色苍白等，测血压 125/78mmHg，此时护士应如何处理？

第八章 腹膜透析及护理

腹膜透析是居家透析模式，操作简便，不需要特殊设备、血管通路及抗凝剂，可24小时进行连续透析，从而平稳、缓慢、温和地清除毒素和水分，对心血管系统的干扰较少，可大大改善患者的预后，因此，其应用前景较好。

腹膜透析（peritoneal dialysis，PD）简称腹透，是指通过向患者腹腔内输入透析液，以腹膜为透析膜，使体内潴留的水、电解质与代谢废物经渗透、超滤和弥散作用进入腹腔，而透析液中的某些物质经毛细血管进入血液循环，以补充机体需要，达到清除体内代谢产物和多余水分的目的。

第一节 腹膜透析的基本结构

腹膜具有分泌、吸收、防御、调整及渗透、弥散功能。渗透和弥散功能使腹膜成为天然的生物半透膜，从而具有透析功能。

腹 膜 解 剖

1. 解剖结构 腹膜为覆盖腹腔的一层薄的浆膜，分为脏层和壁层，脏层覆盖在肠和其他脏器表面，壁层则覆盖在腹壁上。腹膜表面积与本人的皮肤表面积相当，大多数成年人为 $2\sim2.2m^2$。壁层腹膜占腹膜总表面积的20%，脏层腹膜占腹膜总表面积的80%。脏层腹膜血供丰富，来自肠系膜上动脉，通过肝门静脉系统回流，但对于腹膜透析来说，壁层腹膜意义更大，其血供来自腰、肋间动脉和胃上动脉，回流入下腔静脉，但是总的腹膜血供无法直接测量，间接估算为 $60\sim100ml/min$。腹膜和腹腔的淋巴回流主要通过横膈腹膜上的裂孔，经收集引入右淋巴导管。

腹膜表面由单层的间皮细胞组成，细胞表面有绒毛，可以产生润滑作用。间皮下的细胞间质，由胶原和其他纤维基质、腹膜毛细血管和淋巴管组成。

2. 腹膜结构 腹膜作为腹膜透析的半透膜，其可分为以下六层结构。

（1）毛细血管内皮细胞上的液体层。

（2）毛细血管内皮层。

（3）内皮基底膜层。

（4）基质层。

（5）间皮细胞层。

（6）腹膜上固定的液膜层。

这 6 层结构成为腹膜物质转运时的重要屏障。

3. 有效腹膜面积　腹膜毛细血管在腹膜转运中具有非常关键的作用，因此腹膜的转运功能取决于腹膜毛细血管的表面积，而不是腹膜总面积的大小。不同毛细血管与间皮细胞间的距离也不同，因而每根毛细血管与间皮的间距决定了其在转运中发挥的相对作用，所有毛细血管的累积作用决定了腹膜的有效表面积和阻抗特性。有效腹膜面积指与毛细血管的距离近，能有效起到转运作用的腹膜区域。假如腹膜表面积相同，而血管分布不同的两位患者，其有效腹膜面积可能差别很大，同一个患者在不同情况下，有效腹膜表面积也不同。

第二节　腹膜透析原理

一、腹膜透析基本原理

腹膜是覆盖在腹腔的一层生物性半透膜，由基膜和毛细血管构成，具有分泌、吸收、扩散及渗透等作用，它能阻断细胞和蛋白质通过，允许相对分子质量<15 000 的物质，如电解质和一些中、小分子溶质通过微血管进入腹腔，但不能从腹腔进入血液。腹膜对物质的清除与腹膜两侧物质浓度梯度和相对分子质量大小有关，相同浓度差的情况下，若相对分子质量越小，则清除得越干净。腹膜透析的原理包括渗透超滤、弥散和吸收。超滤是指由于腹膜透析液具有高渗透性，与血液间形成渗透梯度，促进水分从血液移向腹膜透析液中，达到清除水分的目的。弥散是指腹膜作为一种半透膜，腹膜两侧的浓度差使溶质从浓度高的一侧跨膜移动到浓度低的一侧，最终达到膜两侧浓度的平衡。吸收是指腹膜和腹膜中的淋巴管能直接和间接地从腹腔中吸收水分和溶质，进而参与了腹腔液体和溶质的清除。每天更换透析液可及时清除体内一部分的代谢废物，补充碱基，从而纠正水、电解质紊乱和酸碱失衡。

二、影响腹膜透析效能的因素

1. 面积　正常的腹膜面积能保证物质的交换，若患者腹膜面积减小，直接影响腹膜透析的效果。腹腔粘连、腹腔手术瘢痕、腹腔肿瘤、妊娠等可使腹腔有效面积减少，不适合做腹膜透析。

2. 血流　腹膜的血液供给非常丰富，来自于 6 对肋间动脉、腹壁上动脉和腹壁下动脉，腹膜壁层静脉引流入下腔静脉，脏层静脉引流入肝门静脉。但血流量的大小对腹膜清除率的影响并不是很明显，当腹膜血流量下降至正常的 25%时，尿素氮的清除率仅下降至正常的 75%左右。

3. 超滤作用的影响因素　腹膜透析液的溶质浓度越高，水的超滤就越多，但长期使用高浓度的腹膜透析液，会导致腹膜纤维化，最终使超滤减少。超滤作用与下列因素有关。

（1）毛细血管内压力。

（2）毛细血管内的胶体渗透压。

（3）腹壁结缔组织内的胶体渗透压。

（4）腹膜腔内液体的流体静压。

（5）腹膜透析液的渗透压，目前使用含葡萄糖的透析液较多，使用不同浓度的葡萄糖可增减透析液的渗透压，使用高渗透析液可增加超滤作用，但因葡萄糖的吸收可导致血糖、血脂升高，肥胖等，一般情况下不使用高葡萄糖浓度的透析液。

（6）其他因素，透析液的质量、温度、容量、停留时间，腹膜炎等，均可影响透析效果。透析液的温度一般保持在 36～37℃，白天留腹时间 4～6 小时，夜间留腹时间 8～10 小时。

三、影响腹膜透析溶质转运功能的因素

研究表明，腹膜透析因液体负荷过多增加了透析患者心血管疾病的发生概率，腹膜平衡试验呈高转运的持续不卧床腹膜透析（CAPD）患者的死亡率明显高于其他患者。除了清除各种溶质外，腹膜透析还可以清除体内多余的水分，以维持患者体内的液体平衡。

1. 超滤生理作用　腹膜透析的超滤作用主要是腹膜毛细血管中的血液和留置在腹腔中的高渗透析液之间存在着渗透压，使水分从渗透压低的一侧向渗透压高的一侧运动。透析液刚放入腹腔时渗透压梯度最大，所以超滤速度最快，随着腹膜透析液留置时间的变化，腹腔中的葡萄糖逐渐被吸收到血液中；另外血液内的水分进入腹腔中使透析液中的渗透压梯度慢慢下降，从而超滤速度逐渐减慢。

（1）通常增加超滤的方法：①改变透析模式；②用高浓度的透析液；③更换渗透剂，该渗透剂应能在较长时间内保持较高的渗透压梯度，减少水的反吸收。

（2）使用葡萄糖作为渗透剂时，腹膜转运特性是决定超滤的重要因素。低转运患者葡萄糖重吸收慢，渗透压梯度保持较久，脱水效果较好；而高转运患者则相反，一旦保留时间在 2～4 小时及以上，透析液会被重吸收，主要是直接通过淋巴回流，平均每小时吸收 120ml。

2. 腹膜超滤功能的测定方法

（1）标准腹膜平衡试验（PET）：是评价腹膜溶质转运功能的一种检测方法。具体方法：分别在腹膜透析灌入腹腔 0 小时、2 小时、4 小时这几个时间段，检测肌酐和葡萄糖浓度，并与血中的肌酐（D/P）和 0 小时引流液葡萄糖含量的（D/D_0）比较，得出 0 小时 D/P、2 小时 D/P、4 小时 D/P、2 小时 D/D_0、4 小时 D/D_0 五个比值，大多数比值在转运特性范围表达了患者的腹膜转运特性，医生根据检查结果为患者提供更好的治疗方案。

（2）操作步骤及要点。①操作方法：平衡试验通常是在上午操作，试验前夜，将所需浓度的腹膜透析液 2L（根据患者情况而定）灌入腹腔内留腹。a. 告知患者在试验前，不能自行将腹腔内的液体引流出来，必须由经过专业平衡试验操作培训的护士进行操作。b. 嘱患者取坐位，将隔夜透析液引出，测量并记录隔夜透出液的重量、留腹时间。c. 嘱患者取卧位，将 2.5%葡萄糖浓度透析液 2L 以每两分钟 400ml 的速度灌入腹腔，每灌入 400ml 透析液时，指导患者左右翻转、变换体位。d. 记录入液时间及换液完毕时间（此时为透析液存留 0 小时），留取 0 小时腹水标本；存留 2 小时，留取 2 小时腹水标本和血标本后，患者可以下床走动；存留 4 小时后，嘱患者取坐位，将腹腔内的透析液排至加药的空透析液袋，记录透出液的重量及引流时间，并留取 4 小时腹水标本。②0 小时、2 小时腹水标本留取方法：a. 嘱患者左右翻转、变换体位后从腹腔放出 200ml 透析液至加药的空透析液袋，上下颠倒 2～3 次；b. 用消毒液消毒加药口 3 遍；c. 经加药口从透析液中抽出 10ml 透析液，注入试管内；d. 将剩余的 190ml 液体重新灌入腹腔。分别测定 4 份腹水及 1 份血液标本中的肌酐、尿素氮及葡萄糖浓度。③注意事项：开始腹膜透析后 1～3 个月行基础腹膜平衡试验；临时行间歇性腹膜透析的患者，改行 CAPD 一周以上做腹膜平衡试验；引流不畅、腹膜炎患者暂不做腹膜平衡试验；操作时间、测量液体必须准确，留取标本必须准时。

四、腹膜透析的方式

1. 间歇性腹膜透析（IPD）　标准 IPD 是指患者卧床休息，每次腹腔内灌入 1L 透析液，腹腔内停留 30～60 分钟后引流出所有的透析液，一个 IPD 透析周期（出、入液期，停留弥散期）约需 1 小时，每天需透析 8～10 小时，夜间腹腔内不保留透析液。

2. 持续不卧床腹膜透析（CAPD）　通常 CAPD 每次使用透析液 1.5～2L，每天交换透析液 3～5 次，透析液白天在腹腔内留置 4～6 小时，晚上留置 8～10 小时，患者白天更换液体后可以从事日常工作或自由活动。

3. 连续循环腹膜透析（CCPD）　是借助于腹膜透析机注入和排出腹膜透析液的过程，是自动化腹膜透析的主要形式。操作方法：患者在夜间睡前与腹膜透析机连接，先将腹腔内的透析液引流干净，然后每次使用 2～3L 透析液，每次在腹腔内留置 2.5～3 小时，末次透析液灌入腹腔后关闭透析机，并与机器脱离。白天透析液在患者腹腔内留置 14～16 小时，可根据患者情况调整透析液留置时间和交换次数。患者在白天可自由活动，夜间再与腹膜透析机连接。

4. 潮式腹膜透析（TPD）　是指每天首次透析时向患者腹腔内灌入一定容量的透析液，一般是患者能耐受的最大透析液量（2～3L），然后每次放出与灌入 1～1.5L 液体，整个过程共 10 小时，之后保持干腹至次日再次行 TPD。TPD 适用于腹膜高转运患者，亦可夜间进行，称为 NTPD。

五、材料与物品

1. 腹膜透析管　理想的腹膜透析管能使腹膜透析液快速出入而没有感染和渗漏发生。目前常用的是 Tenckhoff 管，由硅胶制成，表面光滑，全长 32～40cm，内径 0.24cm，外径 0.46cm。两端各有一涤纶扣套，将管分为三段，即腹外段（长约 10cm）、皮下隧道段（长约 7cm）、腹内段（长约 15cm）。腹内段置于腹膜内，并由内涤纶扣套固定于腹膜外，外涤纶扣套固定于皮下隧道，距皮肤开口处 2～3cm，当纤维组织长于涤纶套中，封闭隧道。这就形成两个屏障，防止感染和渗漏，并能起到良好的固定作用。腹膜透析管根据置管方法不同分两种：①临时腹膜透析置管，多采用穿刺法，主要用于急危重症患者短时间腹膜透析；②永久腹膜透析置管，此方法置管成功率高，腹膜炎发生率低，保留时间长，目前以Tenckhoff管为代表，多采用永久腹膜透析置管术。

2. 连接系统和消毒装置

（1）连接系统：指腹膜透析液与腹膜透析管相连接的管路，即体外的可拆卸系统，它是交换透析液时的连接导管，提供透析液进出通道。具体连接方法：①直接连接法，目前已淘汰；②Y形双联系统连接法；③O形连接法；④一次性Y形管，比O形连接法更简单易操作，但价格较高，未能普及。

（2）消毒系统：有紫外线消毒装置、光化学反应器、细菌过滤器等多种消毒装置。

3. 透析液　腹膜透析液的配方较多，腹膜透析液的基本配方原则：①电解质成分浓度与血浆浓度相似；②渗透压稍高于血浆；③高压消毒后无致热原、无细菌及内毒素；④可根据病情适当加入药物，如肝素、氯化钾、胰岛素、抗生素等。

（1）pH和缓冲剂：腹膜透析液中的pH一般为5.5左右，常用的缓冲剂为乳酸盐。以前将醋酸盐作为缓冲剂，由于其长期使用易导致腹膜纤维化，现已淘汰，不再使用。乳酸盐是目前使用最多的缓冲剂，其加入体内后代谢产物为碳酸氢铵，如患者肝功能异常，则作用易受限。

（2）葡萄糖与渗透压：可以通过增加腹膜透析液中的葡萄糖含量来增加渗透压，从而达到脱水的目的，通常用的透析液中葡萄糖浓度为1.5%、2.5%和4.5%。葡萄糖浓度越高，脱水效果越好。根据透析液中葡萄糖的浓度和交换的时间长短，人体每天吸收 100～150g葡萄糖，在进行CAPD治疗时，每次交换都使腹膜透析液中60%～80%的葡萄糖被吸收，高渗透析液会导致大量葡萄糖被吸收，引起血糖升高，尤其对糖尿病患者，可引起高渗昏迷。同时由于糖基化产物的产生可刺激腹膜，导致疼痛并加快腹膜纤维化的进程，一般情况不主张大剂量使用，但吸收的这部分能量对腹膜透析患者的体重增加可能也起到了一定的作用。

（3）钾：肾功能不全患者常伴有高钾血症，通常腹膜透析能带走体内很多的钾离子，用来纠正高钾血症，但易引起低钾血症。有关报道显示，10%～30%的CAPD患者中会出现低钾血症，这些患者通常营养状况差，绝大多数患者可以通过调整饮食来纠正低钾血症。但对于血钾持续低于3mmol/L的患者来说，必须给予口服钾剂治疗或在腹膜透析液中加入氯化钾，一般1L透析液中最多可加入10%氯化钾3ml，如果加入3ml，透析液钾浓度约为4mmol/L，钾浓度过高，易引起高钾血症。

（4）钠：透析液钠浓度通常为130～132mmol/L，因为高糖透析使体内水的清除大于钠的清除，易引起高钠血症。如果患者有低钠血症或低血压时，应使用含钠较高的透析液，如钠浓度为140mmol/L的透析液。

（5）钙：血浆游离钙浓度一般为1.5mmol/L，近年来由于透析液浓度为1.75mmol/L的高钙透析液广泛使用，使高钙血症、异位钙沉积成为突出的问题。目前使用的生理钙透析液中钙离子浓度为1.25mmol/L，但需注意血钙浓度的监测，并给予适当的补充，警惕继发性甲状旁腺功能亢进的发生。但目前新的K/DOQI指南建议将较低浓度钙的透析液作为大部分腹膜透析患者的一线选择。

第三节　腹膜透析适应证和禁忌证

　　腹膜透析同血液透析，也是肾衰竭较常用的一种替代治疗方法。腹膜透析适用于急、慢性肾衰竭，水、电解质紊乱和酸碱平衡失调，药物或毒物中毒等，以及肝损害的辅助治疗，可经腹腔给药、补充营养及电解质等。

一、适　应　证

　　1. 重症监护中需要有肾替代治疗时的常见问题　①高钾血症，高钙危象；②高血容量；③尿毒症；④代谢性酸中毒。

　　2. 特殊情况　①老年人、儿童和婴儿；②血管通路失败；③心血管功能减退。

　　3. 其他透析方式无法实施　如血管条件差，反复动静脉造瘘失败；肾衰竭患者仍在工作或仍需上学及处于交通不便的偏僻地区；对于急性药物和毒物中毒，有血液透析的禁忌证和无条件进行血液透析的患者。

　　4. 禁用抗凝剂　凝血功能异常、有明显出血或潜在出血时，如消化道出血、颅内出血。

　　5. 血压过低

　　6. 急诊透析　指征同血液透析。

二、禁　忌　证

（一）绝 对 禁 忌 证

（1）广泛的腹膜粘连、腹膜功能减弱或丧失、肠梗阻、肠麻痹、严重肠胀气、妊娠晚期或腹内巨大肿瘤或肿瘤广泛腹膜转移。

（2）患者视力障碍、精神异常或不合作者。

（3）难以纠正的机械缺陷，如无法修补的疝、脐膨出、腹裂、膈疝、膈肌缺损等。

（4）各种原因致无合适的部位植入腹膜透析管。

（二）相 对 禁 忌 证

（1）局限性腹膜炎及腹腔脓肿，肠造瘘或腹部引流，容易导致腹膜炎的发生。

（2）CAPD 患者腹膜透析时膈肌抬高，呼吸困难加重，容易导致肺部感染。

（3）严重呼吸功能障碍，不能耐受获得充分透析所需的透析液量。

（4）腹部有创伤或手术后 3 日内。

（5）有腹部皮肤及腹腔内广泛感染的患者。

（6）过度肥胖者。

（7）严重营养不良者。

（8）椎间盘疾病。

第四节　腹膜透析的护理

一、腹膜透析管选择、植入及维护

（一）腹膜透析管主要类型及选择

1. 慢性腹膜透析管　目前应用最多的腹膜透析管由柔软材料制成，如硅胶、聚氨基甲酸乙酯等，以管外固定 2 个或以上涤纶套为标志。标准 Tenckhoff 管含有两个涤纶套。根据管腹内段末端的形状不同可分为直管和卷曲管两种类型。直管为国内外应用最广泛的长期腹膜透析管。鹅颈管特征是两个涤纶套之间有一定型的弯曲，使管出口处向下，部分学者认为可减少隧道口感染及漂管。也有研究提示鹅颈管与 Tenckhoff 管的 2 年保存率、腹膜炎和出口感染率无差异。腹膜透析管的选择主要取决于患者的实际情况与植管医生的技术及经验。

2. 急性腹膜透析管　主要指单涤纶套腹膜透析管。直径为 0.3cm，长度为 25～30mm，相对较硬，为直管，用于患者的紧急抢救，可在床边操作置入。

（二）腹膜透析管的植入及维护

常用腹膜透析管植入方式分为三种，即手术、穿刺法和腹腔镜法。其中手术法植管最常用。

1. 手术前准备

（1）术前宣教：疾病的相关知识，腹透的基本流程及方法，取得患者的配合和家属的理解及支持。

（2）患者评估：了解患者有无腹膜透析禁忌证。

（3）凝血功能检查：检查血常规、凝血全套。如患者接受常规血液透析治疗，应在血液透析第 2 天后进行手术，防止手术中和手术后出血。

（4）患者准备：患者生活准备，环境及心理准备工作，包括充分理解治疗的必要性，形成良好卫生习惯，学习无菌操作过程，彻底清洁居室环境；常规备皮；肠道准备，患者应自行大便或灌肠，排空膀胱。

（5）物品准备：主要包括腹膜透析管（Tenekhoff 管）、钛接头、短管、蓝夹子、1.5% 腹膜透析液、利多卡因、肝素钠、引导铜丝、隧道针等。

（6）术前用药：一般无须常规预防性使用抗生素。如有必要，可在术前当天和术后 12 小时各使用一次抗生素。如临床患者情况需要，可术前 30 分钟肌内注射苯巴比妥 0.1g。高血压患者可根据血压情况服用降压药。

（7）定位：在腹膜透析管植入前应先行正确定位，标记皮肤切口及导管出口位置。其目的是将腹膜透析管末端置于腹腔最低处，建立通畅的腹膜透析通路。腹膜透析管植入点应该以耻骨联合上缘为起点，患者平卧，在腹中线脐下 2～3cm；或腹直肌旁，接近髂前上棘至脐连线中点（近麦克伯尼点）或麦克伯尼点对侧相应部位。确定导管植入点位置时应综合考虑患者身高、腹水量、术者的习惯，以保证腹膜透析通路顺畅。

2. 置管前腹膜透析管需浸泡处理　将腹膜透析管浸泡在无菌盐水中，用拇指挤压，转动两个涤纶套，去除其内的空气，避免妨碍成纤维细胞的长入。

3. 手术法植管操作步骤　按顺序切开皮肤、腹直肌前鞘、腹膜（注意不损伤腹膜）。然后植管，常规生理盐水冲洗腹膜透析管，在导丝引导下将导管缓慢送入膀胱直肠窝，证实无液体渗出，可用 7 号线间断缝合腹直肌前鞘。再确定导管出口点位置（皮下隧道），最后缝合皮肤，缝合皮肤之前，应再次检查导管是否通畅，间断缝合皮下及皮肤。

4. 植管后护理观察要点　患者回病房后，重点观察腹部插管出口处有无渗血、漏液，保持无菌敷料清洁、干燥、避免手术部位潮湿及污染。观察导管敷料固定是否牢固，防止患者牵拉使管路脱出。术后避免用力咳嗽、排便、下蹲后快速站起等增加腹压的动作以防止切口渗血，保持大便通畅，避免跷腿，以免漂管。

5. 植管后开始腹膜透析时机

（1）植管后应用适量腹膜透析液冲洗腹腔，每次灌入腹膜透析液 500ml 直至引流液清亮后封管。

（2）建议在植管 2 周后进行腹膜透析，为保证导管的通畅，应该每 2 天冲洗 1 次导管。

（3）若需立即进行腹膜透析，建议在卧位或半卧位下用腹膜透析机进行，每次灌入量 500～1000ml，根据患者耐受情况逐步加至 2000ml。

二、常见并发症的观察及护理

（一）透析液引流不畅或腹膜透析管堵塞

此为腹膜透析者常见的并发症，若发生则影响腹膜透析的正常进行。原因多为导管移位、受压、扭曲、纤维蛋白堵塞、大网膜包裹等。处理方法如下。

（1）改变患者体位。

（2）排空膀胱。

（3）应用导泻剂或灌肠，增加患者的肠蠕动。

（4）腹膜透析管内注入肝素、尿激酶、生理盐水等溶解纤维蛋白。

（5）也可在 X 线透视下调整透析管的位置或手术重新置管。

（二）腹膜透析液渗漏

由腹膜切口过大或荷包缝合不当所致。手术结束时应确认腹膜透析液灌入无渗漏方可关腹。

（三）腹腔脏器损伤（如肠梗阻、膀胱损伤等）

腹腔脏器损伤（如肠梗阻、膀胱损伤等）多见于临时腹膜透析管穿刺时，当膀胱充盈或肠粘连时易发生，术前应排空膀胱，有阻力感时避免硬插，防止损伤发生。

（四）腹痛

腹痛可因放液或灌注速度过快、透析液 pH 过低、透析液温度过高或过低、透析液中的某些化学成分刺激引起，而腹膜炎也是腹痛的主要原因。处理：注意调节透析液的温度；控制好透析液的进出速度；积极预防及治疗腹膜炎。

（五）腹膜炎

腹膜炎发生多见于无菌观念不强，有严重腹泻或便秘，腹膜透析管出口处及隧道感染，细菌通过腹膜透析管周围皮肤进入腹腔，腹膜透析管破裂，感冒发热后操作时未戴口罩使鼻腔的细菌进入腹腔。其处理如下。

（1）患者出现腹膜透析液浑浊、腹痛、腹部压痛、反跳痛、发热等，先将腹腔内的液体排空，并取样查腹膜透析排出液常规、生化和细菌培养。

（2）用 1.5%腹膜透析液 2000ml 连续冲洗腹腔至引出的腹膜透析液清亮，然后更换短管。

（3）根据化验结果及医嘱在腹腔内加入敏感抗生素，每次透析时每 1L 腹膜透析液中加入肝素 4mg，直到流出液澄清为止。

（4）若反复治疗无效，则予拔管处理。

（5）加强饮食指导，提高机体抵抗能力，预防感冒，保持排便通畅，不吃生冷及隔餐隔夜的食物，预防肠道感染。

（6）注意个人卫生，操作时必须戴口罩，切勿对着置管口说话。

（7）腹膜透析管破裂或腹膜透析短管脱离，立即停止透析，用蓝夹子夹闭透析管近端，更换腹膜透析短管或腹膜透析管。

（六）血性透出液

血性透出液常见于术后、女性月经期或剧烈咳嗽、提重物后，如透出液呈淡红色，1～2 天内自行消失，无须处理；如没有明显诱因或透出液呈深红色，应立即联系腹透中心，返院就诊。

（七）疝

腹内压增加是引起疝的重要原因，根据突出的部位不同，可分为脐疝、腹股沟疝、切口疝等，多发生在腹膜透析半年内，儿童及老年腹膜透析患者多见。处理方法：进行手术修补；暂停腹膜透析；如需透析，取平卧位小剂量腹膜透析 1～2 周；鼓励患者佩戴弹力腹带，避免腹压增加的动作，如剧烈咳嗽、用力排便等。

（八）其他并发症

低血压、脱水、低钾血症、腹壁会阴部水肿、肺功能不全、胸腔积液及导管出口处皮肤感染等。

三、皮下隧道和出口处护理

（1）妥善固定导管，应顺导管的自然走向固定于皮肤上，导管尾端应放置于专用腹膜透析袋内，避免损伤，不要拉扯、扭转或压迫导管。

（2）进行出口处护理时应戴帽子和口罩，操作前常规洗手，最好在操作间内进行，若在病房，尽量减少人员出入，每次换药时注意出口处的观察，如有无充血、分泌物、外伤等。

（3）定期清理隧道口，可采用生理盐水清理隧道口，再用含碘消毒液消毒隧道口皮肤后，用无菌纱布覆盖。在无感染情况下，每周至少应清洗消毒 2 次。

（4）保持导管出口处干燥。

（5）无论在伤口感染期或愈合期均不应行盆浴和游泳。淋浴时应用肛袋保护出口处，淋浴完毕后出口处应及时清洗消毒。

（6）发生感染者每天换药 1 次或 2 次，用生理盐水清洗导管出口处，对形成的痂皮不可用力剥除，清洗后可局部使用少量莫匹罗星软膏。

四、连接管道及其维护

（1）术后 2 周内应特别注意导管固定，否则可导致出口处损伤和愈合不良。应使用敷料或胶布固定导管，在进行各项操作时注意不要牵扯导管。

（2）外露导管及连接导管之间应紧密连接，避免脱落。

（3）在进行外露导管及连接导管维护时不可接触剪刀等锐利物品。

（4）连接短管使用超过 6 个月必须更换，如有破损或开关失灵时应立即更换。如果患者在家庭透析时发现连接短管或外露短管损伤或渗液，应终止灌入透析液，立即到腹膜透析中心就诊处理。

（5）碘伏帽一次性使用，无须使用消毒剂，不可用碘伏直接消毒短管。

五、操 作 程 序

以双连袋可弃式"Y"形管道系统为例。

（一）组成与连接

双连袋可弃式"Y"形管道系统的基本特征："Y"形管道系统中的 2 个分支分别与新透析液袋和引流袋以无接头形式相连接，"Y"形管的主干以接头形式与延伸短管上的接头相连接。目前以"双联系统"在中国市场上推广应用。

（二）换液操作

（1）清洁工作台面，准备所需物品，如夹子、口罩、延伸管接头小帽等，从恒温箱中取出加温 37℃的腹膜透析液，并检查物品的原装有效期，透析液浓度、容量、是否清澈、有无渗漏等。

（2）将连腹膜透析管的延伸短管从衣服内移出，确认延伸短管上的滑轮关紧。

（3）剪指甲，戴好口罩，常规六步法洗手。

（4）折断"Y"形管主干末端管道内的易折阀门杆，并移去主干接头上的防护罩，打开延伸短管接头上的小帽，将"Y"形管主干与延伸短管连接。

（5）关闭与新透析液袋相连的"Y"形管分支，折断新透析液袋输液管内的易折阀门杆。

（6）打开延伸短管上的滑轮，引流患者腹腔内的液体进入引流袋，引流完毕后关闭延伸短管上的滑轮，打开与新透析液相连的"Y"形管分支上的管夹，进行灌入前冲洗，冲洗时间为5秒，冲洗液30~50ml被引入引流液袋。

（7）关闭与引流袋相连的"Y"形管分支上的管夹，打开延伸短管上的滑轮，使新的透析液灌入患者腹腔，灌入完毕后关紧延伸短管上的滑轮，同时夹紧与新透析袋连接的"Y"形管分支。

（8）"Y"形管主干末端接头与延伸短管接头分离，将小帽拧紧在延伸管接头上。

（9）观察引流袋内引流液情况，并称重记录后弃去，如有异常及时通知医生。

（10）收拾用物，整理床单位，对患者进行健康指导。

（11）排放废液，弃置液袋。

六、注 意 事 项

（1）观察腹膜透析管及导管口周围皮肤情况，保持腹膜透析管通畅。

（2）短管、双联系统、碘伏帽分离和连接时必须严格无菌操作，短管污染时，立即更换后再行透析，碘伏帽保证一次性使用。

（3）透析液灌入过程中注意观察患者有无不适，仔细观察腹膜透析液引流、灌入是否通畅，引流液的颜色、性状、引流量是否正常，并认真记录超滤量及尿量。

（4）做好腹膜透析相关健康教育及随访记录。

（5）透析期间密切观察患者的血压、体重及患者水肿情况。

第五节　自动化腹膜透析

一、概　　述

自动化腹膜透析（automated peritoneal dialysis，APD）是指利用全自动腹膜透析机来完成的腹膜透析技术，具有操作方便，减少污染，白天自由工作、学习、生活等优点。其在发达国家的应用较广泛，最新数据显示，发达国家APD与发展中国家APD的应用比例为50%∶15.8%。我国APD起步较晚，2019年中国研究服务平台（CNRDS）数据显示，APD的使用率仅1.9%，主要因为机器价格高昂。随着我国经济水平的增长，腹膜透析患者需求的增高，APD的使用率呈上升趋势。

二、适 应 人 群

（1）当 CAPD 不能达到体液平衡，溶质清除不充分及不能耐受高腹腔压力的患者。

（2）针对仍需要工作的患者，长年需他人照顾的患者，学生、儿童等患者。

（3）高或高平均腹膜转运状态的患者。

（4）有经济条件及选择意愿的患者。

（5）需要更高容量治疗以达到小溶质充分清除的大体型患者。

（6）存在形成腹壁疝风险或腹膜炎频繁发作的 CAPD 患者。

（7）在夜间仰卧位灌注量＞2L 或＞2.5L 可以耐受，并能承受更频繁交换的患者。

第六节　腹膜透析患者的居家指导

一、评估指导实践操作

1. 培训指导　让患者及家属掌握腹膜透析的实际操作和护理方法。培训的主要内容包括居家腹膜透析换液操作环境指导、安全换液及出口处护理操作、饮食指导、自我监测和记录、腹膜炎并发症的防控及紧急处理、运动、生活等。

2. 定期随访　考核和评估患者对培训内容的掌握程度，针对性地制订下次培训方案，强化学习尚未掌握或遗忘的知识。随访的主要方式及内容如下。

（1）门诊随访内容有以下几项。①患者一般情况及体格检查，检查患者每日透析记录情况；询问临床症状、用药情况；测量生命体征；进行营养、心理健康评估等。②腹膜透析管及出口处检查，观察出口处有无分泌物；有无血痂、红肿、疼痛、隧道有无压痛等。③定期更换腹膜透析外接短管。④辅助检查：进行相关血液检查，定期检查胸片、心脏彩超等。⑤医生根据检查结果情况调整腹膜透析及用药方案，根据患者营养情况进行饮食指导和再教育。

（2）电话随访内容：了解患者生命体征、饮食、睡眠、活动、透析效果，针对患者存在的问题给予再培训和教育。

（3）家庭随访：是最佳的随访方式，尤其是新置管、反复发生腹膜炎、卧床行动不便的患者。通过家庭随访，可以直观地了解腹膜透析患者居家治疗的情况，指导患者建立良好的居家腹膜透析换液环境，有效预防腹膜炎的发生。鼓励患者回归社会，参与社会活动。

3. 及时发现患者实际操作和护理过程中存在的问题　分析原因，及时纠正错误的做法，培养正确的操作行为与习惯。

4. 培养和强化无菌操作观念　避免感染的发生。

二、饮 食 指 导

1. 蛋白质　腹膜透析时体内蛋白质及多种营养成分丢失，腹膜透析丢失的蛋白质，每天可达到 10～20g，这些丢失的蛋白质主要是白蛋白。大量蛋白质的丢失导致腹膜透析患者血清白蛋白水平明显低于血液透析患者，急性腹膜炎可以导致更多的蛋白质丢失，发生腹膜炎的患者血清白蛋白急剧下降，迁延不愈的腹膜炎可最终引起蛋白质营养不良。因此应该增加患者的食欲和增加蛋白质的摄入，蛋白质的摄入量为 1.3～1.5g/（k·d），最好给予优质的动物蛋白质，防止低蛋白血症的发生。

2. 水分　摄入根据尿量及超滤量而定，如患者没有明显的高血压、水肿等，每日的饮水量为前一日的尿量+500ml 不显性失水量+前一日腹膜透析净超量，而腹膜透析净超量=腹膜透析引流总量–总灌入量。

3. 磷　肾衰竭导致患者机体钙磷代谢障碍，摄入的磷在体内蓄积，容易引起高磷血症。血磷的升高又导致血钙的丢失，继而出现甲状旁腺功能亢进症，最终导致肾性骨病。血磷升高突出的表现为皮肤瘙痒、骨质疏松。平时应避免摄入含磷高的食物，如坚果类食物（杏仁、花生、核桃、瓜子等），蛋黄、奶制品、动物内脏、海鲜产品等。

4. 钾　腹膜透析时能够排除体内部分的钾离子，应指导患者适量进食含钾较丰富的食物，如香蕉、香菇、葡萄、橘子、柚子、红枣等。

5. 钠盐　腹膜透析患者应控制钠盐摄入，钠的摄入量一般为每日 3～6g，吃过咸的食物时，易引起口渴，最终导致水钠潴留发生水肿、心力衰竭、高血压等。患者要避免食用含钠高的食物，如泡菜、咸菜、酱油、腌制品等。

6. 糖类　患者应避免摄入过多的糖类，特别是含糖量高、含脂肪多的甜食，如奶油蛋糕、冰淇淋、甜点等高热量食物。腹膜透析时，透析液里的葡萄糖被大量地吸收，尤其是高浓度的透析液，这些多余的热量会使体重增加。因此需要在饮食中减去每日从透析液糖分中吸收的 100～150g 葡萄糖所产生的热量。

三、腹膜透析操作注意事项

（1）分离和连接各种导管前要注意消毒和严格无菌操作。

（2）确保房间清洁消毒，关好门窗及空调、电风扇，避免人员走动，勿养宠物。

（3）腹膜透析液输入腹腔前要加热至37℃。

（4）观察透析管出口处皮肤有无渗血、漏液、红肿等。

（5）患者沐浴时注意保护透析管，用防水的胶布包好并固定，防止污染。

（6）准确记录腹腔内进出透析液的时间、液量，定期送引流液做各种检查，测量生命体征。

四、培养良好的卫生习惯

（一）加强生活指导

（1）衣服要保持清洁，内衣、内裤每天更换、清洗，不能穿紧身衣裤，避免造成压迫性导管出口处的炎性反应。

（2）注意个人卫生，定期修剪指甲，每次护理前应先洗手。

（3）注意家庭清洁卫生，保持环境和被褥干净。

（4）学会正确洗澡方法，插管后等待导管出口处完全愈合才能开始洗澡，以2～3周时间为佳。

（二）具体洗澡方法

（1）禁止使用浴缸泡澡，避免造成导管出口处感染，新置管患者2周内进行擦浴，2周后根据出口处愈合情况可在肛袋保护下进行淋浴。

（2）洗澡前应该先取下纱布，检查隧道及导管出口处是否有红肿、疼痛、渗液等异常现象。

（3）使用洗澡保护袋将腹膜透析管出口处严密覆盖保护。

（4）先淋浴清洁全身，再使用肥皂或浴液，由内向外环形擦洗腹膜透析管周围皮肤，应该避开出口处，再用清水从上至下淋浴，冲洗干净。

（5）使用清洁毛巾轻轻擦干净导管出口处周围的皮肤，再擦干全身。

（6）洗浴后加强导管出口的护理。

练 习 题

一、选择题

1. 腹膜透析的原理是（　　）

A. 渗透与超滤　　　　B. 渗透与弥散　　　　C. 渗透与吸收

D. 渗透与吸附　　　　E. 弥散与超滤

2. CAPD 是（　　）

A. 间歇性腹膜透析　　　B. 持续不卧床腹膜透析

C. 连续循环腹膜透析　　D. 潮式腹膜透析

E. 夜间间断性腹膜透析

3. 腹膜透析随访的方式是（　　）

A. 电话随访　　　　B. 家访

C. 门诊随访　　　　D. 以上均是

二、简答题

1. 出现腹膜炎时如何处理？

2. 行腹膜平衡试验时的注意事项有哪些？

3. 自动化腹膜透析的适应人群有哪些？